IDATEN
INFECTIOUS DISEASES ASSOCIATION FOR TEACHING AND EDUCATION IN NIPPON

市中感染症診療の考え方と進め方 第2集

IDATEN 感染症セミナー実況中継

編集　IDATEN セミナーテキスト編集委員会

医学書院

> **謹告** 著者並びに出版社として，本書に記載されている内容が最新・正確であるように最善の努力をしておりますが，薬の適応症・用量・用法などは，ときに変更されることがあります．したがって，使い慣れない薬の使用に際しては，読者御自身で十分に注意を払われることを要望いたします．
> 医学書院

市中感染症診療の考え方と進め方　第2集
— IDATEN 感染症セミナー実況中継

発　行　2015年7月15日　第1版第1刷Ⓒ
　　　　2021年6月1日　第1版第3刷

編　集　IDATEN セミナーテキスト編集委員会
発行者　株式会社　医学書院
　　　　代表取締役　金原　俊
　　　　〒113-8719　東京都文京区本郷 1-28-23
　　　　電話　03-3817-5600（社内案内）

印刷・製本　（株）真興社

本書の複製権・翻訳権・上映権・譲渡権・貸与権・公衆送信権（送信可能化権を含む）は株式会社医学書院が保有します．

ISBN978-4-260-02056-5

本書を無断で複製する行為（複写，スキャン，デジタルデータ化など）は，「私的使用のための複製」など著作権法上の限られた例外を除き禁じられています．大学，病院，診療所，企業などにおいて，業務上使用する目的（診療，研究活動を含む）で上記の行為を行うことは，その使用範囲が内部的であっても，私的使用には該当せず，違法です．また私的使用に該当する場合であっても，代行業者等の第三者に依頼して上記の行為を行うことは違法となります．

JCOPY 〈出版者著作権管理機構　委託出版物〉
本書の無断複製は著作権法上での例外を除き禁じられています．複製される場合は，そのつど事前に，出版者著作権管理機構（電話 03-5244-5088，FAX 03-5244-5089，info@jcopy.or.jp）の許諾を得てください．

IDATENセミナーテキスト編集委員会

上山伸也 公益財団法人 大原記念倉敷中央医療機構 倉敷中央病院 感染症科/感染制御室
山本舜悟 京都大学大学院医学研究科社会健康医学系専攻医療疫学分野博士後期課程

執筆者一覧
（五十音順）

岩渕千太郎
（いわぶち せんたろう）
都立墨東病院感染症科
2001年東京医科歯科大学卒．亀田総合病院，都立墨東病院などで研修後，旭中央病院内科/感染症科を経て2010年より現職．

上原由紀
（うえはら ゆき）
順天堂大学大学院医学研究科感染制御科学/総合診療科
1998年日本大学医学部卒．現在の国立国際医療研究センターで初期研修の後，日本大学医学部臨床検査医学科，聖路加国際病院内科感染症科フェローを経て2008年から順天堂大学大学院医学研究科感染制御科学/総合診療科，2012年より同大学准教授．

上蓑義典
（うわみの よしふみ）
慶應義塾大学医学部感染制御センター
2007年慶應義塾大学医学部卒，東京都済生会中央病院にて初期臨床研修に続き総合内科研修．亀田総合病院感染症フェローを経て，2014年4月より現職．

大路 剛
（おおじ ごう）
神戸大学大学院医学研究科微生物感染症学講座感染治療学分野
1998年神戸大学医学部卒．旧カネボウ記念病院での消化器内科後期研修，亀田総合病院で感染症内科後期研修を修了．ペルーのカエタノ大学で熱帯医学ディプロマ取得．亀田総合病院総合診療・感染症科医長を経て現在，神戸大学大学院医学研究科微生物感染症学講座感染治療学分野と神戸大学都市安全研究センター講師．博士（医学），DTM & H（UPCH & UA），Certificate in Travel Health™ 日本感染症学会感染症専門医，日本消化器病学会消化器病専門医，日本消化器内視鏡学会専門医．

大野博司
（おおの ひろし）
2001年千葉大学医学部卒．麻生飯塚病院にて初期研修後，舞鶴市民病院内科勤務．2004年より米国ブリガム・アンド・ウイメンズホスピタル感染症科短期研修後，洛和会音羽病院総合診療科，2005年より内科医として多臓器不全管理，一般病棟・透析管理，一般・特殊外来，往診をこなした．2011年より集中治療・感染症をメインに診療．著書に『感染症入門レクチャーノーツ』（医学書院），『診療エッセンシャルズ』（共著，日経メディカル開発），『ICU/CCUの薬の考え方，使い方』（中外医学社），『ICU/CCUの急性血液浄化療法の考え方，使い方』（中外医学社）．

大曲貴夫
（おおまがり のりお）
（独）国立国際医療研究センター病院国際感染症センター
聖路加国際病院，会田（あいだ）記念病院内科への勤務を経て，2002年1月よりテキサス大学ヒューストン校医学部内科感染症科クリニカルフェローとして感染症の臨床トレーニングを受ける．2004年3月静岡県立静岡がんセンター感染症科医長，2007年4月同部長，2010年9月感染症内科部長，2011年7月国立国際医療研究センター感染症内科医長，2012年5月同国際感染症センターセンター長．日本感染症学会感染症専門医，日本化学療法学会抗菌化学療法指導医，ICD制度協議会認定インフェクションコントロールドクター．

織田錬太郎
（おだ　れんたろう）

武蔵野赤十字病院感染症科
2008年順天堂大学医学部卒．東京大学医学部附属病院，東芝病院で初期研修後2010年より亀田総合病院総合診療・感染症科（現 総合内科）シニアレジデント．2013年より現職．

上山伸也
（かみやま　しんや）

公益財団法人 大原記念倉敷中央医療機構 倉敷中央病院 感染症科/感染制御室
2004年金沢大学医学部卒．倉敷中央病院で初期・小児科後期研修後，国立成育医療研究センター感染症科にて小児感染症フェロー．河北総合病院，東京医科大学病院を経て2013年より現職．

岸田直樹
（きしだ　なおき）

感染症コンサルタント（一般社団法人 Sapporo Medical Academy）
北海道函館市生まれ．東京工業大学中退．2002年旭川医科大学卒．手稲渓仁会病院初期研修，同総合内科・医学教育フェロー修了．静岡県立静岡がんセンター感染症科フェロー，手稲渓仁会病院総合内科・感染症科，感染症科チーフを経て2004年4月より現職．感染症のサブスペシャリティは最もcommonな臨床免疫不全である"がん患者の感染症"．"ささえる感染症"をモットーに北海道の耐性菌を半減させるのを目標としています．日本感染症学会専門医・指導医．

倉井華子
（くらい　はなこ）

静岡県立静岡がんセンター 感染症内科
2002年富山大学医学部卒業後，東京都立駒込病院で3年間研修．横浜市立市民病院感染症内科を経て，2010年より現職．日本内科学会認定医，感染症専門医，ICD，日本化学療法学会抗菌化学療法指導医など．

齋藤昭彦
（さいとう　あきひこ）

新潟大学大学院医歯学総合研究科小児科学分野
1991年新潟大学医学部卒．聖路加国際病院小児科レジデント，ハーバーUCLAメディカルセンター・アレルギー臨床免疫部門リサーチフェロー，南カリフォルニア大学小児科レジデント，カリフォルニア大学サンディエゴ校小児感染症科 Clinical Fellow, Assitant Professor を経て，2008年国立成育医療研究センター感染症科医長，2011年より新潟大学大学院医歯学総合研究科小児科学分野教授．米国小児科学会上級会員（FAAP），米国小児研究学会（SPR）上級会員，日本人初の米国小児感染症学会専門医．

法月正太郎
（のりづき　まさたろう）

国立国際医療研究センター国際医療協力局
2005年和歌山県立医科大学卒．自治医科大学附属病院で初期研修後，亀田総合病院総合診療科後期研修，自治医科大学附属病院で感染症科フェローを経て，2014年より現職．ともに感染症診療，感染管理を学びたい方は，Facebook またはWeb site：www.jichi.ac.jp/hospital/rinsyoukansen/へアクセスを．

蓮池俊和
（はすいけ　としかず）

神戸市立医療センター中央市民病院 総合内科・感染症科
2004年筑波大学医学専門学群卒．筑波大学附属病院初期研修修了後，前橋赤十字病院高度救命救急センター集中治療科・救急科に勤務．神戸大学医学部附属病院総合内科，感染症科を経て2014年より現職．

細川直登
（ほそかわ　なおと）

亀田総合病院感染症科
1990年日本大学医学部卒．日本大学板橋病院総合臨床研修医，日本大学医学部小児科学教室/臨床検査医学教室を経て亀田総合病院感染症科へ．2010年から2011年までIDATEN（日本感染症教育研究会）代表世話人をつとめた．亀田総合病院では毎年，感染症フェローを募集し，卒業生は感染症の専門家としてそれぞれ活躍している．院外ではIDATENや学会などの活動を通し，臨床感染症教育の場を提供している．

本郷偉元 (ほんごう いげん)	米国バンダービルト大学感染症科フェローシップ修了．2007年より武蔵野赤十字病院感染症科．感染症科フェローシップも立ち上げ，人材を輩出している．また他院からの短期研修も受け入れている．フェローシップや短期研修に関する問い合わせは，当院ホームページから病院見学係までメールで問い合わせをお願いします（希望者多数の場合は受け入れ不可能のこともあります）．
松永直久 (まつなが なおひさ)	帝京大学医学部附属病院感染制御部/帝京大学医学部内科学講座 1999年東京大学医学部卒．在沖縄米国海軍病院，東京大学医学部附属病院，茨城県立中央病院で研修．その後，コロンビア大学関連病院 St. Luke's-Roosevelt Hospital Center で一般内科，UCLA 関連プログラムにて感染症科研修．2008年東京医科大学病院感染制御部に着任．2010年より帝京大学医学部内科学講座（感染症）講師，帝京大学医学部附属病院感染制御部部長．
馬渡桃子 (まわたり ももこ)	群馬大学医学部附属病院感染制御部 2003年群馬大学医学部卒．群馬大学で初期研修後，都立墨東病院内科シニアレジデント，群馬大学血液内科，国立国際医療研究センター病院国際感染症センター勤務を経て，2015年5月より現職． 日本内科学会総合内科専門医，日本血液学会認定血液専門医，日本感染症学会感染症専門医，Certificate in Travel Health™, ICD 制度協議会認定インフェクションコントロールドクター，日本化学療法学会抗菌化学療法認定医，日本エイズ学会認定医．
森岡慎一郎 (もりおか しんいちろう)	在沖縄米国海軍病院日本人インターン（チーフ） 2005年浜松医科大学卒．静岡赤十字病院，浜松医科大学付属病院で初期研修．聖隷浜松病院で一般内科・小児科ローテート，呼吸器内科で後期研修．静岡県立静岡がんセンター感染症内科フェローを経て，2015年4月より現職．
矢野(五味)晴美 [やの(ごみ) はるみ]	筑波大学医学医療系/水戸協同病院感染症科 1993年岡山大学医学部卒．沖縄米海軍病院，岡山赤十字病院を経て，1995年渡米．NY Beth Israel Medical Center 内科レジデント．1998年 University of Texas-Houston Medical School 感染症科フェロー．英国 London School of Hygiene and Tropical Medicine にて DTM & H（熱帯医学専門医）取得．2003年 Johns Hopkins Bloomberg School of Public Health で，MPH（公衆衛生修士）取得，2003年 Southern Illinois University School of Medicine Assistant Professor．2005年帰国し，自治医科大学附属病院感染制御部講師．2006年より同院臨床感染症センター感染症科准教授．2014年より筑波大学医学医療系教授．米国内科学会上級会員（FACP），米国感染症学会上級会員（FIDSA）．ホームページ：www.harumigomi.com
山本舜悟 (やまもと しゅんご)	神戸大学医学部附属病院感染症内科 日赤和歌山医療センター感染症内科部 非常勤 堺市立総合医療センター総合内科 非常勤 2002年京都大学医学部卒．麻生飯塚病院，洛和会音羽病院，亀田総合病院，京都市立病院で勤務，DTM & H（Liverpool）．
米川真輔 (よねかわ しんすけ)	奈良県立医科大学感染症センター 2005年愛媛大学医学部卒．初期研修後，奈良県立医科大学感染症センター勤務．済生会中和病院，八尾市立病院を経て2015年より奈良県立医科大学感染症センター助教．日本感染症学会感染症専門医，日本呼吸器学会呼吸器専門医，ICD 制度協議会認定インフェクションコントロールドクター，日本化学療法学会抗菌化学療法認定医など．是非いっしょにがんばりましょう．http://www.naramed-u.ac.jp/cid/へアクセス．

序

　IDATEN（Infectious Diseases Association for Teaching and Education in Nippon：日本感染症教育研究会）は毎年夏と冬に感染症セミナーを開催してきました．これは，洛和会音羽病院の大野博司先生が研修医（当時，麻生飯塚病院）だった2002年頃から始められた感染症勉強会がもとになり，2005年1月のIDATEN発足の際にIDATENの事業として開始されました．以後，北は北海道，南は沖縄まで，全国津々浦々で開催され，今年で10年が過ぎました．

　セミナーは開催当初から製薬企業の資金援助を受けずに，受講生から参加費をいただき，開催地の病院スタッフと講師のボランティアによって運営されてきました．募集を開始すると，毎回定員の2倍近くの応募がありますが，会場のキャパシティなどの問題で，応募者全員の参加をお受けすることはできていませんでした．また，金曜日から日曜日の2泊3日で開催してきたため，金曜日の業務を休めないという方からはなかなか参加しづらいという声をいただいていました．

　そこで，セミナーのレクチャーを実況中継風にまとめた本書が刊行されることになりました（タイトルでの「実況中継」使用については，語学春秋社の許可を得ています）．本書に収録されたレクチャーは，2013年7月26日から28日に京都府福知山市で開催されたサマーセミナーでのレクチャーがもとになっています．実況中継「風」と書いたのは，レクチャーの録音をそのまま文字起こししたのではなく，講師同士で査読を行い，内容を洗練させ，また単行本化まで少し時間があいてしまったので，その間に発表された知見について加筆されている部分があるからです．

　セミナーを立ち上げた大野先生は2012年2月のウィンターセミナーをもって運営から勇退され，上山と山本が運営を引き継ぐことになりました．ここまで続けてこられたのは，ボランティアでレクチャーを引き受けて下さった講師の方々と開催地の病院スタッフの皆様の「自分の病院の，地域の，ひいては日本の感染症診療をよくしたい」という想いによるところが大きいと思います．また受講生の方々の感染症診療への熱意にも毎回励まされました．運営係として，この場を借りて改めて皆様に感謝を申し上げたいと思います．ありがとうございました．

2015年6月

編集委員
山本舜悟・上山伸也

目 次

序 VII

第1章 感染症診療の基本原則　大曲貴夫 1
1. 臨床推論は一般診療の大前提 1
2. 患者背景を理解する 2
3. どの臓器の問題か 3
4. 原因となる微生物を詰める 5
5. どの治療を選択するか 6
6. 適切な経過観察 9
   take home message／臨床で悩みがちな Q&A 10

第2章 小児の発熱へのアプローチ　上山伸也 12
1. 小児の特殊性 ── 成人との違いとは？ 12
2. 3歳までの小児の発熱のマネジメント 14
3. 小児における熱源不明の発熱へのアプローチ 17
4. WBC と CRP は有効か 25
5. 予防接種の重要性 26
6. ヒブワクチンと小児用肺炎球菌ワクチン
   ── 何回接種していれば有効か？ 30
   take home message／臨床で悩みがちな Q&A 33

第3章 予防接種入門　齋藤昭彦 38
1. 定期接種と任意接種ワクチン 38
2. 同時接種 41
3. 接種部位と接種方法 43
4. 異なるワクチンの接種間隔 44
5. ワクチンの副反応と有害事象 45
6. ワクチンの効果と副反応 46
7. ワクチンの集団免疫効果 47
8. 最近注目されているワクチン 47
9. 日本小児科学会の予防接種に関する活動 51
   take home message／臨床で悩みがちな Q&A 55

第4章 「風邪」の診かた　岸田直樹　58

1. 風邪って何でしょう？　58
2. 風邪（急性上気道炎）の定義　59
3. ところが風邪診療は意外に侮れない．その現状を把握しよう　60
4. 「風邪」に対する医師の役割って何でしょうか　60
5. イメージからわかる風邪（ウイルス性上気道感染症）の特徴とは？　62
6. 「3症状チェック」のコツと注意事項　65
7. 3領域でも特にピットフォールが少ないのは鼻症状がある時．喉症状，咳症状が強い時は注意　66
8. 風邪のことが多い鼻症状メイン型からわかる細菌性とウイルス性へのアプローチ　67
9. 膿性鼻汁（膿性痰）は細菌性か　68
10. 膿性細菌性副鼻腔炎の特徴からみえる，細菌性を見極めるコツ　68
11. 細菌性かウイルス性か？ 2峰性の病歴に注目　69
12. 片側性の頬部痛も細菌性の特徴　70
13. ではどうする？ 細菌性副鼻腔炎として治療が必要な場合　70
14. 「細菌感染症＝全例抗菌薬治療」ではない　70
15. 気道感染症では「ウイルス vs 治療が必要な細菌感染症」と考える　71
16. 細菌性副鼻腔炎の治療薬適応　71

take home message／臨床で悩みがちな Q&A　74

第5章 急性咽頭炎のマネジメント　米川真輔　78

1. 喉が痛い!?　78
2. 扁桃って何してる？　79
3. 咽頭炎・扁桃炎の原因　79
4. 咽頭痛を3つに分類しよう　79
5. A群β溶連菌は奥が深い!?　80
6. その他の細菌感染症　81
7. ウイルス感染症　82
8. 見落としてはいけない咽頭痛＋全身症状　83

take home message／臨床で悩みがちな Q&A　84

第6章 肺炎のマネジメント　森岡慎一郎　87

1. 症例提示　87
2. 胸部単純X線写真を撮るか　87
3. 入院適応はあるか　89
4. どうやって原因微生物を詰めるか　90
5. どの抗菌薬を選択するか　95
6. 肺炎診療での適切な経過観察　95
7. 肺炎がよくならない時に考えること　98
8. 抗結核薬でもあるニューキノロン系抗菌薬　99
9. 予防接種と患者教育　99

take home message／臨床で悩みがちなQ&A　100

第7章 リンパ節腫脹のマネジメント　馬渡桃子　102

1. 何がリンパ節腫脹を起こすのか　102
2. 年齢に注目　102
3. 問診事項　103
4. リンパ節の触診　104
5. リンパ節の性状　104
6. 全身性リンパ節腫脹　105
7. 限局的リンパ節腫脹　107
8. 随伴症状から鑑別　109
9. 症例提示　110
10. 生検はどんな時に適応するか　112

take home message／臨床で悩みがちなQ&A　113

第8章 頭頸部感染のマネジメント　上蓑義典　116

1. 症例提示　116
2. 深頸部感染症の特徴　117
3. 解剖学的なスペースをまず理解する　117
4. スペース間はつながっている　119
5. 顎下隙の感染症 —— Ludwig angina　120
6. 症例の経過　123
7. 咽頭側隙の感染症とLemierre症候群　124

8. 咽頭後隙の感染症 —— 咽後膿瘍 ･･･125
　　　take home message／臨床で悩みがちな Q&A ･････････････････････････････126

第9章　感染性腸炎のマネジメント　倉井華子 ･････････129
　　1. 下痢の定義 ･･129
　　2. その下痢は本当に腸炎か ･･129
　　3. 脱水の評価と補正 ･･132
　　4. 微生物の推定 ･･133
　　5. 下痢の発症場所から考える ･･134
　　6. 大腸型か小腸型か ･･134
　　7. 各微生物の臨床像 ･･135
　　8. 抗菌薬治療 ･･138
　　　take home message／臨床で悩みがちな Q&A ･････････････････････････････139

第10章　腹腔内感染症のマネジメント　大路剛 ･････････141
　　1. 腹腔内感染症を疑う時 —— 診断の3要素からみる腹腔内感染症 ･･････････141
　　2. 症例へのアプローチ ･･143
　　3. 腹腔内感染症の診断の落とし穴 ･･144
　　4. 腹膜炎と膿瘍 ･･146
　　5. 急性胆管炎 ･･148
　　6. 急性胆囊炎 ･･149
　　7. 虫垂炎 ･･150
　　8. 憩室炎 ･･151
　　　take home message／臨床で悩みがちな Q&A ･････････････････････････････152

第11章　胆道系感染症のマネジメント　矢野晴美 ･････････155
　　1. 急性胆道炎の歴史 ･･155
　　2. 現場での鑑別診断のポイント ･･155
　　3. 急性胆道感染症の診断基準と重症度 ････････････････････････････････････156
　　4. 抗菌薬による治療 ･･159
　　5. 抗菌薬の最適化 ･･161
　　6. 抗菌薬の治療期間 ･･161
　　　take home message／臨床で悩みがちな Q&A ･････････････････････････････162

第12章 尿路感染症のマネジメント　織田錬太郎　168

1. 症例提示 — 168
2. 分類 — 169
3. 症状とリスクファクター — 170
4. 身体診察のポイント — 171
5. 尿路感染症を疑ったらどのような検査をするのか — 172
6. 診断のポイント — 176
7. 尿路感染症に入院は必要か — 177
8. 尿路感染症の治療 — 177
9. 治療効果判定 — 178
10. 再発予防 — 179

　　take home message／臨床で悩みがちな Q&A — 179

第13章 PID・STI のマネジメント　本郷偉元　182

1. 症例提示 — 182
2. 女性の腹痛 — 182
3. PID とは？ — 183
4. 発症機序 — 184
5. PID がなぜ大事か — 185
6. 起因菌 — 186
7. リスクファクター — 186
8. sexual history のとり方 — 186
9. 症状 — 188
10. 診断と治療開始 — 188
11. 入院 — 190
12. 治療レジメン — 191
13. 経過フォローと治療期間 — 192
14. 他に留意すべきこと — 192

　　take home message／臨床で悩みがちな Q&A — 193

第14章 皮膚・軟部組織感染症のマネジメント　法月正太郎　195

1. 皮膚・軟部組織感染症を理解するためのポイント — 195

  2. 見た目だけで判断できるのか ······ 196
  3. 丹毒や蜂窩織炎はcommonだが要注意 ······ 197
  4. 重症皮膚軟部組織感染症の代表格，壊死性筋膜炎 ······ 201
  5. 注意深く経過フォローすることの大切さ ······ 210
   take home message／臨床で悩みがちなQ&A ······ 211

第15章　骨・関節感染症のマネジメント　上原由紀 ······ 213
  1. 骨髄炎 ······ 213
  2. 関節炎 ······ 218
  3. 症例提示 ······ 223
   take home message／臨床で悩みがちなQ&A ······ 225

第16章　髄膜炎のマネジメント　蓮池俊和 ······ 228
  1. 細菌性髄膜炎は内科エマージェンシー ······ 228
  2. 細菌性髄膜炎ってどんな病気？ ······ 228
  3. 症例提示 ······ 230
  4. いつ髄膜炎を疑うか ······ 230
  5. 検査 ······ 232
  6. 治療 ······ 234
   take home message／臨床で悩みがちなQ&A ······ 237

第17章　感染性心内膜炎のマネジメント　山本舜悟 ······ 240
  1. IEの頻度 ······ 240
  2. 抗菌薬がなかった時代 ······ 240
  3. 疑う人がいれば診断される ······ 241
  4. 診断するにはIEを疑うところから始める ······ 241
  5. 症例における診断の流れ ······ 243
  6. 同時多発テロ的 ······ 244
  7. Dukeの基準 ······ 246
  8. IEの診断で心エコーはやっぱり経食？ ······ 248
  9. 黄色ブドウ球菌の菌血症をなめるな！ ······ 250
  10. IEの治療期間 ······ 250
  11. IEの手術適応 ······ 250

12. 早期診断で早期治療を 253
   take home message／臨床で悩みがちな Q&A 253

第18章　敗血症のマネジメント　大野博司 256

1. 症例提示 256
2. 敗血症とは何か 257
3. バイタルサインと採血データを確認 258
4. ER での循環管理 258
5. 敗血症の患者評価に必要な診察・検査 260
6. 敗血症における抗菌薬投与のポイント 261
7. 重症敗血症，敗血症性ショックに対する循環管理 263
8. EGDT の問題点 264
9. 現在の ICU での循環管理 266
10. クリティカルケアでよく使われる強心薬・血管収縮薬 267
11. 輸液負荷による体液過剰 270
12. 重症敗血症，敗血症性ショックでの補助療法 270
13. 皮膚軟部組織感染症と敗血症 272
   take home message／臨床で悩みがちな Q&A 273

第19章　致死的・緊急的感染症のマネジメント　細川直登 275

1. 致死的・緊急的感染症の考え方 275
2. 病態を知る・病原微生物を知る 276
3. 緊急事態を起こしやすい患者背景（基礎疾患） 281
4. 症例提示1：「こんなの切るの？」 282
5. 症例提示2：「Yにきました」 289
6. 症例提示3：電撃性紫斑病 291
7. その他の緊急的感染症 293
   take home message／臨床で悩みがちな Q&A 295

第20章 非専門医のための HIV 感染症のマネジメント　松永直久　299

1. 症例提示　299
2. 性感染症（STI）　306
3. STI 関連の問診で大切なこと　307
4. HIV の診断　307
5. HIV 検査の流れ　311
6. HIV/AIDS の疫学　312
7. HIV 診断後の流れ　315
8. HIV 患者が受診したら　317
9. HIV 専門医からのメッセージ　318

take home message／臨床で悩みがちな Q&A　320

第21章 海外渡航帰りの発熱患者へのアプローチ　岩渕千太郎　322

1. 症例提示　322
2. 「海外」とひとくくりにしない　323
3. 潜伏期と滞在歴から絞り込む　323
4. 滞在先の行動は重要な手がかり　324
5. 現地の情報を自分でも確認しよう　325
6. 症状では発熱以外に着目し国内で診断・対応が難しいものは早めに除外　326
7. 海外帰りの発熱ではマラリアを見逃さない　327
8. マラリア診断のポイント　327
9. マラリア以外に注意すべき発熱　328
10. 初期ワークアップで行う検査　330
11. 海外渡航後の発熱患者は帰宅させてもよいか．フォローアップは？　330
12. 海外渡航で感染症による死亡割合は少ない　331

take home message／臨床で悩みがちな Q&A　331

索引　335

1 感染症診療の基本原則

大曲貴夫

　感染症診療では思考の筋道が重要です．感染症診療を適切に行えるようになるにはどうすればいいのでしょうか．そのためには，基本的な考え方（感染症診療の基本原則）を身につけることが必要です．以下では実際にどう考えるかをみていきましょう．

1. 臨床推論は一般診療の大前提

a. 最初は感染症かどうかわからないので病因探しから入る

　患者は健康の問題を訴えて病院に来ます．そこで医師が対応するわけですが，この段階では患者の問題が何であるかはわからないですね．そもそも感染症であるかどうかもわからないわけです．そこで医師は患者の背景を踏まえて，体のどこに問題があるのかを推論し，問題の局在がわかれば，患者背景や発症の様子や問題臓器から質的診断（etiological diagnosis）を下していきます．血管性，腫瘍性，代謝性，薬物性，ホルモン性，変性性……とさまざまな病因があります．そこで病因として感染症が想起されれば，感染症を念頭に置いて診療が展開されるわけです．

b. 診断を下す際に有用なのは患者の自然経過

　どの疾患にも，そしてどの感染症にも典型的な発症の仕方というものがあります．つまり発症以前や発症後の病歴に，ある一定のパターンがあるわけです．よってこれをあらかじめ知っておくことによって，目の前の患者の健康問題をみて，自分の知っている疾患の自然経過と合う点があれば，特定の疾患を想起できるわけです．診断の力を磨くためには，自分がもっているさまざまな疾患の一般的な像を豊かにしておくことが有用です．「この疾患は，このような背景の患者に，このような前段階があって，このような経過をたどって，具体的にはこのような表現で発症する」という一連の流れを，豊かに幅広く把握しておくことが重要なのです．そうすれば，目の前の患者の様相が自分の知る像と重なるかどうかを判断できるようになります．この力をつけるには，自分の関わる患者の経過を意識的に把握することを繰り返す必要があります．そして，折に触れて成書を参照し，自身の関わった患者の経過がどうであったか振り返るのです．そうすると疾患の自然歴が身にしみて

わかるようになり，診断上・経過観察上，自分の身を助けます．

c. 患者背景を踏まえて体のどこに問題があるか推論し病因を探る

　患者の背景を踏まえて，体のどこに問題があるのかを推論し，その病因を探る……という臨床推論はそもそも感染症診療以前の，一般診療の大前提です．そして推論の過程で患者の病歴や身体所見から感染症を鑑別診断の1つとして意識したら，下記の「背景」「臓器」「微生物」の観点からいま一度患者の全体像を把握していくのです．ここであえて，感染症を念頭に置きつつ診断推論のサイクルをいま一度回すわけです．「背景」「臓器」「微生物」を意識しつつ再度情報の収集がなされる中で，患者が抱える感染症がどのようなものか，全体像が把握できるようになります．

2. 患者背景を理解する

a. 医療では患者の人となり，すなわち背景を知ることが重要

　患者に起こる疾患はその背景に強く依存しています．そのため患者背景を知ることは患者の診療の方向性を決める上できわめて重要です．これは実は感染症の領域でもまったく同様です．患者の問題を感染症らしいと認識したら，感染症にフォーカスを絞って再度患者の背景を確認します．これは，感染症では患者背景が異なれば原因微生物の傾向が変わるからです．60歳代の女性が左下腿の発赤腫脹圧痛で来院し蜂窩織炎と診断されたとします．この場合，A群β-溶連菌や黄色ブドウ球菌感染を念頭に診療を行います．しかし，この女性が「猫に左足を噛まれた」後に同じように来院したらどうでしょうか．犬猫咬傷の場合，*Capnocytophaga* という微生物による感染が問題となりますが，これは第1世代のセファロスポリン系抗菌薬では十分に治療できないのです．また，患者が慢性肝炎・肝硬変などの肝臓疾患を抱えていて，なおかつ海水や海産物への曝露があったとすれば，*Vibrio vulnificas* による感染症を考慮する必要があるのです．

b. 感染症診療時の患者背景把握の際に意識して聞くべきこと

(1) 基礎疾患

　基礎疾患によっては特定の疾患の罹患リスクが高くなります．例えば糖尿病患者ではコモンな感染症の多くで発症リスクが高くなります[1]．加えて糖尿病患者では気腫性腎盂腎炎・気腫性膀胱炎・気腫性胆嚢炎などの気腫性感染症が起こりやすいです．

(2) 流行状況を意識する

　感染症の流行状況や季節性の情報は有用です．例えば「インフルエンザ感染症やノロウイルス感染症は冬期に多い」などです．感染症の流行状況も重要です．自分

が診療をしている地域でRSウイルスが流行していることを情報として把握していれば，自分の目の前に上下気道感染症の徴候を呈する患者が現れた時に，「RSウイルス感染症である検査前確率が高い」ことを知ることができます．

(3) 曝露の情報を得る

感染症は病原体への外部からの曝露で起こるものが多いです．そこで曝露をもたらした機会を探ることは診断上きわめて有用です．感染症を有する病人に接したかどうか，いわゆる"sick contact"は重要です．例えばある企業の職員がインフルエンザに罹患し，その職員と同じ部屋で業務をしている同僚がその数日後に発熱や咳などの症状を呈して医療機関に受診した場合，インフルエンザの可能性は高いといえるでしょう．動物への曝露の情報も有用です．例えば「ネズミへの曝露があればレプトスピラ症を疑うことができる」などです．海外渡航者の帰国後の発熱を診た場合，海外渡航によって土地の風土病的感染症を起こす病原体に曝露することもあり，渡航先やそこでの活動の内容などを具体的に知ることが大切です．しかし問題は輸入感染症診療においてはそもそも渡航歴を聞き出すことが重要であるのに，これが現場では意外と聴取されていないということです．それは，この質問の重要性が理解されておらず，診療の中で聞くべき質問として認知されていないからでしょう．そもそも自信がないのなら，自分の病歴聴取のルーティンに渡航歴・旅行歴を組み込んでおくのが1つの手です．フォーカス不明の発熱を診た場合に聞くというのもよいでしょう．なぜなら輸入感染症は一見「フォーカス不明の発熱」として現れることが多いからです．

(4) 診療の場を意識する

診療の場によって想起すべき感染症の原因微生物は異なってきます．例えば感染症が「市中発症」なのか「院内発症」なのかの違いはわかりやすい例です．同じ臓器の感染でも市中発症と院内発症では原因微生物の傾向がまったく異なります．これを意識して区別し把握しておくことが重要です．

3. どの臓器の問題か

a. 問題臓器を詰めることは問題解決の第一歩

十分な知識と経験がある医師ならば，患者の問題を短時間で解くことができます．患者が診察室に入ってきてから，数分の間に，容貌・態度・姿勢・病歴や最低限の身体所見からあっという間に診断に至ることも珍しくありません．しかし経験の乏しい若手医師にはそれは難しいのです．ただ若手医師も患者の健康問題から避けて通ることはできません．ここで有用なのが問題となっている臓器を愚直に詰めるということです．

まず病歴聴取で患者の話を聞くことで，問題の生じている臓器・系統のありかが

想起できます．この仮説を元に，疑わしい部位を身体診察で中心に診るわけです．あるいは追加で病歴を聴取してさらに問題に迫ることもできます．そうすれば病歴聴取・身体診察も的を射たものとなり，問題臓器に迫ることができるわけです．問題臓器・系統がわかれば，患者の病歴からその病因を想起し，具体的な鑑別診断をたてることができます．鑑別診断が具体的に挙がれば，具体的な診断・治療行動に移ることができるのです．

b. 症状や所見の乏しい場合の対処法こそ重要

「問題臓器がはっきりしない」という場合もよくあり，臨床の現場では特に困ります．この場合には改めて詳細にわたって病歴や身体所見を取ることも必要ですが，「症状所見がはっきりしない疾患」をあえて思い出すのも効果的です．

感染症ならば前立腺炎や腎盂腎炎などの尿路感染と，胆管炎・憩室炎などの腹腔内感染，心内膜炎などは臓器特異的症状に乏しく，なかなか発見しにくい疾患です．「腎盂腎炎はわかりやすい！」といわれそうですが，では例えば80歳代の女性が腎盂腎炎に罹患したらどうなるでしょうか．意識障害が出てもおかしくないはずです．このような患者では，意識が変容しているために腎盂腎炎で特徴的な肋骨脊柱角の叩打痛もみられないことがあります．

「疾患のありかがわからない」と感じたときにこれらの疾患を思い出せれば，その想定した疾患名を念頭に再度病歴聴取や身体診察を行うことが可能になりますから，隠れた微妙な所見を拾うことも可能になります．それでも所見がはっきりしない場合は，こういう時こそ画像診断検査などの検査の力を借りることも有用かもしれません．参考までに，表1に「特異的な所見が出にくい感染症」についてまとめておきます．

「熱はあるが原因がはっきりしない」場合には，曝露歴も有用です．例えば渡航歴があれば輸入感染症を想起しますが，輸入感染症の中でも重篤なマラリア，デング熱，腸チフスなどは局所的所見・症状に乏しいのです．これに限らず人畜共通感染症や，食事を媒介して発症するカンピロバクター腸炎などの一部の腸炎，肝炎などはその発症早期では「熱だけ」ということも多いのです．よって診療の進め方としては，まずは表1に挙げるような感染症がないか綿密に情報収集するわけですが，それでも手がかりがないときは曝露歴がカギになるような感染症，具体的には人畜共通感染症，輸入感染症，腸管感染症などの可能性を想起し，手がかりをつかむためにさらに詳しく病歴を聴取するのです．

c. 常に最悪の状況を考慮

例えば「咽頭痛」はありふれた症状です．多くの場合，急性上気道炎や細菌感染による咽頭炎です．しかし「咽頭痛」の患者の中には時として重症患者が紛れ込んでいることがあります．「口が開きにくい」場合には深頸部膿瘍を疑います．縦隔炎になることもある危険な疾患です．後頭部痛や嚥下困難を伴う場合には咽後膿瘍を考えます．尋常でない咽頭痛をみれば，喉頭蓋炎を必ず想起しなくてはならない

表1　特異的な所見が出にくい感染症

胆管炎	・黄疸があるとは限らない ・局所の痛みは出にくい ・肝胆道系酵素値の上昇，胆石症の既往などがカギになる
肝膿瘍	・黄疸は少ない ・肝臓の叩打痛が出る場合はある ・ALP値上昇も参考になる
腎盂腎炎	・肋骨脊柱角の叩打痛は必ずしも陽性ではない ・膀胱炎症状はなくてもよい ・嘔気嘔吐で発症することもある
前立腺炎	・直腸診がカギだが，くれぐれも愛護的に ・男性の発熱では愚直に必ず想起する
皮膚軟部組織感染	・壊死性筋膜炎の場合は局所的な所見が一見軽い場合がある ・β溶連菌感染では局所の発赤や疼痛は軽いがむしろ全身的な感染徴候（敗血症的な状態）が前面に出ることがある
感染性心内膜炎	・末梢塞栓症状や心雑音などの所見も，実際にはないことが多い ・何はともあれ，心雑音の感度は高い．当たり前だが心音は必ず聴取する
カテーテル関連血流感染	・刺入部の所見に乏しいことが多い ・血管内カテーテル挿入中患者のフォーカス不明の発熱では，刺入部の所見がなくても必ず考慮する
臓器非特異的全身性疾患	・出血性の皮疹を伴うことがあり，診断のカギとなることがある．肺炎球菌菌血症，髄膜炎菌菌血症など ・二期梅毒，レプトスピラ症，リケッチア症，レジオネラ症……曝露歴がカギ，渡航歴，旅行歴，動物接触歴などを改めて聴取 ・カンピロバクターなどによる腸炎……発症後数時間は，フォーカス不明の急性発熱症候群として発症することが多い

のです．

　ありふれた症状の患者を診た場合に，われわれはつい見慣れた疾患によるものと安易に決めつけてしまい，他の疾患の可能性を除外してしまいます．しかし一見軽微な症状で表現されていても，重篤な疾患の場合があります．これは実臨床上の大きなピットフォールです．救急診療の場では短い時間で重大な決断をすることを求められます．特に重要なのは，危険な疾患を見逃さないということです．重篤な疾患を常に「思いつく」ようにトレーニングしておくことが重要です．

4. 原因となる微生物を詰める

a. 原因微生物を推定してempiric therapyを選択

　抗菌薬治療は特定の臓器における特定の菌の感染症に対して，第1選択薬が投与されるのが理想です．しかし，感染症治療が開始される時点では，病原微生物は同定されていないこともあります．感染症の中には，原因微生物の同定を優先する余裕のある（同定してから治療した方がいい）感染症もあれば，中には一刻を争うの

で速やかに治療を開始する必要のある感染症もあります．そこで治療開始を急ぐ場合には，まずはターゲットとなる微生物を推定してリストアップし，挙げられた原因微生物に対して有効な抗菌薬を選択する方法があります．この際に処方される治療を empiric therapy（経験的治療）とよびます．

empiric therapy の選択で重要なことは，前提として，標的となる微生物を適切に想定していることです．参考となるのは，各臓器に感染症を起こしうる微生物の傾向です．これは教科書に書いてあります．例えば膀胱炎では大腸菌感染が多く80〜90%を占めます．これを知っていれば，治療は大腸菌を念頭に組み立てるわけです．また大腸菌感染症を知っていれば，キノロン耐性の大腸菌が多い現代ですから，治療薬選択時もそのことを意識しながら行います．

最もよくないのが「膀胱炎」＝「○○という抗菌薬」というように臓器診断と抗菌薬をひも付けることです．この思考の過程には「微生物」がまったく欠けています．微生物を想定しないからこそ標的を外し，微生物を想定しないからこそ具体的な菌種レベルでの耐性菌の問題にも意識が向かず，何となく治療を選び，失敗してしまうのです．これは避けなくてはなりません．

empiric therapy 開始前に重要なのは，必ず検体を採取することです．適切な検体採取なしには，原因微生物の情報は一切得られないのです．ということは，definitive therapy（原因限定治療）選択のために必要な情報が得られず，大切な患者に definitive therapy を処方できなくなるわけです．

b. 原因微生物が判明したら適切な definitive therapy を選択

empiric therapy を選択して治療を開始して数日すると，多くの場合，起因微生物とその感受性試験結果が得られます．この結果をもとに患者にとって最適な治療を選びますが，これが definitive therapy です．

5. どの治療を選択するか

a. empiric therapy 選択の一般的な流れ

empiric therapy を選択する場合には，以下の過程を経ます．

> 1) 問題臓器を同定し
> 2) 患者背景を把握して
> 3) 患者背景・問題臓器を参考に原因微生物を推測し
> 4) 重症度を考慮しながら治療開始するかどうかを決める．治療を開始する場合は，カバーする微生物の範囲を決定する

このような過程を経ずに empiric therapy を選ぶと，原因微生物を想定せずに選択した治療になりますから，効く保証がありません．「だから広域抗菌薬を処方す

ればいい」という意見もありますが，そもそも抗菌薬を直ちに処方しなければならない状況で治療対象の微生物が想定できていないのは危険ですし，どんなに広域の抗菌薬を使おうとも原因微生物の推定ができていなければ効かない時は効かないのです．これは，生死の境にいるような重篤な感染症の患者を診ている時にこそ大きな問題になります．治療の失敗は可能な限り避けなければいけません．失敗できないからこそ，必死で原因微生物を推測するわけです．「背景→臓器→原因微生物の推定」を適切に踏まえてこそ，適切な empiric therapy を選ぶことができます．

b. 重症度を考慮して empiric therapy を選ぶ

　重症度を考慮して empiric therapy を選ぶことが重要です．そもそも，治療を開始するかどうかという判断も，重症度を考慮して行います．重症の場合には，最初の治療が無効の場合に患者の予後に悪影響が及ぶ可能性が高いです．この場合の最優先事項はまずは empiric therapy を成功させることです．よって，可能性としては低めの原因微生物でも，重症感染の原因となりうる場合には，原因微生物の情報が得られるまでは通常その微生物をカバーしておきます．

　逆に軽症の場合には，想定される妥当な範囲での原因微生物をカバーし，経過観察をしながら対処することが可能です．これは，経過をみながら治療を調整していく余裕があるからです．あるいは，疾患の進行がゆっくりした感染症で，なおかつ治療期間が長期にわたる感染症であれば，まずは原因微生物を同定することを治療開始よりも優先する場合があります．これは骨髄炎や心内膜炎や結核の診療の場合などでよく行われます．このような感染症の治療には抗菌薬が長期間必要です．長期間抗菌薬を使うからには，第1選択で効果があって，なおかつ可能な限り体の菌叢に与える影響を最小にするために，狭域スペクトラムの抗菌薬を選びたいわけです．そのために微生物の同定を優先します．

　empiric therapy の選択を含めたマネジメントプラン立案では，臨床判断が必要です．感染症の中には治療の遅れが機能的予後・生命予後不良につながるものがあります．このような疾患を早期に想定してマネジメントを進めていくことが重要です．例えば敗血症状態の患者は早期の治療介入が予後改善のために必要です．髄膜炎・脳炎などの中枢神経感染症も治療開始の遅れが予後不良と直結するために，通常疑われた時点で empiric therapy を開始するでしょう．硬膜外膿瘍は急速に進行し，脊髄障害や敗血症を呈します．化膿性関節炎に対する治療が遅れれば軟骨の破壊が進み関節に永続的な機能障害をもたらします．

　このような重大な結果をもたらす疾患を意識して診療を進めていくことが重要です．この場合よくいわれるのが「広域スペクトラムの抗菌薬を使う」ということです．結果としてこれは empiric therapy の選択に限れば現象としてはその通りですが，その内容が肝心です．選択の過程が重要なのです．実際の医療現場では，原因微生物を想起せず盲目的にカルバペネム系やキノロン系の抗菌薬が投与されていることをよく見かけます．しかしカルバペネム系の抗菌薬では治療できない感染症は山ほど存在します．筆者の知る中でも，当初カルバペネム系の抗菌薬のみで治療さ

れた重症レジオネラ肺炎，内服キノロン系抗菌薬で治療され重篤化してから認知された心内膜炎の事例などがあります．

重症感染症においては，empiric therapy が不適切であった場合，その後治療を変更しても患者の予後が不良となってしまうのです．よって empiric therapy の選択は慎重に行わなければなりません．具体的には，原因微生物を想定する際に，頻度は低くても重症感染症を起こしうるものも的確に想定の中に入れて，これらをもカバーするように治療を組み立てていくのです．「結果として」選択する抗菌薬はやむをえず広域抗菌薬になってしまうのです．これは重症患者を目の前にした恐怖で頭が真っ白になって，「とにかく広域抗菌薬なら何でもいいから開始しておけ」という態度とは根本的に異なる話です．広域抗菌薬を用いても，それが真の原因微生物を外していれば，効くはずはありません．

また広域抗菌薬は治療上の効果が高いと思っている医師も数多く見かけますが，これも大いなる誤解です．「微生物のカバーの範囲が広域であること」と「抗菌薬としての治療効果」とは，相関はないものとして考えなければなりません．

c. 原因微生物が判明したら definitive therapy に変更を

原因微生物が判明したら，definitive therapy に変更します．優先すべきことは，最も効果の高い薬剤を選択することです．これは成書やガイドラインを参照することでわかります．

empiric therapy が効いているようにみえても，それが第 1 選択薬でなければ継続してはいけません．理由は，結果的に好ましい結果が得られない可能性があるからです．他に第 1 選択薬があるのならば，その薬剤で治療すべきです．

definitive therapy への変更を行う場合，治療の効果が担保されるという前提を満たした上で definitive therapy への変更が empiric therapy よりも狭域の抗菌薬で済む場合には，切り替えを行います．この手続きを de-escalation（デ・エスカレーション）とよびます．この手続きを取ることで，耐性菌発現のリスクを低減できます．

de-escalation についてはよく懐疑的な意見を聞きます．「意味がない」「De-escalation したところで耐性菌を減らすというエビデンスはない」「失敗したらどうするのだ」というのがよく聞く意見です．皆さんもご存じの通り，抗菌薬耐性菌感染症は人類の健康上の大きな課題として近年世界的に認識されています．WHO は 2011 年の WHO 総会の最重要議題として抗菌薬耐性菌を取り上げ，対策強化を急速に進めています．英国の Medical Officer の Prof. D. S. Davies は，「薬剤耐性問題は国家に対するテロリズムに匹敵する重要問題とみなして対策を講じる必要がある」旨の発言をしています．わが国でも近年，多剤耐性アシネトバクターなどの多剤耐性グラム陰性桿菌感染症による医療関連感染症が医療現場で大きな問題となっています．これに対応する重要な手段の 1 つが抗菌薬の適正使用です．「質の高いエビデンスがないから意味がない．だからやらない」などという悠長な問題ではなく，これはもうやらなくてはならないのです．de-escalation はその手段の 1 つなのです．

de-escalation にはそのよさを支持する RCT はないかもしれません．しかし抗菌薬適正使用の推進の結果，耐性菌の抑制に成功している国の多くは，医療文化として de-escalation を実行していることは知っておくべきでしょう．感染症に対する治療手段が奪われるような時代（post antibiotic era）が来ないようにするためにはやるしかないのです．

6. 適切な経過観察

a. 経過観察のためには各感染症の自然経過を知っておく

　経過観察を行う上で重要なことは，各疾患の自然経過つまり「どのような過程を経てよくなっていくか」をよく理解しておくことです．自然経過の重要性は，本章の最初でも紹介しました．自然経過を知ることで，的確な診断を行うことができます．そればかりでなく，自然経過を知っていれば，患者の状態が自然経過と照らし合わせて妥当かどうかが判断できるようになるのです．

　例えば，読者の皆さんは「単純性腎盂腎炎の患者の抗菌薬投与後の平均解熱時間」をご存じでしょうか．急性腎盂腎炎の解熱までの時間は平均 34 時間であり[2]，72 時間後になってやっと 87％の患者が解熱するのです[2]．つまり単純性腎盂腎炎の解熱には 2，3 日かかるわけです．入院したら次の日にすぐ熱が下がるとか，そういう疾患ではありません．これを知っていれば，単純性腎盂腎炎の患者が入院翌日もまだ発熱しているからといって慌てなくても済みます．知らなければ，単純性腎盂腎炎の自然経過を知らない者同士で不安をあおり合って空騒ぎし，患者に無用な不安を与え，無用な抗菌薬の変更や無用な医療行為の追加がなされるかもしれません．これは回り回って，患者の安全を損ねることさえあるのです．

　疾患の自然経過を知っていれば，患者の状態が予想通りの経過をたどっているのか，あるいはそこから外れているのかが判断できるようになります．自然の経過に乗っていれば心配ない．外れていると判断すれば，そこで次の動きに出ればよいのです．

　自然経過をどう学ぶかは，すでに述べました．追加するとすれば，仲間や先輩医師との間で経験を共有することです．症例カンファレンスなどで語られる患者の自然経過は，教科書で学ぶ平べったい知識の羅列よりも，何倍も強く印象に残ります．そればかりでなく，経験した医師が自分なりに得た教訓をともに学ぶことができるのです．

b. 各感染症に特有の指標を用いて経過観察する

　患者のフォローの時には臓器特異的指標が改善しているかどうかをみます．臓器の異常の指標は患者の状態が増悪すればその所見が増悪し，快方に向かえば指標も改善するのです．各臓器毎に経過観察に有用な指標があるので，それを用います．一般的には臓器の生理機能を鋭敏に反映する指標があればきわめて有用です．例え

ば肺炎の場合には，呼吸数，酸素化能（血液ガス分析で測定可能）などが指標として勧められます．その他の具体的な指標は，本書の各章をみればわかります．

ただ，これは難しい話ではありません．要は日々ベッドサイドで得られる所見を大切にして評価していくことにほかなりません．経過観察を間違う医師の癖は，ベッドサイドの情報ではなく，電子カルテの端末から得られる検査結果だけをみていることです．検査結果の解釈は難しく，ベッドサイドの情報を参考にしないととんでもない間違いをします．患者のフォローの時に追う臓器特異的指標の多くは，ベッドサイドで診ることが可能です．

take home message

- 感染症診療を適切に行うための王道は，考え方の筋道を身につけることである
- 患者背景から，罹患する疾患の傾向を把握することができる
- 罹患臓器や系統が把握できれば，具体的な鑑別診断を考えることができる
- 適切な治療選択のためには，原因微生物の推定・同定が不可欠である
- まずは empiric therapy で治療を開始し，原因微生物判明後に definitive therapy へと変更して治療を最適化する
- 経過観察では，疾患の自然経過をよく知って，よくならないときの判断と対処法を知っておくことが必要である

臨床で悩みがちな Q&A

Q1 病気の自然経過について，信頼できる教科書や資料の探し方を教えて下さい．

A1 まず前提として，自分の関わる患者の経過を意識的に把握することを繰り返しましょう．また仲間や先輩医師との間で経験をカンファレンスだけでなく日常的に積極的に共有しましょう．ここで「語り」として得た自然経過に関する知識を成書で確認します．

筆者自身は特定の教科書に頼ってはいません．むしろ，経験豊富な医師の書いた総説を Pubmed などで検索して読んでいます．特に New England Journal of Medicine に掲載される総説は，経験豊富な臨床医によって疾患の自然経過が瑞々しく書かれていて，実際のマネジメントについても深く論考していることが多いので参考になります．これに加えて，自身の経験した疾患の症例報告は意識して読んでいます．そこで著者が実際に現場で何をみてどう考えたかの追体験ができますし，ディスカッションの部分ではその疾患に関するまとめも記されていて，役に立ちます．

教科書は疾患の特徴を示す事実を並列的に書いていることが多いです．これでは自然経過を学ぶ上で重要な「時間経過」がまったくみえないため，教材としては不適切な場合があります．教科書の記載だけ読んでも，患者の疾患の成り立ちがイメージできないのです．患者の疾患を「キーワードの集合体」ではなく，「繋

がった物語」として生き生きと把握することが重要でしょう．だからこそ，物語の「背景」を理解するために「患者背景」が重要となるわけです．

Q2 患者の経過観察の際に，具体的に「どのようなときにどのようなパラメーターを使うのか」迷います．

A2 　まずはベッドサイドに行きましょう．そこであなたが，患者の健康上の問題を解決するために意識的に拾ってきた事実があります．それは患者の訴えであり，身体診察の所見であるわけですが，まずはそれらが改善しているかどうかをみてみましょう．なぜなら，あなたがベッドサイドで拾ってきた事実こそが患者が問題としていることだからです．その改善を見届けるのが第一です．

　もう少し病態生理学的にいえば，感染症に罹患した患者では罹患した臓器の機能が落ちています．これが回復してきていることを見届けるのが経過観察です．でもそこでやはり参考になるのは，あなたがベッドサイドで拾ってきた事実なのです．患者の症状や身体診察上の所見は，臓器の機能を反映するばかりでなく，臓器機能が回復すれば，それとともに速やかに改善していきます．

　「検査所見をどう使えばいいか」という質問をよく受けます．これは，1つには患者の症状や身体診察上の所見からは臓器の回復がみてとりにくい場合に使います．これは例えば薬剤障害などで肝臓の臓器障害が出ている場合がよい例です．患者は消化器症状を訴えていることもありますが，症状が明確でない場合もあります．身体診察に異常が出ない場合もあります．このような場合に，採血検査で得られるトランスアミナーゼの値の変化は，肝臓の機能の回復をみてとるのに大変参考になります．

文献

1) Muller L, et al：Increased risk of common infections in patients with type 1 and type 2 diabetes mellitus. Clin Infect Dis 41：281-288, 2005
2) Behr MA, et al：Fever duration in hospitalized acute pyelonephritis patients. Am J Med 101：277-280, 1996

2 小児の発熱への アプローチ

上山伸也

本章では，普段成人を主に診療している医師が外来で小児を診療する時に「何に注意しなければならないのか」「小児と成人は何が違うのか」という点を主に解説します．

1. 小児の特殊性 ── 成人との違いとは？

さて39℃の発熱を主訴に子どもが受診しました．あなたが「ちょっと診るのはいやだなぁ……」と思うのは，何歳くらいまでですか．

1）生後1か月	2）生後3か月	3）1歳
4）3歳	5）6歳	6）12歳

生後1か月はできれば診たくないですよね．3か月もちょっと……．1歳も診ることはできないわけではないけれど，「できれば避けたいなぁ」と思うでしょうか．「どうしても診て下さい」といわれれば，3歳くらいからなら何とかなるでしょうか．6歳，12歳くらいになると，そこまでプレッシャーを感じることはないはずです．
みなさんは，「小児の発熱を診る上で年齢が重要なファクター」ということにすでに気がついています．「乳児はちょっと難しい」「小学生なら大丈夫」，つまりこの間が境界線なんです．ちょうど3歳くらいです．では，最初に「なぜこの3歳くらいが境界線になっているのか」というところから話を始めていきましょう．
感染症診療の原則はみなさんご存じと思いますが，小児では成人と何が違うかというと「患者背景が特別」ということです．それ以外の「フォーカスはどこか」「原因微生物は何か」と詰めていく過程は，小児も成人もまったく同じです．
では，小児では何が成人とは異なるのでしょうか．小児と成人の違いは次の4つになると考えられています．順番に確認していきましょう．

1）first exposure：病原微生物への初めての曝露
2）small passages：気道が狭い
3）immature immunologic defenses：免疫が未熟
4）sick contact：病原微生物への曝露機会が多い

a. first exposure（病原微生物への初めての曝露）

　当然ですが，小児では病原微生物への曝露が少ないです．例えば成人では過去にコロナウイルスの感染にかかっていれば，IgAやIgGなどの抗体がある程度上がっているので症状は緩和されますが，小児では既往がないために抗体が上がっておらず症状が強く出やすくなります．

b. small passages（気道が狭い）

　小児は成人と比較して体も小さいですが，発達途上であるため気管，耳管，喉頭などが狭く，容易に浮腫や分泌物で閉塞してしまいます．小児で細気管支炎が重症化したり，中耳炎が多かったりする理由はこのためです．また成人の喉頭蓋炎で咽頭を診察して窒息することは滅多にありませんが，小児では禁忌です．これは気管が狭いため，閉塞しやすいことが理由です．

c. immature immunologic defenses（免疫が未熟）

　小児は心も体も発達途中ですが，免疫も発達段階にあります．補体の活性化，好中球の遊走能，細胞性免疫，液性免疫など，ほぼすべての免疫力が成人よりも低いとされています．こう聞くと，小児はかなりの免疫不全と考えてしまいそうですが，そこまで心配する必要はありません．

　確かに小児の免疫は成人に比べれば低めではありますが，だからといってすべての微生物に易感染性を示すわけではありません．小児の免疫の発達にも特徴があるので，そこを押さえればおのずと敵がみえてくるものです．確認していきましょう．

　新生児から乳児期はインターフェロンの産生が未熟なため，ウイルス感染症が重症化しやすいといわれています．インターフェロンにはマクロファージやNK細胞を刺激して，免疫を活性化したり，抗ウイルス作用をもつ蛋白質を作ったりする作用がありますが（インターフェロンはC型肝炎の治療としても応用されている），新生児から乳児期では，このインターフェロンの産生が未熟なので，ウイルス感染に罹患しやすく重症化しやすいという影響が出るのです．実際に新生児期には敗血症と間違えるようなエンテロウイルスの感染症をきたしたり（neonatal sepsis-like syndrome），ヘルペス脳炎をきたしたりと，重症化しやすいといわれています．

　液性免疫についてみてみると，生まれたての新生児は，母からの移行抗体で守られています．ただしIgGだけです．他の抗体は母からは移行しません（図1）[1]．正期産で生まれた新生児では，IgGは母体とほぼ同じレベルです．その後母体からの移行抗体が徐々に低下していくため，生後3〜4か月時に最も低くなります．その後徐々に増加し，1歳で成人の60％に達します．ただインフルエンザ菌や肺炎球菌の防御に最も重要な抗体といわれているIgGのアイソザイムであるIgG2は増加が遅く，1歳で成人の20％，5歳でようやく50％程度です．1歳までは総IgGが低く，特に肺炎球菌やインフルエンザ菌の防御に重要な役割をもつIgG2の増加が遅

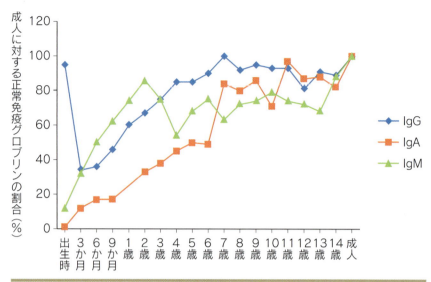

図1 小児における免疫グロブリンの推移
(Buckley RH, et al：Serum immunoglobulins. I. levels in normal children and in uncomplicated childhood allergy. Pediatrics 41：600-611, 1968)

れることが，これらの菌に罹患しやすい理由の1つになっています．

またpolysaccharide antigen（莢膜多糖体抗原）への反応も悪く，これに反応できるのは2～3歳を過ぎてからとされています．そのため莢膜をもった細菌（インフルエンザ菌や肺炎球菌など）に易感染性を示すのです．

またIgAも増加が遅く，成人の60％に達するのは6～8歳頃とされています．IgAが低いために，乳幼児は気道感染や消化管の感染症に頻回に罹患してしまうわけです．

d. sick contact（病原微生物への曝露機会が多い）

小児はシックコンタクトの機会が圧倒的に大人よりも多いです．先ほど話したように，ウイルス感染に罹患しやすい年齢の子どもが保育園や幼稚園で集団生活しているわけですから，ウイルス感染に罹患しやすい条件が揃っているわけです．

逆に，このシックコンタクトが最もないのが新生児です．生まれたばかりの新生児は，外に出ることもなく，お宮参りや1か月検診まで，外出しないのが一般的です．だから，新生児で発熱した場合は，シックコンタクトがないがゆえに，細菌感染症の可能性が高くなります．

以上のような免疫の発達をみていけば，学童以上になれば，成人とほぼ同様の対応が可能となります．病歴と身体所見で，ある程度診断をつけることが可能です．

2. 3歳までの小児の発熱のマネジメント

さて，小児の発熱の対応の仕方を，実際のケースを通じてみていきましょう．ま

ずはこのようなケースです.

2歳3か月女児. 受診前日朝から鼻汁, 咳嗽, 眼脂が出現した. 受診当日昼頃から39℃台の発熱がみられた. その後も発熱が続くため近医を受診した. 咽頭発赤と眼脂を認める他に異常所見はなかったが, WBC 15,500/μL, CRP 27.3mg/dLと高値のため入院加療目的に当院紹介. 飲食も可能で全身状態は良好. 母親と一緒に歩いて診察室に入室.

このケース, CRPがすごいです. CRPがここまで高いと, 原因微生物や感染臓器の想定などせずに, とりあえず入院して抗菌薬で治療されてしまうことがほとんどだと思います. でも感染症診療の原則をよく思い出して下さい.

まず感染臓器です. 鼻汁, 咳嗽, 眼脂があります. 咽頭発赤もあるので, 少なくとも上気道に感染のフォーカスがあるのは間違いなさそうです. 眼脂, 咽頭発赤があれば, 最初に思い浮かべるのはアデノウイルス感染症です. A群溶連菌は児の年齢や, 咳嗽, 鼻汁があるので, 可能性は低そうです. ひとまず迅速検査で調べられる範囲で原因微生物の可能性を考えるのであれば, この2つです. 他にも別のウイルス感染症の可能性は挙げられると思いますが, 診断をつけられるという視点で考えれば, この2つがまず挙がります.

重症度はどうでしょうか. 飲食も可能で, 自力で診察室に入ってくることもできました. 明らかに軽症です. 患者背景においても, 特に基礎疾患もありません. どうでしょうか. 入院の必要はあるでしょうか. 抗菌薬は必要でしょうか. いずれも必要なさそうです.

結局この子は全身状態もよく, フォーカスは上気道, 原因微生物は間違いなくウイルスと確信して, 外来で経過観察をすることにしました. 2日後に外来の予約を取っていたのですが, 来院せず. 自宅へ電話してみたら「熱が下がって, あまりに元気なので, 受診しなくてもよいと思って……」という返事でした.

小児でも感染症診療の原則は変わりません. 最初の第一歩は「感染のフォーカスを探すこと」です.

a. 感染臓器を考える（感染症診療の原則①）

小児の場合, 成人と比較してわかりやすいのが発熱です. 高齢者では熱が出ないのに重症感染であったりすることがしばしばありますが, 特に基礎疾患のない小児では感染症を発症した場合, 発熱してくれます. 発熱がないのに, 重症感染症……というパターンは小児では少ないので, 感染症の存在そのものを見逃してしまうということはまずないでしょう.

まず小児の発熱へのアプローチの第一歩は,「発熱のみなの」か,「発熱＋αの症状があるのか」を考えることです. 例えば, 発熱に加えて咳嗽の症状があれば, 上気道炎, 下気道炎を念頭において, 話を聞き, 身体所見をとればよいでしょう. 診断をつけるのはさほど難しくありません. 発熱に加えて下痢があれば, ウイルス性

0か月～3か月	母体由来（大腸菌，B群溶連菌，リステリア）の菌による菌血症，髄膜炎，肺炎
3か月～3歳	・市中由来の細菌（肺炎球菌，インフルエンザ菌）による菌血症，髄膜炎，肺炎 ・シックコンタクトの増加に伴い，ウイルス感染の増加
3歳以降	・液性免疫の発達により，肺炎球菌，インフルエンザ菌による感染は減少 ・IgGやIgAの増加により，ウイルス感染も減少 ・T細胞の発達によりマイコプラズマ肺炎の増加 ・シックコンタクトにより溶連菌感染症の増加

図2　小児における原因微生物の年齢による変化

腸炎，細菌性腸炎などがまず鑑別に挙がってくると思います．

ただ1つだけ注意してほしい症状があります．それは「嘔吐」です．小児感染症を専門にしていると，残念ながら重症の細菌性髄膜炎のケースに遭遇する機会が少なくありません．診断が遅れたために重症化した例が多く，そのほとんどが「発熱＋嘔吐」を安易に胃腸炎と片づけてしまっていることが多いのです．確かに病初期の細菌性髄膜炎を診断するのは困難で，発熱初日に嘔吐をしていれば胃腸炎と診断して経過をみても責めることはできませんが，発熱2日目も発熱と嘔吐のみで下痢がないのに胃腸炎と診断して帰宅させ，3日目に至っても「発熱＋嘔吐」のみでまだ胃腸炎と診断して補液のみで帰宅させてしまっている例があります．小児における嘔吐には非常に多くの疾患が隠れているので細心の注意が必要です．

髄膜炎，脳膿瘍，脳腫瘍などの中枢神経疾患はもちろん，肺炎や気管支喘息，気管支炎などで咳き込んで嘔吐したり，心筋炎で嘔吐があったり，尿路感染症や，膵炎，胆管炎，肝炎，あるいは非感染症である副腎不全や腸重積，アナフィラキシーなどでも嘔吐します．嘔吐をしているからといって，安易に胃腸炎と診断する前に，胃腸炎以外の疾患の有無に細心の注意を払う必要があります．

b. 原因微生物を考える（感染症診療の原則②）

年齢によって原因微生物が異なることも小児感染症の大きな特徴です（図2）．胎児のときは無菌状態ですが，出産のときに産道を通ることによって，初めて細菌に接することになります．したがって，母体の産道にいる菌がそのまま新生児の常在菌になります．母体の産道に常在しているのは，母親の腸内細菌（*E. coli* など）が多いため，新生児敗血症，髄膜炎の起炎菌としても *E. coli* が多くなります．

また母体が産道にB群溶連菌を保菌していると，新生児にも感染する可能性があります．母体がB群溶連菌を保菌している場合には，この経産道感染を予防するために，分娩前にペニシリンGを点滴するのは有名ですね．

また妊娠中は細胞性免疫が低下し，リステリア感染のリスクが高くなるため，妊娠中にリステリアに感染して，経胎盤感染をきたしたり，あるいは保菌状態となったりすることによって，経産道的に新生児に感染するリスクが高くなります．

新生児の肺炎の起炎菌についてですが，母体の産道にいる菌が破水などによって羊水中に混入し，胎児がその羊水を肺で吸収することによって肺炎を発症するため，新生児の肺炎の起炎菌もほぼ同様です．

その後新生児は徐々に社会に出て行くようになります．そこで常在菌が母体由来から，社会由来の細菌に変化していきます．具体的には肺炎球菌やインフルエンザ菌です．また社会に出て行くことによって，シックコンタクトの機会が増えるために，ウイルス感染症が増えていきます．この時期はIgA，総IgGの量が少ないため，ウイルス感染に罹患しやすく重症化しやすいということは説明しました．また莢膜をもつ細菌である肺炎球菌，インフルエンザ菌にも罹患しやすいことも説明しました．

学童期を過ぎると，細胞性免疫，液性免疫ともに発達するため，ウイルスや莢膜を持つ細菌の感染も減っていきます．そのためこの時期になると乳幼児期ほど風邪をひかなくなります．肺炎球菌やインフルエンザ菌による菌血症もみることはほとんどありません．逆にマイコプラズマ肺炎やA群溶連菌による咽頭炎への罹患が増えていきます．

3. 小児における熱源不明の発熱へのアプローチ

筆者が研修医の頃は耳にすることは少なかったのですが，最近は"fever without source"という病態もずいぶんと知られるようになりました．ここでは，不明熱とは異なる，小児における熱源不明の発熱へのアプローチの仕方をお話しします．

"fever without source"とは「全身状態に問題がなく特異的な身体所見もない乳幼児の発熱例」のことです．fever without sourceはほとんどが自然軽快するウイルス性疾患ですが，この中に重症感染症の初期あるいは重症感染症の前駆状態と考えられているoccult bacteremia（潜在性菌血症）が紛れ込んでいる可能性があり，これをいかに診断し（あるいは除外し）治療するかがこの疾患概念の根本的な考え方となっています．

occult bacteremiaとは，全身状態に問題のない乳幼児で血液培養をしてみたところ，意に反して血液培養が陽性になった菌血症を指しています．菌血症がなさそうなのに，血液培養が陽性になるところから"occult bacteremia"という名前がついているのです．

繰り返しになりますが，ここで扱うのはあくまでも「発熱」のみで受診した児で，上気道症状を伴っていたり，咳嗽があったり，下痢していたりなど，感染のフォーカスが病歴，身体所見から絞り込めるものは言及しません．またぐったりした状態で受診した場合も，通常ワークアップ（精密検査）の対象になるでしょうから，ここでのポイントは「全身状態のよい3歳以下の発熱」にいかに対応するかというこ

とになります．

ここでは小児の発熱を3つのグループに分けて説明します．すなわち「〜1か月」「1か月〜3か月」「3か月から3歳」です．それぞれ微妙に細菌感染症のリスクも異なりますし，全身状態がよいという理由だけで，救急外来から帰してはいけないハイリスクグループです．アプローチの基本はリスクの評価に尽きるわけですが，「年齢別に所見や検査結果を組み合わせるとx％の確率で重症感染症を除外でき，治療するとy％の確率で重症感染症への移行を防ぐことができる」という考え方が基本になっています．では順番にみていきましょう．

a. 新生児における熱源不明の発熱へのアプローチ

新生児は重篤な細菌感染の超ハイリスクグループです．1か月未満の発熱の児を，救急外来から簡単に帰す人はさすがにいないと思います．このハイリスクグループにおいても，疫学的にはウイルス感染が大多数です．ただ約12％に重篤な細菌感染があるといわれている[2]ので，全例入院，全例ワークアップの対象となります．この月齢ではシックコンタクトがほとんどないため，安易にウイルス感染と考えないようにしましょう．ちなみに主な原因微生物は大腸菌，B群溶連菌，リステリアです．

また，この時期に特有の治療可能な感染症として，新生児ヘルペス感染症があります．特に母に陰部ヘルペスなどの既往があれば，積極的に新生児ヘルペス感染症を疑わなければいけませんが，なかなか初診時に母に陰部ヘルペスの既往を尋ねるのは難しいと思います．たとえ母体に単純ヘルペス感染があっても，母体の64％は無症状といわれているので[3]，新生児ヘルペス感染症を疑うのは難しいのです．

新生児ヘルペス感染症は非常にまれな感染症であり，アシクロビルを始めるべきタイミングは常に悩むところですが，Kimberlinは次の5つを満たせば，アシクロビルをempiricに始めてよいと推奨しています[4]．

> 1）皮膚に水疱がある
> 2）痙攣がある
> 3）肝逸脱酵素（AST，ALT）の上昇がある
> 4）敗血症様の症状がある（低体温も含む）
> 5）臨床的に重症感がある

またLong[5]は上記に加えて，以下の3つの条件を追加しています．

> 6）髄液検査で単核球優位の増多がみられる
> 7）明らかな熱源が不明の発熱
> 8）Fetal scalp electrode※の留置部位に一致して，紅斑や化膿性病変がある
> ※子宮内の胎児心拍をモニターするために胎児の頭皮下に留置される器具

表1 Rochester criteria

- 日齢60日以下で，直腸温38.0℃以上の児で，以下を満たせば"low risk"と定義
- 出生週数が37週以上で，母親より長く入院していない
- 生後，健康上の異常なし
- 見た目の全身状態がよく（well-appearing），中耳炎，皮膚・軟部組織感染症，骨髄炎の所見がない
- WBC 5,000〜15,000/μL かつ桿状核数＜1,500/μL
- 尿中WBC＜10/HPF かつグラム染色陰性
- （検査していれば）便中WBC＜5/HPF

(Jaskiewicz JA, et al：Febrile infants at low risk for serious bacterial infection--an appraisal of the Rochester criteria and implications for management. Febrile Infant Collaborative Study Group. Pediat-rics94：390-396, 1994)

表2 Philadelphia criteria

- 日齢29〜60日，直腸温38.2℃以上の児で，見た目の全身状態がよく（well-appearing）以下を満たせば"low risk"と定義
- WBC＜15,000/μL
- 桿状核球/分葉核球＜0.2
- 尿中WBC＜10/HPF かつグラム染色陰性
- 髄液細胞数＜8μL かつグラム染色陰性
- （撮影していれば）胸部X線写真上，浸潤影がない
- 便中RBC陰性かつWBCがほとんど確認できない

(Baker MD et al：Outpatient management without antibiotics of fever in selected infants. N Engl J Med 329：1437-1441, 1993)

上記8つの条件も絶対的なものではなく，基本的には疑ったら，適切な培養（口腔・鼻咽頭・結膜・直腸のスワブ培養，皮膚の水疱・血液・髄液培養あるいはPCR）をとって，アシクロビルで治療します．大切なのは，アシクロビルの中止の仕方を考えておくことです．

では，このハイリスクグループに対する具体的なアプローチですが，この月齢では全例採血，血液培養，尿培養，髄液培養を採取する必要が出てきます．軽症例を見つけて経過観察できないものかといろいろと研究されましたが，完璧なものはありません．例えば3か月未満の児で重篤な細菌感染を拾い上げるためのRochester criteria[6]（表1）がありますが，このRochester criteriaでLow riskと分類されても，0.9〜6％に重篤な細菌感染症があったともいわれており，これも完璧ではありません．他にもPhiladelphia criteria[7]（表2）やBoston criteria[8]（表3）なども存在しますが，同様の結果です．

これらの結果からわかるのは，「いかに身体所見や検査を行っても重篤な細菌感染を除外するのは不可能である」という動かしがたい事実なのです．そのような前提で，現在は以下のような検査，治療戦略がとられています．

表3 Boston criteria

- 日齢28～89日，直腸温で38.0℃以上の児で，以下を満たせば "low risk" と定義
- 48時間以内に予防接種，抗菌薬の投与を受けていない
- 脱水，中耳炎，皮膚・軟部組織感染症，骨髄炎の所見がない
- 見た目の全身状態が保たれている (well-appearing)
- 電話ですぐに病院へアクセス可能
- WBC＜20,000/μL
- 髄液細胞数＜10μL
- 尿中WBC＜10/HPF
- （撮影していれば）胸部X線写真上，浸潤影がない

(Baskin MN, et al：Outpatient treatment of febrile infants 28 to 89 days of age with intramuscular administration of ceftriaxone. J Pediatr 120：22-27, 1992)

- 全例入院
- 全例血液培養，尿一般検査，尿培養，髄液検査，髄液培養

　さてワークアップをして，感染臓器，原因微生物がわかれば，病原微生物・感染臓器に合わせた治療を行えばよいですが，培養結果が出るまで，empiric therapy（経験的治療）が必要となります．培養結果が出るまで待つということは基本的にこの月齢ではできません．起炎菌は大腸菌，B群溶連菌，リステリアの3つでした．したがって経験的治療は下記のようになります．

- 生後0～7日…セフォタキシム 50 mg/kg/dose 8時間毎
  　　　　　　＋アンピシリン 100 mg/kg/dose 8時間毎
- 生後8～28日…セフォタキシム 50 mg/kg/dose 6時間毎
  　　　　　　　＋アンピシリン 100 mg/kg/dose 6時間毎
- 新生児ヘルペス感染症を疑ったらアシクロビル 20 mg/kg/dose 8時間毎を追加．

　B群溶連菌とリステリアのカバーのためにアンピシリン，大腸菌のカバーのためにセフォタキシムを使用します．セフトリアキソンはタンパク結合率が高く，核黄疸のリスクが高くなるため，新生児では禁忌となっています．
　よく新生児敗血症のempiric therapyに「アンピシリン＋ゲンタマイシン」が紹介されていますが，リステリアやB群溶連菌を想定した場合にはよい選択肢ですが，大腸菌やクレブシエラなどの腸内細菌には必ずしもよい選択肢ではないため，筆者は使ったことがありません．
　また地域のローカルファクターや両親（特に母親）の保菌状態なども加味しなければなりませんが，ESBL産生菌が無視できないような場合は，セフォタキシムの代わりにメロペネムの投与を検討してもいいかもしれません．

b. 1～3か月の小児における熱源不明の発熱へのアプローチ

　生後1か月を過ぎると少しだけリスクも下がり，全例入院，フル・ワークアップではなくなります．しかしこのグループにもハイリスク症例が隠れています．全例入院，ワークアップ，抗菌薬投与，と決まっている方が楽かもしれません．

　さきほども触れた Rochester criteria ですが，この criteria で low risk 群と判断された場合で，細菌感染症と診断されたのは 1.1% と比較的感度はよかったのですが，Boston criteria では 5.4%，Philadelphia criteria では 8.7% に low risk group において重篤な細菌感染が診断されています．これらの criteria では全身状態が良好であり，かつ検査所見にて白血球，桿状核好中球数，尿検査，髄液検査，グラム染色陰性，胸部X線写真正常，便中好中球数増加なしなど，あらゆる検査で異常がない場合を low risk と定義しています．しかしそれでも 1.1～8.7% の重篤な細菌感染が隠れていることになります．それを踏まえた上での治療戦略を考えないといけないため，基本的なワークアップは1か月未満の新生児への対応と大きくは変わりません．

　1～3か月の児の発熱では，「全例血算，血液培養，尿一般検査，尿培養」を行うことが必要となります．新生児と異なるのは以下の3点です．

> ・全例入院ではないこと
> ・血液検査（血算）を行うこと
> ・髄液検査は全例に行う必要はないこと

　現在の米国での小児の髄膜炎の頻度は年齢にもよりますが，2か月未満だと，小児人口10万人当たり 80.69 人とかなり高い数字になっています．しかし2か月から23か月で 6.91 人，2歳から10歳で 0.56 人とかなり低い数字になっています[9]．1～3か月はちょうどリスクが減ってくる時期であり，髄液検査を行うべきかどうかは微妙なところです．しかし症状・身体所見や，白血球数などは細菌性髄膜炎の診断にも除外にもあまり有効ではないことがわかっているため，多くの専門科は「髄液検査は行った方がよい」と推奨しています．

　では，検査をした後の対応，すなわち治療についてはどのように対応するべきでしょうか．検査所見がすべて陰性であった場合は，両親に再受診の必要性を十分に説明し，理解してもらえた場合は24時間以内に再診することを条件に帰宅してもよいといわれています．帰宅する際にはセフトリアキソン 50 mg/kg を点滴してもよいですが，すべての培養がとられていることが前提です．もし髄液検査をしていない場合は，抗菌薬の点滴も処方も NG です．これは発熱が続いた場合に血液培養や，髄液検査で起炎菌を同定できなくなるからです．「3か月の発熱の児を抗菌薬なしで帰宅させるのは何となく怖い……」とつい考えがちですが，怖いならきっちりと血液培養，髄液培養をとるべきです．

　さて，髄液検査を行った場合ですが，occult bacteremia があった場合，腰椎穿刺

で細菌性髄膜炎を作ってしまう可能性が示唆されています[10,11]．そこでこれも専門科の意見ですが，腰椎穿刺をした場合は抗菌薬を投与した方がよいとされています．

以下，治療をまとめます．

> ・髄液検査を含めた検査で異常がなければ，セフトリアキソン 50 mg/kg/dose にて帰宅，24 時間以内に再診
> ・髄液培養をしていなければ抗菌薬を処方せずに帰宅，24 時間以内に再診

検査（一般採血，尿検査，髄液検査）で異常があればもちろん入院の上，抗菌薬の点滴治療が必要です．

c. 3 か月～3 歳の小児における熱源不明の発熱へのアプローチ

この月齢が最も診察する機会が多いと思います．ケースをみながら考えていきましょう．

> 8 か月男児．受診前日の夕方より 38℃台の発熱．特に上気道・消化器症状なし．比較的全身状態がよいため，自宅で様子をみていたが，体温が 40℃まで上昇したため心配になり，夜間救急外来を受診した．
> 身体所見：全身状態良好．体温 40.2℃，心拍数 180 回/分，呼吸数 28 回/分．頭頸部の診察では咽頭に軽度発赤を認めるが，その他に明らかな異常なし．呼吸音，心音，腹部や四肢に異常なく，発疹なども認められない．

さて，3 か月を過ぎてくると，社会へも出てきますし，また 1 歳を超えると保育園に入ったりして，発熱を繰り返し，病院を受診することが多くなります．このケースでは，高熱がありますが，全身状態は比較的良好です．身体所見上は咽頭の軽度発赤があるのみで，他に明らかな異常所見はありません．咽頭発赤も「軽度」ですので，咽頭炎というには根拠が弱いですね．このケースでは，病歴からも身体所見からも明らかなフォーカスがないので，"fever without source" と考えて対応しなければなりません．

では，このような 3 か月から 3 歳の乳幼児の fever without source において見逃したくない疾患は何かと考えてみると，実はあまり多くありません．fever without source の鑑別疾患は以下の 5 つくらいでしょうか．

> ・菌血症　　　　・細菌性髄膜炎
> ・尿路感染症　　・何らかのウイルス感染症
> ・肺炎

上記のケースでは，具体的には，菌血症，尿路感染症，肺炎，細菌性髄膜炎を見逃さなければよいということになります．もちろん他にも骨髄炎や関節炎（特に股

表4 小児の主な細菌感染症のリスクファクター

1. 尿路感染症	・男児は1歳，女児は2歳までがハイリスク ・40℃以上の発熱 ・2日以上持続する39℃の発熱 ・他に熱源不明 ・過去の尿路感染症の既往 ・40℃以上の発熱 ・割礼なし
2. 菌血症	・3歳未満 ・小児用肺炎球菌ワクチン，ヒブワクチンの接種回数が2回未満 ・39℃以上の高体温 ・CRP 4.4～7.0 mg/dL以上 ・WBC 15,000/μL以上，あるいはANC（好中球絶対数）10,000/μL以上
3. 肺炎	・低酸素血症，多呼吸，呼吸窮迫，呼吸音の異常 ・熱源が他に不明で，WBC>20,000/μLなら胸部X線写真を考慮
4. 細菌性髄膜炎	・リスクは菌血症と同様．髄液検査を行うかどうかは総合判断（意識障害の有無，バイタルサインなど重症か否かで決定） ・熱源が他に不明で，WBC>20,000/μLなら胸部X線写真を考慮

関節炎），蜂窩織炎などもフォーカスがわかりにくいことがありますが，丁寧な診察と問診で疑うことは可能なので，ここでは鑑別に入れません．心筋炎もありうるかもしれませんがまれなので，日常診療で遭遇する可能性が比較的高い疾患をここでは取り上げます．

さて具体的には上記の4つが鑑別疾患となりますが，もちろん全例に血液培養，尿検査，尿培養，髄液検査をする必要はありません．また成人と比べて小児では検査の閾値が高いので，ある程度検査をするべき対象を絞り込むべきです．そのためには危険因子を知っておく必要があります（**表4**）．

菌血症の危険因子に高体温がありますが，発熱の程度というのはとても大切です．熱が高くなるほど肺炎球菌感染のリスクが高くなるという研究結果もあります（**図3**）[12]．また3か月以下の児では直腸温で40℃以上の場合，重篤な細菌感染が38％に認められたという論文もあります（**表5**）[13]．

またOccult pneumoniaという疾患概念がありますが，これは「多呼吸や咳嗽などの呼吸器症状を示唆する所見がないのにレントゲンで肺炎が見つかった」という状況を指しています．**図4**は「39℃以上の発熱をきたした5歳未満の小児で，白血球数が20,000/μL以上あった場合に肺炎がどれくらい存在するか」を調べた研究です[14]．白血球高値があり呼吸器症状を伴っていれば肺炎が実に40％を占めるので，「白血球高値＋呼吸器症状」の2つがあれば積極的に肺炎を疑った方がよいのですが，この研究で着目すべきは呼吸器症状がなくても26％に肺炎があったと報告されていることです．つまり白血球高値は肺炎の危険因子といえます．

フォーカスが絞られることで，原因微生物や治療方針がはっきりするので，白血球数が高い場合は胸部X線写真を考慮しましょう．

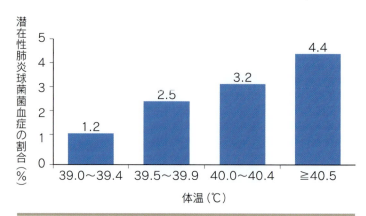

図3　体温と肺炎球菌菌血症の関係
体温が高くなるほど，肺炎球菌菌血症のリスクが高くなっている
(Kuppermann N, et al：Predictors of occult pneumococcal bacteremia in youg febrile children. Ann Emerg Med 31：679-687, 1998)

表5　体温と重症細菌感染症の関係

	>40℃	38-39.9℃
SBIあり	35（38%）	445（8.8%）
SBIなし	57（62%）	4742（91.2%）
合計	92（100%）	5187（100%）

SBI（重症細菌感染症：Serious Bacterial Infection）
(Stanley R, et al：Hyperpyrexia among infants younger than 3 months. Pediatr Emerg Care 21：291-294, 2005)

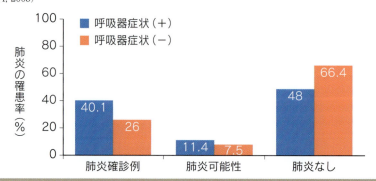

図4　白血球数が20,000以上の5歳未満の小児における肺炎の罹患割合
(Bachur R, et al：Occult pneumonias：empiric chest radiographs in febrile children with leukocytosisi. Ann Emerg Med 33：166-173, 1999)

　尿路感染症の危険因子は，男児は1歳以下，女児は2歳以下でした．では尿路感染症を疑う根拠は年齢だけかというと，そうではありません．尿路感染症の既往があれば，よほど他に感染のフォーカスが明確である場合を除いて尿検査を行うと思います．一方で割礼している日本人はほとんどいないので，これは気にしなくてよいでしょう．日常診療の中で尿路感染症を疑う状況をまとめると以下のようになります．

表7 ヒブワクチン導入後の小児の肺炎球菌菌血症における白血球の感度と特異度

研究	カットオフ値(/μL)	感度(%)	特異度(%)
・Risk of bacteremia for febrile young children in the post-Haemophilus influenzae type b era.[17]	WBC15,000	86	77
・Predictors of occult pneumococcal bacteremia in young febrile children.[12]	WBC15,000	80	69
・Predictors of occult pneumococcal bacteremia in young febrile children.[12]	ANC10,000	76	78
・Utility of the serum C-reactive protein for detection of occult bacterial infection in children.[18]	ANC10,600	69	79
・Utility of the serum C-reactive protein for detection of occult bacterial infection in children.[18]	WBC17,100	69	80

ANC：好中球絶対数

表8 小児の細菌感染症におけるCRPの感度と特異度

検査目的	カットオフ値(mg/dL)	感度(%)	特異度(%)
・FWSの1-36か月児における菌血症，髄膜炎，尿路感染症，肺炎，細菌性髄膜炎，骨髄炎[19]	CRP 7	79	91
・FWSの3-36か月の小児における菌血症，尿路感染症，肺炎[18]	CRP 4.4	63	81

- ・男児は1歳未満，女児は2歳未満
- ・高熱がある
- ・フォーカスが明確でない発熱が2日以上続く

　さて尿路感染症の診断ですが，小児と成人では大きな違いがあります．それは小児では細菌尿があれば，尿路感染症と（ほぼ）診断してもよいという点です．成人では，尿路感染症は除外診断でなされるものですが，小児では必ずしもそうではありません．それは小児では無症候性細菌尿の頻度が低いためです．小児の無症候性細菌尿の頻度はおおむね1～3%程度と報告されています[15,16]．ただし，カテーテル尿で検体を採取しても，コンタミネーションの割合が9%程度あることは知っておいて下さい．グラム染色で細菌がみえなかったのに，培養で陽性となった場合はコンタミネーションの可能性も考慮する必要があります．

4. WBCとCRPは有効か

　採血で細菌感染か，ウイルス感染かを決定されることが多いですが，では感度と特異度がどのくらいなのかはご存じですか．表7～9をみて下さい．WBC，CRP，プロカルシトニンの感度，特異度がいろいろ調べられていますが，感度も特異度も決定的ではありません．確かにこれらの炎症マーカーが高ければ，細菌感染の可能

表9　小児の細菌感染症におけるプロカルシトニンの感度と特異度

検査目的	カットオフ値 (ng/mL)	感度(%)	特異度(%)
菌血症，肺炎，尿路感染症，細菌性髄膜炎，深部膿瘍[20]	PCT 0.5	93	74
菌血症，肺炎，尿路感染症，細菌性髄膜炎，骨髄炎，関節炎[21]	PCT 0.5 PCT 1.0 PCT 2.0	73.4 63.8 47.9	76.4 89.8 96.5

性は高くなりますが，注意するべきはその感度です．感度はおおむね60〜80%程度であるため，白血球低値，CRP低値，プロカルシトニン低値で細菌感染を否定すると痛い目に遭います．

　これらの論文からは"fever without source"の患児において，初診時にCRPやプロカルシトニンを測定し，値が高ければ細菌感染（特にoccult bacteremia）を疑って，確実なワークアップをするという戦略は成り立ちます．すなわち，これらの炎症反応が高ければ尿培養，血液培養，髄液検査などが必要になるかもしれないということはいえます．これは，fever without sourceの児の細菌感染の評価が難しいので，炎症マーカーを診断の「一助」にすることができるという意味であり，絶対的なものではありません．CRPが陰性でもoccult bacteremiaは否定できないし，CRPが陰性で血液培養が陽性となることもあります．これは先ほど出てきたさまざまなcriteria[6-8]からもおわかりいただけると思います．炎症反応が低いことだけを根拠に，細菌感染を「絶対に」否定してはいけません．

　小児では（でも）白血球やCRPといった検査所見は無意味とはいいませんが，病歴と身体所見を凌駕するほどの価値はありません．炎症反応が高いときには，細菌感染症の可能性が高いと考えても差し支えありませんが，その場合も必ず感染臓器と原因微生物を想定し，培養を提出してから，治療を開始して下さい．「培養なくして抗菌薬なし」というのは小児でも重要です．

5. 予防接種の重要性

　「フォーカスがはっきりしない，fever without sourceの小児」に対する日常診療のコツを説明したいと思います．重要なものは2つです．

> 1）シックコンタクト
> 2）予防接種歴（特に小児用肺炎球菌ワクチン，ヒブワクチン）

　シックコンタクトの重要性はいわずもがなです．小児ではウイルス感染症の占める割合がきわめて高いため，ウイルス感染症の曝露歴と潜伏期間を知っておくことは非常に重要です．症状，曝露歴，潜伏期間が合致すれば，ほぼそれだけで診断がついてしまうことも多くあります．ではシックコンタクトの有無によって，ウイルス感染症の診断が可能となるなら，予防接種歴はどのように役立つのでしょうか．

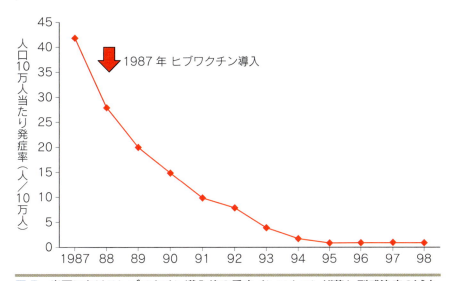

図5　米国におけるヒブワクチン導入後の重症インフルエンザ菌b型感染症の減少
(CDC：Progress toward eliminating Haemophilus influenzae type b disease among infants and children-United States, 1987-1997. MMWR 47；993-998, 1998)

　シックコンタクトがウイルス感染症の"Rule in"に役立つのに対して，予防接種歴は細菌感染症の"Rule out"に役立ちます．
　予防接種の強力な効果について，ヒブワクチンと小児用肺炎球菌ワクチンを例に少し言及します．図5[22]をみて下さい．米国では1987年からヒブワクチンが導入されましたが，その直後からインフルエンザ菌b型による感染症が激減しています．これだけでヒブワクチンの絶大な効果がわかると思います．
　次に小児用肺炎球菌ワクチンです．2000年に米国で導入され，わずか4年で侵襲性肺炎球菌感染症が94％も減少しました（図6）[23]．このとき興味深いことに，65歳以上の高齢者でも侵襲性肺炎球菌感染症が65％も低下しました．"herd immunity"（☞p47）の効果ですね．日本でも同様の効果が認められています（図7）[24]．
　ただ肺炎球菌に関しては，予想外の展開が待っていました．最初に導入された小児用肺炎球菌ワクチンは7つの血清型をカバーするワクチンだったのですが，小児用肺炎球菌ワクチンの導入後，このワクチンでカバーされていない血清型による侵襲性肺炎球菌感染症が増加したのです（図8）[25]．このため，その後13価の小児用肺炎球菌ワクチンの開発が進み，現在米国では13価の小児用肺炎球菌ワクチンが使用されています．日本でも2013年11月からその切り替えが行われましたが，米国と同様の現象がみられています（図9）[26]．
　ワクチン導入前，導入直後では，PCV7のカバー率は80％弱でしたが，2011年4月から2012年12月の報告例をみると，PCV7のカバー率が44％にまで低下しています．そしてPCV7でカバーできない19Aや15A，22Fという血清型が増えていることがわかります．現在PCV13が接種されていますが，それでもカバー率は70％程度です．ヒブワクチンとは異なり，小児用肺炎球菌ワクチンの接種歴を

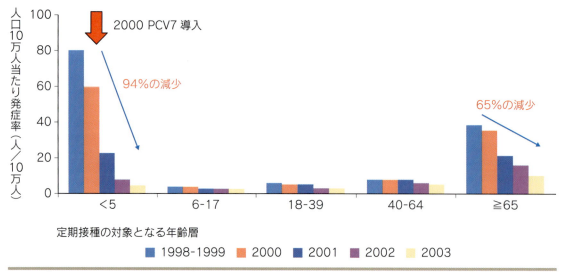

図6 米国における小児用肺炎球菌ワクチンの効果
〔Centers for Disease Control and Prevention (CDC) : Direct and indirect effects of routine vaccination of children with 7-valent pneumococcal conjugate vaccine on incidence of invasive pneumococcal disease--United states, 1998-2003. MMWR Morb Mortal Wkly Rep 54:893-897, 2005〕

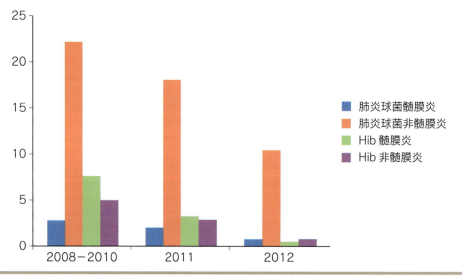

図7 日本における小児期侵襲性細菌感染症の罹患率（5歳未満人口10万人当たり）
〔菅秀, 他：7価肺炎球菌結合型ワクチン（PCV7）導入が侵襲性細菌感染症に及ぼす効果：2012. IASR 34：62-63, 2013〕

過信すると，侵襲性肺炎球菌感染症を見落としてしまう可能性があるので，注意が必要です．
　では，さきほどの8か月男児のケースを振り返ってみましょう．40℃の高熱で受診していますが，8か月です．ヒブワクチンと小児用肺炎球菌ワクチンの接種歴を確認すると，いずれも3回接種でした．ヒブ菌血症のリスクはきわめて低そうですね．肺炎球菌の菌血症の可能性もおそらく低いと考えられます．1歳未満の男児で

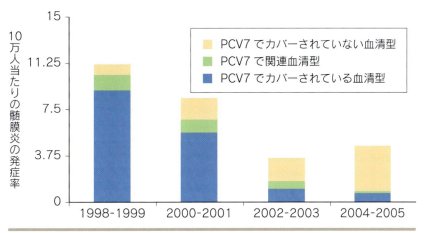

図8 米国における5歳未満の血清型別髄膜炎の発症率の推移
(Hsu HE, et al：Effect of pneumococcal conjugate vaccine on pneumococcal meningitis. N Engl J Med 360：244-256, 2009)

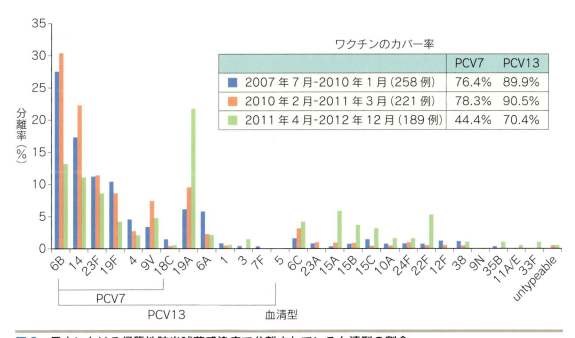

図9 日本における侵襲性肺炎球菌感染症で分離されている血清型の割合
(常彬，他：小児侵襲性感染症由来肺炎球菌の細菌学的解析から見た肺炎球菌結合型ワクチンPCV7の効果. IASR 34：64-66, 2013)

高熱を伴っているので，尿路感染症のリスクはありそうです．そこで，このケースではまず尿検査を行えばよいと考えられます．

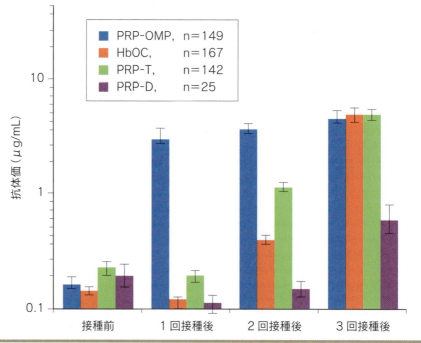

図10 インフルエンザ菌b型ワクチン接種後の抗体価の上昇
(Granoff DM, Anderson EL, Osterholm MT, et al：Differences in the immunogenicity of three Haemophilus influenzae type b conjugate vaccines in infants. J Pediatr 121：187-194, 1992)

6. ヒブワクチンと小児用肺炎球菌ワクチン ── 何回接種していれば有効か？

5か月男児．2日間続く40℃の発熱を主訴に来院．症状は発熱のみ．身体所見上も特に異常所見は認めず，バイタルサインも安定している．ヒブワクチンと小児用肺炎球菌ワクチンは2回接種済み．血液培養をとるべきか．

予防接種歴が非常に重要であることはおわかりいただけたと思います．では，予防接種を何回接種していれば，有効と考えて，血液培養をとらなくてもよいのでしょうか．ワクチン接種後の抗体の上昇率（図10）[27]と実際の世界各国の予防接種スケジュール（表10）をみれば答えが出てきます．図10をみて下さい．日本で使用されているのはアクトヒブ®ですが，これはPRP-Tという破傷風トキソイドをキャリア蛋白として使っているワクチンです．抗体価を「1」μg/mLを超えると予防効果があると考えられるのですが，2回接種後には1μg/mLを超えています．

表10の各国のヒブワクチンの予防接種スケジュールをみると，1歳までに2回しか接種していない国もあることがわかります．もちろんこれらの国々でも，ヒブワクチンによる感染症の制圧に成功しています．以上のように，抗体価の面でも，

表10 世界各国におけるインフルエンザ菌b型ワクチンのスケジュール

国名	推奨接種月齢
WHO	3回接種
アメリカ	2, 4, 6, 12〜15
フィンランド	4, 6, 14〜18
イギリス	2, 3, 4, 12
ノルウェー	3, 5, 12
イタリア	3, 5, 11〜12
チリ, ブラジル, コロンビア	2, 4, 6

表11 小児用肺炎球菌ワクチン接種後の抗体価の上昇

血清型	生後5か月(Post Primary)						生後12か月(Pre Booster)					
	≧0.2 μg/mL		≧0.35 μg/mL		≧1.0 μg/mL		≧0.2 μg/mL		≧0.35 μg/mL		≧1.0 μg/mL	
	2回	3回	2回	3回	2回	3回	2回	3回	2回	3回	2回	3回
	(n=82)	(n=73)	(n=82)	(n=73)	(n=82)	(n=73)	(n=74)	(n=64)	(n=74)	(n=64)	(n=74)	(n=64)
1	100	99	100	99	91	92	85	98	73	88	22	57
4	99	99	99	95	83	79	68	81	41	53	12	9
5	98	99	98	95	77	74	90	100	84	98	44	63
6B	90	95	89	84	56	52	92	89	77	78	50	28
9V	99	99	95	99	72	77	65	83	46	58	14	13
14	95	100	93	100	79	94	88	94	85	91	58	73
18C	100	99	99	95	72	78	64	78	33	39	8	9
19F	100	100	99	100	93	92	99	97	90	86	54	48
23F	96	99	90	89	54	64	77	92	55	56	21	23

(Goldblatt D, Southern J, Ashton L, et al.: Immunogenicity and boosting after a reduced number of doses of a pneumococcal conjugate vaccine in infants and toddlers. Pediatr Infect Dis J 25: 312-319, 2006)

　実際に接種されているスケジュールの面からも，2回接種していれば，おそらく効果があるだろうと予想されます．
　次に小児用肺炎球菌ワクチンです．表11[28]をみて下さい．この論文では9価の小児用肺炎球菌ワクチン接種後の抗体価を調べています．0.35以上あれば，十分な予防が期待されるのですが，生後5か月では，2回接種でも，3回接種後でも抗体価に差がほとんどありません．生後12か月時のブースターを接種する前の抗体価も2回接種後でも3回接種後でもほとんど変わっていません．
　次に海外での肺炎球菌ワクチンの予防接種スケジュールをみてみましょう（表12）．ここでも1歳までの接種回数が2回の国がいくつかあります．これらの国でも侵襲性肺炎球菌感染症はもちろん減少しているので，このスケジュールでも問題がないと考えられます．以上から小児用肺炎球菌ワクチンもヒブワクチンと同様，2回接種していれば，予防効果があるだろうと考えてよさそうです．ただし，この抗体価は徐々に低下しますので1歳になった時の追加接種を行うことがとても重要です．

表12 世界各国における小児用肺炎球菌ワクチンのスケジュール

国名	推奨接種月齢
WHO	3回接種または生後6か月までに2回, 9〜15か月にブースターを1回
アメリカ	2, 4, 6, 12〜15か月
イタリア	3, 5, 11〜13か月
ベルギー	2, 4, 12か月
イギリス	2, 4, 13か月
ノルウェー	3, 5, 11〜12か月
オランダ	2, 3, 4, 11か月

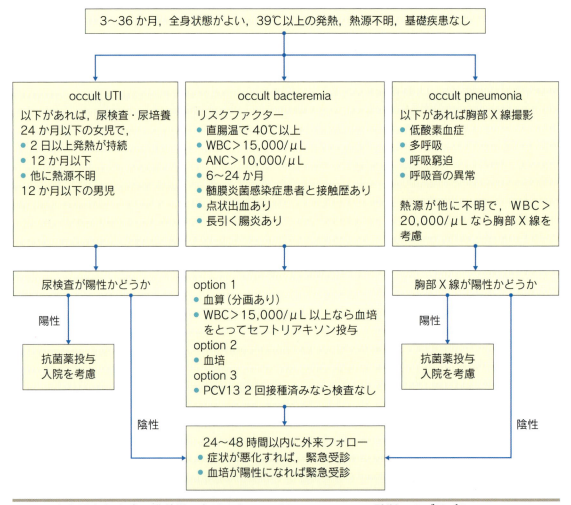

図11 3か月から3歳の乳幼児における fever without source の診断アルゴリズム

　さて，尿路感染症，肺炎，occult bacteremia をいかに見逃さないようにするか，という視点で話をしてきました．検査で異常がなかった場合ですが，その場合もできれば24〜48時間以内に再診するように保護者へ伝えておくことは重要です．外

来で患者を「さばく」のではなく，上手に次に「つなぐ」ことを心がけて下さい．日本は世界一外来へのアクセスがいい医療制度をもっているのですから．

最後に3か月から3歳の乳幼児における fever without source の診断アルゴリズムを載せておきます（図11）．

take home message

- 小児の特殊性（first exposure, small passages, young cells, immature immunologic defenses, sick contact）を理解する
- 小児でも感染症診療の原則（感染臓器はどこか，原因微生物は何か，患者背景，重症度）は変わらない
- fever without source は熱源がないと認識することから始まる．尿路感染症，菌血症，肺炎，髄膜炎を鑑別する
- シックコンタクトはウイルス感染症の"rule in"に，予防接種歴は細菌感染症の"rule out"に役に立つ．ただし予防接種は完璧に病気を予防できるわけではないので，「何かがおかしい」と思った時は必ず血液培養を採取する
- CRPよりも血液培養を採取．WBC，CRP，プロカルシトニンは高値の時に細菌感染症があると考えて，確実にワークアップを行う．ただし異常がなくても血液培養は陽性になることがある

臨床で悩みがちな Q&A

Q1 小児では血液培養は何セットとるべきですか．採血量は？

A1 採血量が多いほど血液培養陽性率が高くなることは，エビデンスとしても証明されています[18, 29]．そして「2セットが望ましいだろう」ということも容易に理解できると思います．例えば口腔内の常在菌である Viridans group *streptococcus* が1セットの血液培養陽性だとコンタミネーションなのか，真の血流感染症をきたしているのか判断に迷いますが，複数セット陽性であればコンタミネーションを疑うことなく，真の起炎菌であると診断できる可能性が高くなります．

また「血液培養をどこから採血するか」ということも重要です．小児では点滴ルート確保時に採血されることが多いですが，静脈ルート確保時に提出した血液培養と血液培養のために静脈を穿刺して提出した血液培養ではコンタミネーションの割合に有意差が出ています（9.1% vs 2.8%）[19]．

以上から，静脈ライン確保時とは別に，2か所から血液培養を提出することが理想，ということになります．しかし，これは果たして現実的でしょうか．救急外来や一般外来で何らかの感染症を疑って，血液培養を提出するためには，静脈ライン確保時，そして血液培養2セット提出時と合計3度も患児に針を刺す必要性が出てきます．中には採血や静脈ラインの確保が非常に困難な児もいます．理論的には正しくとも，実際のプラクティスとしては成り立たないこともあります．

まずセット数についてですが，小児感染症の成書である Sarah S. Long の『Principles and Practice of Pediatric Infectious Diseases』では，基本的には1セットでよく，感染性心内膜炎やカテーテル関連血流感染症の診断においてのみ，2か所から採血するべきと記載されています．理由としては，下記の2つが挙げられています．

①小児では血液中の菌の濃度が高いと「いわれている」
②採血そのものが難しい

2セットの血液培養が理想的ですが，現実と照らし合わせると，1セットでもやむをえないのかもしれません．

次に採血量に関してですが，上記の理由①のように，小児では成人と比較して血中の細菌の濃度が高いといわれているため，採血量が少なくてもよいという指摘は従来からありました．しかし，いくつかの論文で"Low-level bacteremia"が小児でも多く，見逃しが多いと指摘されており[20, 21, 30]，これらの論文の結果を受けて，Remington の『Infectious Diseases of the Fetus and Newborn』という新生児の教科書では最低でも1 mL の採血量が必要であるとしています．また血液培養の感度に関しては，採血箇所を増やすことよりも，採血量を増やす方が感度は高くなるという報告があります[18]．

以上をまとめると，
・複数セットの血液培養の方が理想だが，1セットでもやむをえないだろう
・静脈ライン確保時に血液培養を提出するのは避けた方がよい
・新生児でも最低1 mL の採血量は必要である
・血液培養の感度を上げるには，複数セットよりも採血量を増やす方がよい

これらをふまえて，筆者としては，以下のいずれかの方法を現実的な方法として推奨します．

Ⓐルート確保時に1セット，もう1セットは静脈穿刺で血液培養を提出
Ⓑルート確保時は血液培養を提出しない．1か所から2セット分の血液培養を提出する
Ⓒルート確保時に2セット分の血液培養を提出する

ルート確保時はコンタミネーションを起こしやすいので，できればⒸは避けたいところですが……．すでに静脈ラインや中心静脈カテーテルなどが留置されていれば，1回の静脈穿刺で2セット分を採血して下さい．

筆者の推奨する血液培養の採血量です（原則好気ボトルのみ提出する）．

体重 1 kg 以下の患児	1 mL×1 セット（合計 1 mL）
体重 1.1〜2 kg	1 mL×2 セット（合計 2 mL）
体重 2.1〜3 kg	2 mL×2 セット（合計 4 mL）
体重 3.1〜20 kg	3-4 mL×2 セット（合計 6〜8 mL）
体重 20〜40 kg	10 mL×2 セット（合計 20 mL，成人用好気ボトル） 小児用ボトルを使用するなら 3〜4 mL×2 セット
体重 40 kg 以上	成人と同様

ちなみに Cumitech の血液培養のガイドラインには，下記の採血量が推奨されています．

患児の体重 (kg)	患児の全血量 (mL)	採血量 (mL)	セット数	総採血量 (mL)	採血量/総血液量の割合 (%)
<1	50〜99	2	1	2	4
1.1〜2	100〜200	2	2	4	4
2.1〜12.7	>200	3	2	6	3
12.8〜36.3	>800	10	2	20	2.5
>36.3	>2,200	20	2	40	1.8

『The Harriet Lane Handbook』には下記のような採血量が推奨されています．こちらの方が現実的な採血量でしょうか．

患児の体重 (kg)	採血量 (mL)	セット数	総採血量 (mL)
<8	1〜3	2	2〜6
8〜13	4〜5	2	8〜10
14〜25	10〜15	2	20〜30
>25	20〜30	2	40〜60
>36.3	20	2	40

Sarah S. Long の『Principles and Practice of Pediatric Infectious Diseases』では下記のような表になっています．

患児の体重 (kg)	セット数	好気ボトル (mL)	嫌気ボトル (mL)	総採血量 (mL)
<1.5	1	0.5	0.5	1
1.5〜3.9	1	1	1	2
4〜7.9	1	2	2	4
8〜13.9	1	3	3	6
14〜18.9	1	5	5	10
19〜25.9	1	8	8	16
>26	1	10	10	20

これらから，いかに小児における血液培養の標準的な採血量が決まっていないかがわかると思います．

Q2 小児で血液培養を取る際に嫌気ボトルは必要でしょうか．

A2 小児では，嫌気性菌の検出はまれであるため，通常好気ボトルのみ提出すればよいとされています．嫌気ボトルの提出が必要な患者は以下の通りです．頭頸部と腹腔内感染症は嫌気性菌の関与があるため，基本的にはその2つの解剖学的部位の感染症が嫌気ボトルのよい適応です．

- 頭頸部の膿瘍感染を強く疑う時（慢性副鼻腔炎，扁桃周囲膿瘍，咽後膿瘍，脳膿瘍など）
- 腹腔内膿瘍を強く疑う時（肝膿瘍，肛門周囲の蜂窩織炎や潰瘍，膿瘍形成など）
- レミエール症候群
- ステロイド高用量服用中の好中球減少時発熱（腹部所見がマスクされるリスクあり）
- 前期破水18時間以上，母胎絨毛羊膜炎

文献

1) Buckley RH, et al：Serum immunoglobulins. I. levels in normal children and in uncomplicated childhood allergy. Pediatrics 41：600-611, 1968
2) Ishimine P：Fever without source in children 0 to 36 months of age. Pediatr Clin North Am 53：167-194, 2006
3) Corey L, et al：Maternal and neonatal herpes simplex virus infections. N Engl J Med 361：1376-1385, 2009
4) Kimberlin DW：When should you initiate acyclovir therapy in a neonate? J Pediatr 153：155-156, 2008
5) Long SS：In defense of empiric acyclovir therapy in certain neonates. J Pediatr 153：157-158, 2008
6) Jaskiewicz JA, et al：Febrile infants at low risk for serious bacterial infection--an appraisal of the Rochester criteria and implications for management. Febrile Infant Collaborative Study Group. Pediatrics 94：390-396, 1994
7) Baker MD et al：Outpatient management without antibiotics of fever in selected infants. N Engl J Med 329：1437-1441, 1993
8) Baskin MN, et al：Outpatient treatment of febrile infants 28 to 89 days of age with intramuscular administration of ceftriaxone. J Pediatr 120：22-27, 1992
9) Thigpen MC, et al.：Bacterial meningitis in the United States, 1998-2007. N Engl J Med 364：2016-2025, 2011
10) Shapiro ED, et al：Risk factors for development of bacterial meningitis among children with occult bacteremia. J Pediatr 109：15-19, 1986
11) Teele DW, et al：Meningitis after lumbar puncture in children with bacteremia. N Engl J Med 305：1079-1081,1981
12) Kuppermann N, et al：Predictors of occult pneumococcal bacteremia in young febrile children. Ann Emerg Med 31：679-687, 1998
13) Stanley R, et al：Hyperpyrexia among infants younger than 3 months. Pediatr Emerg Care 21：291-294, 2005
14) Bachur R, et al：Occult pneumonias：empiric chest radiographs in febrile children with leukocytosis. Ann Emerg Med 33：166-173, 1999
15) Linshaw M：Asymptomatic bacteriuria and vesicoureteral reflux in children. Kidney Int 50：312-329, 1996
16) Wettergren B, et al：Epidemiology of bacteriuria during the first year of life. Acta Paediatr Scand 74：925-933, 1985
17) Lee GM, et al：Risk of bacteremia for febrile young children in the post-Haemophilus influenzae type b era. Arch Pediatr Adolesc Med 152：624-628, 1998
18) Isaacman DJ, et al：Effect of number of blood cultures and volume of blood on detection of bactere-

mia in children. J Pediatr 128：190-195, 1996
19) Norberg A, et al：Contamination rates of blood cultures obtained by dedicated phlebotomy vs intravenous catheter. JAMA 289：726-729, 2003
20) Kellogg JA, et al：Frequency of low-level bacteremia in children from birth to fifteen years of age. J Clin Microbiolo 38：2181-2185, 2000
21) Kellogg JA, et al：Frequency of low level bacteremia in infants from birth to two months of age. Pediatr Infect Dis J 16：381-385, 1997
22) Centers for Disease Control and Prevention（CDC）：Progress toward eliminating Haemophilus influenzae type b disease among infants and children--United States, 1987-1997. MMWR Morb Mortal Wkly Rep 47：993-998, 1998
23) Centers for Disease Control and Prevention（CDC）：Direct and indirect effects of routine vaccination of children with 7-valent pneumococcal conjugate vaccine on incidence of invasive pneumococcal disease--United States, 1998-2003. MMWR Morb Mortal Wkly Rep 54：893-897, 2005
24) 菅秀, 他：7価肺炎球菌結合型ワクチン（PCV7）導入が侵襲性細菌感染症に及ぼす効果：2012. IASR 34：62-63, 2013
25) Hsu HE, et al：Effect of pneumococcal conjugate vaccine on pneumococcal meningitis. N Engl J Med 360：244-256, 2009
26) 常彬, 他：小児侵襲性感染症由来肺炎球菌の細菌学的解析から見た肺炎球菌結合型ワクチンPCV7の効果. IASR34：64-66, 2013
27) Granoff DM, et al：Differences in the immunogenicity of three Haemophilus influenzae type b conjugate vaccines in infants. J Pediatr 121：187-194, 1992
28) Goldblatt D, et al：Immunogenicity and boosting after a reduced number of doses of a pneumococcal conjugate vaccine in infants and toddlers. Pediatr Infect Dis J 25：312-319, 2006
29) Mermel LA, et al：Detection of bacteremia in adults：consequences of culturing an inadequate volume of blood. Ann Intern Med 119：270-272, 1993
30) Schelonka RL, et al：Volume of blood required to detect common neonatal pathogens. J Pediatr 129：275-278, 1996

3 予防接種入門

齋藤昭彦

　ここでは，小児科医，内科医，プライマリ・ケア医などが，実際の小児の予防接種を行う上での重要な事項と現在の国内における課題をまとめ，今後の実際の診療の参考にしていただきたいと思います．

1. 定期接種と任意接種ワクチン

　早速ですが，皆さんが実際の外来で以下のような質問を受けたとします．どのように対応するでしょうか．

> 生後12か月男児が，MRワクチン1回目の接種で来院しました．児の母親が任意接種のムンプスワクチンについて以下のように質問してきました．
> 「ムンプスワクチンを接種した方がいいですか？　もし，必要なら，何回接種したらいいでしょうか？」
> どう答えますか？
>
> 1) 接種の必要はありません．ムンプスワクチンは，任意接種のワクチンですので，重要ではありません．
> 2) 接種の必要はありません．なぜなら，ムンプスにかかっても治りますし，またそれによって強い免疫を獲得できるからです．
> 3) 接種しましょう．必要な接種回数は，1回です．
> 4) 接種しましょう．必要な接種回数は，2回です．
> 5) どちらでもいいでしょう．ご両親のご判断にお任せします．
> 6) その他

　日本の予防接種制度には，定期接種と任意接種のワクチンという独特の分類があることを皆さんご存じだと思います．2014年10月現在のそれぞれのワクチンを表1にまとめました．下線を引いたワクチンは，2013年4月以降に小児に対して定期接種化されたワクチンです．このように，定期接種のワクチンは増える傾向にありますが，国内にはまだいくつかの重要なワクチンが任意接種のワクチンとされています．任意接種ワクチンに関して，定期接種ワクチンとの大きな差は，予防接種

表1　国内の小児における定期接種と任意接種のワクチン

定期接種のワクチン	任意接種のワクチン
・<u>ヒブワクチン</u> ・<u>13価結合型肺炎球菌ワクチン</u> ・4種混合（DPT-IPV）ワクチン ・3種混合（DPT）ワクチン ・不活化ポリオ（IPV）ワクチン ・BCG ・麻疹・風疹（MR）ワクチン 　　麻疹ワクチン 　　風疹ワクチン ・日本脳炎ワクチン ・<u>ヒトパピローマウイルスワクチン</u> ・2種混合（DT）ワクチン ・<u>水痘ワクチン</u>	・B型肝炎ワクチン ・ロタウイルスワクチン ・ムンプスワクチン ・23価多糖体肺炎球菌ワクチン＊ ・A型肝炎ワクチン ・インフルエンザワクチン＊

＊65歳以上の高齢者には定期接種
下線は2013年4月以降に小児に対して定期接種化されたワクチン

　法に定められていないために費用が原則自費であることです．経済的な負担が大きいことは，これらのワクチンの接種率が低いままであることの最も大きな理由となっています．

　また，任意接種のワクチンには，万が一のワクチン接種後の副反応に対する補償は予防接種法で規定されておらず，医薬品・医療機器総合機構法という別の補償ルートで定められています．さらには，定期接種のワクチンと比べ，その補償額は少ないことが知られています．任意接種のワクチンは，定期接種のワクチンと同様に重要であることはいうまでもなく，そのような差がつけられていることは大きな問題であると思います．

　例として，ムンプスワクチンを挙げます．罹患した場合は，特に問題なく治癒することがほとんどですが，一定の頻度で合併症をきたす疾患であることは知っておかなくてはいけません．ムンプスでは，難聴（4％，通常一過性），無菌性髄膜炎（<1～15％），脳炎（0.02～0.3％），膵炎（4％），成人では，精巣炎（25％），卵巣炎（5％），などが代表的な合併症です[1]．この中でも，特に難聴は，児の発達や学習能力に大きな影響を与える重要なものです．日本の報告では，永続的な難聴は自然罹患によって約0.1％（7/7,400）に起こると報告されています[2]．

　海外のほとんどの国では，ムンプスワクチンは，MMRワクチンとして接種されています．なぜ，日本では，ムンプスワクチンが国のワクチンプログラム（NIP：National Immunization Program）に入っていないのでしょうか．これは，日本国内のMMRワクチンの歴史に関連します．日本では，1989年にMMRワクチンが導入されましたが，ムンプスワクチンの成分によって，無菌性髄膜炎が一定の頻度（各ワクチンの株による差はあるものの，約500～900接種に1人）で起こることが報告され[3]，1993年にワクチンの接種が中止されました．その後，麻疹，風疹，ムンプスのワクチンはそれぞれ単独のワクチンとして接種され，2006年にようやく

MRワクチンが開発され，その接種が始まりました．しかしながら，ムンプスワクチンに関しては，その中止からすでに20年以上経過した今でも，任意接種の単独ワクチンとしての接種が続いているのです．

海外のムンプスワクチンの主な株であるJeryl-Lynn株では，無菌性髄膜炎の頻度は80万接種に1回の頻度であり，国内の株に比べてはるかに低い頻度であることが知られています[1]．一方で，国内の株は依然，無菌性髄膜炎の頻度が高いと報告されており，一方で海外の株はその免疫原性が低く有効性が落ちるのではないかという議論もあります．海外のワクチンの専門家は，日本の子どもたちがムンプスに罹患し，永続的な難聴をきたしているという事実に警鐘を鳴らしています[4]．ムンプスワクチンを定期接種のワクチンに入れるためにも，海外の株を取り入れたMMRワクチン，あるいは国内での改良型の株によるMMRワクチンが必要です．

一方で，ムンプスワクチンの接種回数ですが，2回接種が原則です．これを考える際に大事なのが，ワクチンの"primary vaccine failure"と"secondary vaccine failure"を理解することです．共に適切な日本語が見あたらないので，ここでは，英語で記載しますが，"primary vaccine failure"とは，ワクチン接種によって，十分な免疫能が獲得できないことを指し，"secondary vaccine failure"とは，ワクチン接種によって，十分な免疫能を獲得した後に免疫能が低下することを指します．2回接種の意味は，これらのvaccine failureを減らすためです．

水痘ワクチンを例にとると，それぞれのワクチンのprimary vaccine failureの率は，米国の3州の148名のデータでは，14〜33％[5]，最新の各国のさまざまなデータのまとめでは0〜24％[6]でした．一方，ムンプスワクチンでは，約5％と報告されています[7]．特に水痘でのprimary vaccine failureの率が高いことがおわかりかと思います．primary vaccine failureをなくすためには，2回接種が必要です．その接種時期ですが，国内の水痘のように疾患が社会に流行している状況では，primary vaccine failureの児は水痘に罹患してしまうので，1回目接種から3か月ほど空けて2回目の接種など，接種後早期の接種が必要です．ドイツでは，2004年から水痘ワクチンが導入されましたが[8]，国内の流行状況を加味して，2009年から，2回目の接種時期を15か月から23か月と，早い時期に接種しています[9]．国内の水痘ワクチン接種スケジュールもこの方法にならっています．

一方で，ムンプスの2回接種は，水痘に比べるとprimary failureの率は低いので，secondary vaccine failureを減らす目的で行われます．一般的に，ワクチン接種率が上がり，そのワクチンで予防できる疾患が減少すると，社会全体の免疫が低下し，社会から受ける自然のブースターがなくなります．それによって，ワクチンを1回接種していた人でも，免疫が減弱し，secondary vaccine failureをきたすわけです．このままでは，社会全体の免疫が低下しているので疾患が流行します．この流行を抑えるためには，ワクチンの2回目の接種が必要です．

なお，ムンプスの流行を繰り返している現在の日本では，皆さんが街中を歩いていると，ムンプスに罹患し，ウイルスを排出している人とすれ違ったり，話をしたりして飛沫を浴びることにより，ムンプスの免疫を高めることができるわけです．

しかしながら，ワクチン接種が普及し，疾患がコントロールされると自然のブースターがなくなり，社会全体の免疫が低下し，流行が再び起こります．これを抑制するためには，2回接種が必要で，通常，MRワクチンの接種時期と同じ時期の接種が現在，推奨されています．一方で，ムンプスワクチン2回接種後にも，ムンプスのさらなるアウトブレイクの報告もあり[10]，今後，さらなる新しいワクチンや新しい戦略の必要性が指摘されています．

今回の質問に対する答えは「4)」であり，ワクチンで予防できる疾患であるムンプスは，可能な限りワクチンで予防するという姿勢が重要です．任意接種のワクチンであるという理由だけで，「5)」のように保護者にその判断を任せてしまい，自分の診ている児をムンプスの流行している社会に無防備の状態で放り出してしまうことは医師としてぜひとも避けてもらいたいと思います．

2. 同時接種

次は，国内で議論のある同時接種についてです．次の質問を実際の臨床の現場で受けた場合，皆さんはどのように答えるでしょうか．

> 2か月女児が初めてのワクチン接種で外来を受診しました．今日はヒブと肺炎球菌ワクチンの接種を希望しています．母親は数年前に上の子のワクチン接種の際に，2つのワクチンを同時に接種した後で死亡例が出たことを報じた雑誌記事を記憶しており，「同時接種は大丈夫ですか」と質問しています．このときの適切な対応はどれでしょうか？
>
> 1) 同時接種は危険です．別々に接種しましょう．
> 2) 同時接種は安全です．2つのワクチンを同時に接種しましょう
> 3) 同時接種は安全です．ロタウイルスワクチン，B型肝炎ワクチンも接種できるので同時に接種しましょう
> 4) 同時接種の安全性は国内でまだ証明されていませんが，同時に2本までなら大丈夫です．
> 5) 同時接種の安全性は国内でまだ証明されていません．保護者のご判断にお任せします．

国内では，数年前まで乳幼児期に接種されるべきワクチンが導入されていなかったため，同時接種の必要性がありませんでした．同時接種の歴史が浅いため，いまだにその効果，安全性に疑問を持たれている方もいるかと思います．国内の予防接種の手引きには，「あらかじめ混合されていない2種以上のワクチンについて，医師が必要と認めた場合には，同時に接種を行うことができる」[11]と記載されています．

一方，海外における同時接種に対する考え方は，生ワクチンを含むすべてのワク

チンにおいて，「1）複数のワクチンを同時に接種してそれぞれのワクチンに対する有効性についてお互いのワクチンによる干渉はない」「2）複数のワクチンを同時に接種してそれぞれのワクチンの有害事象・副反応の頻度が上がることはない」「3）同時接種において同日に接種できるワクチンの本数に原則制限はない」とされています[12-14]．

同時接種は一般的な医療行為として浸透しています．不活化ワクチン，生ワクチンのどのような組み合わせでも同時接種は可能です．ただし，異なるワクチンを1本の注射器に吸って，混合して接種してはいけません．また，異なる部位に個別に接種するのが原則ですが，同じ場所に接種する場合，1 inch（2.5 cm）離すことがその決まりとなっています[14]．ただし，この接種の規定はあくまで筋肉内接種のものであり，国内で実施されている皮下接種に関しては，その規定は明確ではありません．

その最大の利点は，ワクチンを同時に接種することによってそれぞれの疾患に対する早期予防が可能となることです．同時接種で複数のワクチンを接種すれば，その日からそれらの疾患に対する免疫が作られ始め，早期の予防が可能となります．単独接種の場合は，接種の遅れたワクチンに対する予防は当然遅れます．ワクチンの目的は，接種できる時期に早期に接種してその病気に対する免疫をつけることですから，同時接種を行うことはその目的にかなっているわけです．また，それ以外の利点としてそれぞれのワクチンの接種率の上昇，接種者と保護者の時間的負担の減少，医療関係者の仕事量の減少などが挙げられます[1]．一方で，その欠点として，被接種者が痛みを同時に経験することが挙げられますが，最終的な痛みの回数は同じです．

記憶に新しいところでは，2011年3月，肺炎球菌，ヒブワクチンを含む同時接種後に計7例の死亡例が相次いで報告されたことを受け，2011年3月8日から3月31日まで，2つのワクチンの接種が差し止めになりました．現場は大きな混乱が起きました．厚生労働省内に置かれた専門委員会が症例を検討し，ワクチンと死亡例に明らかな因果関係がないこと，日本人に特別なことではないこと，同時接種の安全性には問題がないこと，使われたワクチンのロットに問題がないことなどが確認され，2011年4月1日より両ワクチンの接種が再開となりました．

しかしながら，両ワクチンの添付文書の重要な基本的注意には，「他のワクチンを同時に同一の被接種者に対して接種する場合はそれぞれ単独接種することができる旨の説明を行うこと．特に，被接種者が重篤な基礎疾患に罹患している場合は，単独接種も考慮しつつ，被接種者の状態を確認して慎重に接種すること」が追記され，この記載は3年以上経過した今も残っています．

今回の質問に対する答えは「2)」であり，確実に2つのワクチンを当日に接種する必要があります．また，ワクチンの在庫がある施設であれば「3)」に示された通り，2か月時に接種できるロタウイルス，B型肝炎ウイルスに対するワクチンを推奨することも重要です．確かに国内における同時接種のデータには限りがありますが，同時接種は海外では標準的な医療行為であり，日本小児科学会もその重要性を

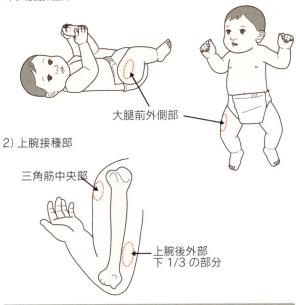

1) 大腿接種部
大腿前外側部
2) 上腕接種部
三角筋中央部
上腕後外部
下 1/3 の部分

図1　ワクチンの接種部位

提言しています[15]．国内の施設では「4)」のように接種本数を制限している施設もあるようですが，その科学的根拠はありません．単独接種を推奨し，あるワクチンを待っている間にその病気に罹患したという症例の報告もあります．

3. 接種部位と接種方法

　国内におけるワクチンの接種部位は，主に上腕伸側の下1/3が用いられることが多いですが，それ以外にも上腕三角筋中央部，大腿前外側部などが接種可能な場所となります（図1）．臀部は，坐骨神経の走行部位に近いことから接種してはいけません．海外では，乳児の接種部位として，大腿前外側部がよく使われます．その利点として，接種部位が広く，また固定が楽なため，総じて接種が容易であることが挙げられます．

　一方でワクチンの接種方法に関して，海外における標準的な不活化ワクチンの接種方法は筋肉内接種です．筋肉内接種は針を接種部位に対して90°の角度で挿入し，薬液を注入する接種方法です（図2A）．一方，国内の不活化ワクチンの接種方法は，ヒトパピローマウイルスワクチンと10歳以上のB型肝炎ワクチン，高齢者に対する結合型肺炎球菌ワクチンを除いては，原則皮下接種です．皮下接種は，針を30〜45°の角度にします（図2B）．

　その理由は，1970年代に大腿四頭筋拘縮症の患者が国内で約3,700名報告され，原因として頻回の抗菌薬や解熱剤の筋肉内投与の関与が指摘されました．その当時の日本小児科学会は筋肉内接種を制限する声明を発表し[16]，それ以来，国内では筋

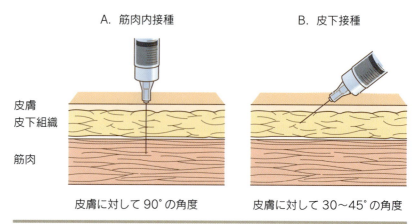

図2 筋肉内接種と皮下接種

肉内注射は危険な医療行為という意識が浸透し，40年以上経過した現在でもワクチン接種は原則皮下注となっています．

> ワクチンの筋肉内注射が皮下注射に比べて優れている点はどれでしょうか？
> （複数回答可）
> 1）痛みが少ない
> 2）発赤が少ない
> 3）腫れが少ない
> 4）抗体の上昇がよい
> 5）接種方法が容易である

　正解は，「1）～5）」のすべてです．筋肉内接種は皮下接種に比べて深部に挿入するため，痛み，腫脹，発赤などの局所反応の頻度は少なく，また免疫原性は同等か優れています[17,18]．皮下接種の免疫原性が優れているというデータはありません．また，接種する際は針を90°の角度で接種するので，接種方法は皮下接種に比べて容易です．

　このように筋肉内接種は皮下接種に比べいくつかの利点があります．また，今後，海外から国内に導入される可能性のある混合ワクチンやアジュバントの入ったワクチンは，原則筋肉内接種です．これらの新しいワクチンは今後国内に導入されていくことは間違いなく，これらのワクチンに対応するためにも筋肉内接種は不可欠な接種方法であり，1つの接種方法として容認されるべきであると考えます．

4. 異なるワクチンの接種間隔

　同じワクチンを接種する場合，それぞれの間隔が定められています．例えば，4種混合ワクチンであれば，1回目と2回目，2回目と3回目は，3週間以上の間隔

をあけます．そして3回目と4回目は，最低6か月の間隔をあけ，1歳以上で接種します．一方，異なるワクチンを接種する際に国内ではいくつかの規定があります．これについて考えてみましょう．

> 異なるワクチン同士の接種間隔について科学的根拠があるとされているものはどれでしょうか？（複数回答可）
>
> 1) 不活化ワクチン接種後は，6日以上あけて不活化ワクチンを接種する
> 2) 不活化ワクチン接種後は，6日以上あけて生ワクチンを接種する
> 3) 生ワクチン接種後は，27日以上あけて不活化ワクチンを接種する
> 4) 生ワクチン接種後は，27日以上あけて生ワクチンを接種する
> 5) ロタウイルスワクチン（生経口ワクチン）接種後は，27日以上あけて生ワクチンを接種する

正解は，「4)」のみです．生ワクチン同士は，同時接種しない場合，お互いの干渉があることが想定されるため，4週間はあけることとなっています[14]．他のものは科学的根拠はなく，海外ではこのような接種間隔の規定はありません．なぜこのような規定が国内にあるかというと，連日ワクチンを接種して万が一副反応が起こった場合，その原因となるワクチンがわからなくなってしまうためと想定されます．しかしながら，同時接種が普及している現在，このような規定の意味は薄れています．残念ながらこの規定は予防接種法に規定されており，現在の制度では守らなくてはいけないことになっていますが，実際の臨床の現場ではこの規定が接種を妨げる因子となっていることは確かです．また，この規則を破って接種してしまったために接種ミスの手続きが必要になり，多くの時間と労力が費やされていることも事実です．この規則の撤廃は緊急の課題です．

5. ワクチンの副反応と有害事象

さて，ワクチンの話をすると必ず出てくるのが，ワクチンの副反応（adverse reactions）が怖いという話です．ここで，ワクチンの副反応について考えてみたいと思います．対比して使いたい言葉が，有害事象（adverse events）という言葉です．例えば，皆さんがインフルエンザワクチンを接種して，翌日目が覚めると，接種場所が赤く腫れていて，痛みがあったとします．この事象は，副反応でしょうか，それとも有害事象でしょうか．副反応とはその事象がワクチン接種によって起こったことが明らかなものを指します．一方で有害事象とはワクチン接種後に起こるすべての負の事象を指します．

有害事象はワクチン接種後に起こっているすべての負の事象ですので，ワクチンとの関連を100％否定することが難しいのが通例です．前の質問に戻ると，ワクチン接種後の接種部位の局所の腫脹はワクチンとの関連があるので副反応となりま

す．通常，ワクチン接種後の局所の反応は2～3日以内に起こることが知られているので，この出現時期とも一致します．それ以外にもワクチン接種後に一定の頻度で起こる副反応は，今までの接種後の膨大なデータの集積から発生しうる時間とその症状がある程度決まっています．ですので，この時間と症状を照らし合わせて副反応かどうかを見極める必要があります．なお，新しいワクチンの場合は今までのデータが存在しないので，新しい副反応が発生しないかを接種後のサーベイランスによって注意深くみていかなくてはいけません．

よく例として出しますが，インフルエンザワクチン接種後の翌日にイヌに咬まれてしまったとします．これは明らかに有害事象であることに異論はないと思います．しかしながら，痛みがひどく，腕を抑えながら腕を気にして歩いていて注意散漫となり，イヌのしっぽを踏んでしまい，その後に咬まれたとしたらどうでしょうか．ワクチンとの関連は絶対ないとはいえません．ワクチン接種後に起こった事象を「ワクチンと関連がない」と100％否定することはなかなか難しいことがおわかりかと思います．

6. ワクチンの効果と副反応

ワクチンの効果とは，ワクチンで予防できる病気から個人，集団が守られることで疾患が減少していくため，実際に目でみることができなくなります．一方で，みえるのは接種率が上昇すると一定の頻度で起こる副反応です．ワクチンの効果はみえなくなるが，ワクチンの副反応はみえてくる．一般市民の目はどうしてもみえてくるものだけに集中してしまい，またメディアもセンセーショナルにみえる副反応を取り上げ，みえなくなった病気のことはなかなか取り上げません．したがって，われわれ医療関係者は常にワクチンの効果に目を向けワクチンのみえない効果を常に意識しそれを伝える努力をする必要があります．

みえなくなったVPD（ワクチンで防げる病気：vaccine preventable diseases）は，ワクチン接種を中止するとまた流行します．最も有名な例が日本の百日咳ワクチンの例です[19]．国内では1940年代，百日咳によって年間10万人以上の患者が発症し，その10％が死亡していたといわれています．1950年以降にワクチンが導入され，1968年には，DPTワクチンが定期接種として開始され，患者数は激減しました．しかしながら，1975年にDPTワクチン接種後に2例の死亡例が大きくメディアに取り上げられ，DPTワクチンの接種が中止され，ワクチンの安全性が大きな問題となりました．ワクチンは3か月後に再開されたものの，接種率が大幅に低下，1979年には年間13,000人の患者と20人以上の死者が報告されました．2名の死亡者の報告によってワクチンが中止され，その10倍以上の死亡者が出たわけです．

その後，1981年には，現在でも使われている改良型の無細胞性DPTワクチンの接種が開始されました．その後，症例数，死亡数の終息をみましたが，ワクチン接種の中止が疾患の再流行をきたす重要な事例として有名です．

7. ワクチンの集団免疫効果

　一方で，ワクチンを集団に接種することは接種された個人だけではなく，その集団でワクチンが接種できない個人（新生児，乳児，免疫抑制者など）を守ることにつながります．この概念をワクチンの集団免疫（herd immunity），またはワクチンの間接効果（indirect effect）とよびます[1]．海外，特に筆者が小児感染症専門医として働いていた米国では，国民にワクチン接種をする際にワクチン接種は個人を守るだけでなく集団を守るためにも行うという概念が浸透している印象を受けました．例えば，米国では，州によってその制度が異なりますが，学校に入学する際に，国のワクチンプログラムに規定されているワクチン接種をしていないと入学が許可されないなどの規定があります．これによって，高い接種率を達成し，学校内でのVPDの流行を阻止しています．

　国内においては，残念ながらこの概念は十分浸透していない印象があります．ワクチンは接種した個人がその疾患から守られる，あるいは重症化を防止する，直接効果（direct effect）のみにその焦点が当たっていますが，一定の接種率が達成された時の間接効果はワクチンの重要な効果の1つです．国内においても，この概念の浸透のためには，接種者，被接種者の集団免疫に対する理解と一定の接種率を達成するための継続的な努力が必要です．

　これらのワクチンの効果をみるためには，継続的に疾患の頻度や重症患者の推移などをみていく必要があります．ワクチン導入前のデータがない限りはその効果は明確になりません．また，ワクチン導入後に起こるかもしれないワクチンの副反応のモニタリングも重要となります．国内でもこれらの疾患のサーベイランスのよりよいシステムを構築する必要があります．

8. 最近注目されているワクチン

　最後に，最近注目されているワクチンについて要点を述べます[20]．

a. ヒブワクチンと肺炎球菌ワクチン

　この2つのワクチンは2つの細菌による小児の重症感染症を予防するワクチンで，国内では2008年12月にヒブワクチン，2010年2月に肺炎球菌が導入されました．それぞれ，米国の導入時期と比べると20年，10年遅れたワクチンで，長年，早期の導入が望まれていたワクチンです．

　2011年2月より公費助成が始まり，2013年4月に定期化されその疾患の減少がみられています．図3は，日本の10道県におけるワクチン導入前と公費助成後のヒブ，肺炎球菌による髄膜炎，ヒブの疾患の変化を示したもので[21]，全体の髄膜炎の疾患頻度をワクチンの存在しないB群溶連菌によるものをコントロールとしています．ヒブにおいては，公費助成が始まってからその疾患の減少率は著明で，

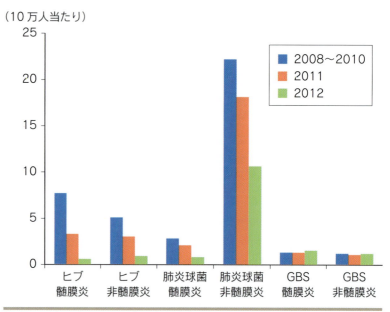

図3 日本におけるヒブ，肺炎球菌ワクチン導入後の重症感染症の発生率の変化（8道県のデータから）
GBS：B群溶血性レンサ球菌

　2008～2010年と2012年を比較すると，髄膜炎で92％の減少，髄膜炎を除く重症感染症で82％の減少がみられています．

　また，肺炎球菌においては，公費助成が始まってからその疾患の減少率は，2008～2010年と2012年を比較すると，髄膜炎で71％の減少，髄膜炎を除く重症感染症で52％の減少がみられています．ヒブと比較して減少率が低い理由は，ワクチンの導入がヒブワクチンより遅かったこと，肺炎球菌ワクチンでは7つの血清型に対するものであり，それ以外の血清型による感染症の増加が国内でもみられ始めているためと考えられます．この変化は大きな問題であり，特に19Aと呼ばれる血清型の増加が海外で問題となり[22]，米国では2010年からこの血清型を含めた13価の肺炎球菌ワクチンに切り替わり[23]，諸外国でも切り替えが進み国内でも2013年11月に切り替えが行われました．

b. B型肝炎ワクチン

　母子感染を予防するためのB型肝炎ワクチンの接種（selective）は国内で1980年代に導入され，B型肝炎の母子感染は減少，子どものB型肝炎ウイルスキャリア数も大幅に減少しました．一方で，母子感染以外の経路による感染の増加が懸念されており，特に父子感染が主であるといわれています[24]．その経路として，感染者の体液（唾液，汗，尿，涙など）が原因と考えられています．その体液からはB型肝炎ウイルスのHBV DNAが高い濃度で検出され，ヒト化されたマウスにおいて体液でB型肝炎の感染が成立することも証明されています[25]．また，B型肝炎の遺伝子学的検索から，国内では，以前は海外で流行しており国内ではみることの

少なかった慢性化しやすい遺伝子型 A 型が，特に都市部で流行しており，急性感染の約 60％を占めていると報告されています[26]．したがって，感染する前に予防することが最も重要な疾患であることは明白です．

さて，この予防を可能とするには，すべての子どもに B 型肝炎ワクチンを接種する universal vaccination が必要です．なぜなら，上記に加えていくつか重要なことがあるからです．まず，B 型肝炎のワクチンを接種すると，一定の頻度（10％程度）で抗体のつかないワクチン失敗例が起こることが知られています．しかし，乳児早期に接種するとその失敗例はほとんど起こらず，確実に免疫をつけることができます．また，B 型肝炎の universal vaccine は北欧，英国などを除くほとんどの国で実施されていますが，北欧や英国で実施されていない理由はキャリアの率の低さです．B 型肝炎のキャリアの約 2/3 は，東アジア，東南アジアに住んでおり，それらの国々に囲まれ交流の盛んな日本においてはそのリスクは他の国に比べ今後も高い状態が続くと思われます．さらには，いったん完治したと考えられていた B 型肝炎が，免疫抑制剤や化学療法薬による治療で患者の免疫状態が抑制されることによって肝炎が再燃する de novo 肝炎という新しい疾患概念があることがわかりました．日本小児科学会推奨のスケジュールにも，B 型肝炎ワクチンの universal vaccination を推奨しています．また乳児期に接種できなかった人へは，10 歳代の性交渉が始まる前の時期での接種を推奨しています[20]．

c. ロタウイルスワクチン

ロタウイルスは，乳幼児の急性胃腸炎の最も頻度の高い原因ウイルスです．毎年冬季 1〜4 月に流行し，乳幼児，特に生後 6 か月〜2 歳児に多く，5 歳までにおよそ 100％の児が罹患します．脱水などの理由で入院管理を必要とすることが多く，まれですが脳炎などの合併症を起こすと重篤な後遺症を残すこともあります[27]．予防できるワクチンの開発が長年期待されていた感染症です．

1999 年に米国で第 1 世代のロタウイルスワクチンが導入されましたが，接種が始まってから数か月で，16 例の腸重積の症例の集積があり，ワクチン接種が中止されました[28]．しかしながら，2006 年から改良型のワクチンが導入されました．このワクチンは，1 価の 2 回接種するワクチンと 5 価の 3 回接種するワクチンの 2 種類があり，できるだけ早期（14 週までに）に接種を始め，規定の時期までに終了する必要性があります．2 回接種のワクチンは 6 か月まで，3 回接種のワクチンは 8 か月までと規定されています．その理由は，年齢が高い初回接種ほどワクチン接種後に腸重積の頻度が高まることが知られているからです．メキシコとブラジルの大規模な市販後調査では，それぞれ 51,000 接種から 68,000 接種に 1 例の割合で腸重積が発症したと報告されています[29]．腸重積は乳児期後半に発生頻度が高くなるので，ワクチンとはまったく関連なく発生する紛れ込みを少なくするためにも，できるだけ早期の接種開始と接種完了が規定されているわけです．

国内における腸重積の発生頻度に関しては，1978〜2002 年，2001〜2010 年の秋田県におけるデータがあります．入院率は 1 歳以下でそれぞれ 10 万人あたり 185

例（1978～2002年），158例（2001～2010年）/10万人あたりというデータがあります[30,31]．一方で，国内の厚生労働科学研究事業研究班（庵原・神谷班）で過去の腸重積患者の入院例を10道県で調査したところ，その平均は10万人あたり65.2例であり，海外で報告されているデータとほぼ同等です．今後，これらのデータを基に接種が進んでいく中で，腸重積の頻度の推移を継続的にみていく必要があります．

前述した集団免疫は，ロタウイルスワクチンによってもみられています[32]．ワクチンを接種した対象と，接種をしていない対象でのロタウイルス感染症の頻度を比較すると，接種していない群でもその頻度が減少していることが報告されています．すなわち，接種対象者のロタウイルス感染症が減少することによって，家族内，施設内でのロタウイルス感染症が減少することによって受けられる恩恵です．

d. BCG

BCG（bacille calmette-guérin）ワクチンはウシ型結核菌（*Mycobacterium bovis*）をもとに作られた生ワクチンです．結核性髄膜炎や粟粒結核などの重症結核感染症に対して特に乳幼児において高い予防効果をもつことが知られていますが，結核菌自体の感染を予防することはできません[1]．

BCGの最近の話題として接種時期の変更がありました．国内では2005年3月（平成16年度）までは4歳未満のツベルクリン反応陰性者を対象にBCGを接種していました（標準的接種期間は生後3か月以上1歳未満）．2005年4月（平成17年度）からは早期接種による小児結核の予防効果を上げるために生後6か月未満に接種対象年齢が引き下げられました．

しかし，以下に述べる主に2点の理由から，2013年4月から生後1歳に至るまでの間に接種することと変更され，標準的接種期間は生後5か月から8か月に達するまでとなりました．その理由として，生後6か月未満ではヒブ，13価肺炎球菌結合型ワクチン，四種混合ワクチン，B型肝炎ワクチン，ロタウイルスワクチンなど，多くの接種が推奨されているワクチンがあります．生ワクチンであるBCGを接種すると，中27日は接種ができなくなるので，接種を遅らせることによって，他のワクチンを接種しやすくなります．

もう1つの理由は，BCGによる骨炎，骨髄炎患者の増加が挙げられます．日本のBCGワクチン株は"Tokyo172"と呼ばれ，副反応が起こりにくい株として知られています．BCG骨炎，骨髄炎はBCG接種後，数か月から数年後に発症し，悪性腫瘍との鑑別が必要なためその診断には生検が必須です．成長板まで病変が及ぶと手脚長差が出ることがあり，また，生検後に肉芽を形成して，形成外科による手術が必要になる場合もあります．治療としては，1年にわたる抗結核薬の全身投与に加えて，病巣の外科的掻爬術も行われます．

図4に国内におけるBCG骨炎，骨髄炎症例数の推移を示します．2005年の接種時期の引き下げを境に，BCG骨炎，骨髄炎の報告が増えているのがわかります．さらにBCG骨炎，骨髄炎を発症した患者のBCG接種年齢をみると，生後6か月

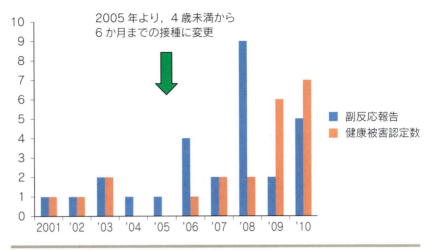

図4 国内におけるBCG骨炎，骨髄炎の症例数

未満，特に生後3か月と4か月に多いことが知られています．これは，その接種時期の推奨から明らかなことです．BCGの接種時期を早めたこととBCG骨炎，骨髄炎の報告の増加の因果関係は明らかになっていませんが，免疫機能が未熟な乳児期早期にBCG接種を行うことによる影響の可能性は否定できないため，BCG骨炎，骨髄炎の発症数が多かった生後3か月と4か月を避けて，標準的な接種期間は生後5か月から8か月に達するまでに設定されました．

今後，今回の変更でBCG骨炎，骨髄炎患者数の減少が期待される一方で，接種が遅れた年齢層における結核性髄膜炎や粟粒結核などの重症結核患者数の増加が起こらないかどうか注意深く観察する必要があります．

9. 日本小児科学会の予防接種に関する活動

日本小児科学会は，アカデミアの立場から，2011年には学会推奨のスケジュール（表2，3）を発表し，以後，新しいワクチンの登場や制度の改定ごとに新しい版のワクチンスケジュールを学会ホームページから発表しています[20]．また，2013年には予定通り接種できなかった児に対するキャッチアップスケジュール（表4）を発表しています[33]．

表2 日本小児科学会が推奨する予防接種スケジュール

ワクチン	種類	生直後	6週	2か月	3か月	4か月	5か月	6か月	7か月	8か月	9-11か月	12-15か月	16-17か月	18-23か月	2歳	3歳	4歳	5歳	6歳	7歳	8歳	9歳	10歳以上
インフルエンザ菌b型(ヒブ)	不活化			①	②	③						④(注1)											
肺炎球菌(PCV13)(注2)	不活化			①	②	③						④		(注2)									
B型肝炎(HBV) ユニバーサル	不活化			①	②		③																①②③(注3)
母子感染予防 1価	不活化	①	②		③																		
ロタウイルス 5価	生		①	②	③	(注4)																	
四種混合(DPT-IPV)	不活化			①	②	③			(注5)			④(注6)					(7.5歳まで)						
三種混合(DPT)(注7)	不活化			①	②	③						④(注6)					(7.5歳まで)						
ポリオ(IPV)(注7)	不活化			①	②	③						④(注6)					(7.5歳まで)						
BCG	生						①																
麻しん、風しん(MR)	生											①											13歳より①
水痘	生											①		②									
おたふくかぜ	生													② (注9)			① ② ③			②(注8)			
日本脳炎	不活化																① ② ③		(7.5歳まで)				④9-12歳
インフルエンザ	不活化										毎年(10月、11月など)①②												
二種混合(DT)	不活化																						11歳① 12歳
ヒトパピローマウイルス(HPV)	不活化																						小6 中1 ①②③ 中2-高1 (注11) (注12)

定期接種の推奨期間　任意接種の推奨期間　定期接種の接種可能な期間　任意接種の接種可能な期間　添付文書には記載されていないが、小児科学会として推奨する期間

(日本小児科学会　日本小児科学会推奨の予防接種スケジュール　http://www.jpeds.or.jp/modules/general/index.php?content_id=9)

表3 標準的接種期間、日本小児科学会の考え方、注意事項

凡例: 定期接種 / 任意接種

ワクチン	種類	標準的接種年齢と接種期間	日本小児科学会の考え方	注意事項
インフルエンザ菌b型(ヒブ)	不活化	①・②・③の間はそれぞれ3-8週あける ③・④の間は7-13か月あける	（注1）④は12か月から接種することで適切な免疫が早期に得られる。1歳を超えたら接種する	7か月-11か月で初回接種：①、②の後は7か月以上あけて③。1歳-4歳で初回接種：①のみ。定期接種として、①・②・③の間は27日以上、③-④の間は7か月以上あける。リスクのある患者では、5歳以上でも接種可能
肺炎球菌(PCV13)	不活化	①・②の間はそれぞれ27日以上あける ③・④の間は60日以上あけて、1歳から1歳3か月の間で接種	（注2）定期接種で定められた回数のPCV7接種を終了している6歳未満の児は、最後の接種から8週間以上あけてPCV13の追加接種を1回行う（ただし任意接種）	7か月-11か月で初回接種：①の接種後60日以上あけて②、2・23か月で初回接種：①を60日以上あける。2歳-4歳で初回接種：①のみ。 （注2）PCV7の接種が完了していないものは残りの接種をPCV13で実施する
B型肝炎(HBV)	不活化	ユニバーサルワクチン：①・②の間は4週、①・③の間は20-24週あける 母子感染予防のためのワクチン：①生直後 ①か月、③6か月	ユニバーサルワクチン：全ての子どもに接種。接種開始時期は、旧B型肝炎母子感染防止事業に沿った接種スケジュール（生後2、3、5か月）。接種時期に関しては、今後の検討が必要（注3）。乳幼児期に接種していない児の水平感染予防のための接種、接種間隔は、ユニバーサルワクチンに準ずる	詳細は「B型肝炎ウイルス母子感染予防のための新しい指針」、下記を参照 http://www.jpeds.or.jp/modules/activity/index.php?content_id=141
ロタウイルス	生	生後6週から接種可能。①は8週-15週未満を推奨する 1価ワクチン(ロタリックス®)：①・②は、4週以上あける（計2回） 5価ワクチン(ロタテック®)：①・②・③は、4週以上あける（計3回）		（注4）計2回、①は、生後24週未満までに完了すること （注5）計3回、①は、生後32週未満までに完了すること
四種混合(DPT-IPV) 三種混合(DPT)	不活化 不活化	①・②・③の間はそれぞれ20-56日までの間隔 （注6）③・④の間は6か月以上あけ、標準的には③終了後12-18か月の間に接種	可能な場合は三種混合ワクチンとの同時接種を行う	DPT、IPV、OPVを1回も受けていない者を対象として4回接種定期接種として、①・②・③の間はそれぞれ20日以上あける （注7）三種混合(DPT)とポリオ(IPV)を別々に接種する場合
ポリオ(IPV)	不活化	①・②・③の間はそれぞれ20日以上あける （注6）③・④の間は6か月以上あけ、標準的には③終了後18か月の間に接種		日以前にポリオ生ワクチン、または、ポリオ不活化ワクチンを接種し、接種が完了していない児は、ポリオ接種スケジュール、下記を参照 http://www.mhlw.go.jp/bunya/kenkou/polio/dl/leaflet_120601.pdf
BCG	生	12か月未満に接種、標準的には5-8か月未満に接種	結核の発生頻度の高い地域では、早期の接種が必要	
麻しん、風しん(MR)	生	①：1歳以上2歳未満 ②：5歳以上7歳未満 小学校入学前の1年間	麻疹曝露後の発症予防では、麻しんワクチンを生後6か月以降で接種可能。ただし、その場合、定期接種は接種回数には算定しない。①、②は現定通り接種する	
水痘	生	①：生後12-15か月 ②：①の1回目から3か月以上あける （注9）3歳-5歳未満の児には定期接種として1回接種（2014年度限りの経過措置）	予防効果を確実にするために、3歳以上の児に対しても2回接種が必要	13歳以上では、①・②の間を4週間以上あける
おたふくかぜ	生	①：1歳以上	（注10）予防効果を確実にするために、2回接種が必要。①はMRと同時接種、②はMRと同時接種（5歳以上7歳未満で小学校入学前の1年間）での接種を推奨	定期接種では、生後6か月から90か月（7.5歳未満）（第1期）、9歳以上13歳未満（第2期）が対象、①・②の間は6日以上、③は①より6日以上あける。特例対象（平成17年4月2日から平成19年4月1日生まれの者）は、20歳未満までに定期接種の対象、具体的な接種については下記を参照 http://www.mhlw.go.jp/bunya/kenkou/kekkaku-kansenshou20/annai.html
日本脳炎	不活化	①・②：3歳、①・②の間は6-28日までの間隔 ③：4歳 ④：9歳（小学校3・4年生相当）		
インフルエンザ	不活化	①・②の間は4週（2-4週）あける		13歳未満、2回、13歳以上、1回接種。1回接種量：6月-3歳未満：0.25mL、3歳以上：0.5mL
二種混合(DT)	不活化	①11歳から12歳に達するまで	百日咳患者の増加から、DPTへの移行が必要	予防接種方法は、筋肉内注射（上腕三角筋部）
ヒトパピローマウイルス(HPV)	不活化	中学1年生女子 2価ワクチン(サーバリックス®) ①・②の間は1か月、①・③の間は6か月あける 4価ワクチン(ガーダシル®) ①・②の間は2か月、①・③の間は6か月あける		予防接種方法では、12歳（小学校6年生から高校1年生相当）女子、小学校6年生から高校1年生相当。（注11）2価ワクチンは10歳以上、9歳以上から接種可能。4価ワクチンは10歳以上、4価ワクチンとして以下の間隔で接種できない場合が2つの場合は次を注意 （注12）標準的な接種間隔で接種ができなかった場合、2価ワクチン：①・②の間は1か月以上あける、①・③の間は5か月以上、かつ②・③の間は2か月半以上あける 4価ワクチン：①・②の間は1か月以上あける、②・③の間は3か月以上あける

（日本小児科学会　日本小児科学会推奨の予防接種スケジュール　http://www.jpeds.or.jp/modules/general/index.php?content_id=9）

表4 日本小児科学会が推奨する予防接種キャッチアップスケジュール

凡例: 定期接種 / 任意接種

ワクチン	種類	1回目の最低年齢	定期接種の時期	最後の接種の最高年齢	最低の接種間隔 1回目と2回目	最低の接種間隔 2回目と3回目	最低の接種間隔 3回目と4回目
インフルエンザ菌b型(ヒブ)	不活化	2か月	2か月〜5歳未満	5歳未満	3週(最初の接種が7か月未満で、現在7-11か月の児)、3週(最終投与として)(最初の接種が12か月未満で、現在1-4歳の児)	3週(最初の接種が7か月未満で、現在7-11か月の児)、3週(最終投与として)(2回目の接種が12か月未満で、現在1-4歳の児)	7か月(最終投与として)(3回目の接種が12か月未満で、現在1-4歳の児)
肺炎球菌(PCV7, PCV13)(注1)	不活化	2か月	2か月〜5歳未満	6歳未満	4週(最低の接種が7か月未満で、最終投与として)(最初の接種が12か月未満で、現在1-5歳の児)、8週(最終投与として)(最初の接種が1歳で、現在2-5歳の児)	4週(2回目の接種が7-11か月未満で、最終投与として)、8週(最終投与として)(2回目の接種が12か月未満で、現在1-5歳の児)	8週(最終投与として)(3回目の接種が12か月未満で、現在1-5歳の児)
B型肝炎(HBV)	不活化	生下時	―	特になし	4週	16-20週(1回目より20-24週)	―
ロタウイルス	生	6週(ただし、生後15週未満)	―	1価ワクチン(ロタリックス®)生後24週未満 5価ワクチン(ロタテック®)生後32週未満	4週	4週(5価ワクチン ロタテック® のみ)	―
四種混合(DPT-IPV)	不活化	3か月	3か月〜7.5歳	小児(15歳未満)(注2)	3週(定期接種として3-8週)	3週(定期接種として3-8週)	6か月
三種混合(DPT)	不活化	3か月	3か月〜7.5歳	特になし	3週(定期接種として3-8週)	3週(定期接種として3-8週)	6か月
ポリオ	不活化	3か月	3か月〜7.5歳	特になし	3週(定期接種として3-8週)	3週(定期接種として3-8週)	6か月
BCG	生	0か月	12か月まで(通常、5-8か月)(注3)	5歳未満(注3)	―	―	―
麻しん、風しん(MR)	生	1歳	1回目と、1歳以上2歳未満、2回目は5歳以上7歳未満(小学校入学前の1年間)	特になし	4週	―	―
水痘	生	1歳	―	特になし	3か月(13歳未満、4週(13歳以上)(注4)	―	―
おたふくかぜ	生	1歳	―	特になし	4週	―	―
日本脳炎	不活化	6か月	予防接種スケジュール注意事項(注11)を参照	特になし	4週(定期接種として6日以上)	4週(定期接種として6日以上)	4週(定期接種年齢の範囲で数年開ける)
インフルエンザ	不活化	6か月	―	特になし	4週(2-4週)(13歳以上は、1回接種)	―	―
二種混合(DT)	不活化	11歳	11〜13歳未満	特になし	4週	―	―
ヒトパピローマウイルス(HPV)	不活化	2価ワクチン(サーバリックス®)10歳以上、4価ワクチン(ガーダシル®)9歳以上	12歳〜16歳(小学校6年生から高校1年生相当)	特になし	2価ワクチン(サーバリックス®)1か月(1-2.5か月)、4価ワクチン(ガーダシル®)2か月以上	2価ワクチン(サーバリックス®)5か月(①-③の間は5-12か月)、4価ワクチン(ガーダシル®)4か月(①-③の間は6か月)	―

注1 定期接種で定められた回数のPCV7接種を終了した6歳未満の児は、最後の接種から8週間以上あけてPCV13の追加接種を1回行う。
注2 4種混合ワクチン添付文書によると、小児(15歳未満)が接種の対象。それ以上の年齢での接種に関しても、接種に問題はないと考える。
注3 BCGワクチンの接種は、特別の事情、(免疫不全状態におかれる疾患)があるまでであるが、結核にBCGワクチンに関するQ&A、厚生労働省ホームページを参照 http://www.mhlw.go.jp/seisakunitsuite/bunya/kenkou/kenkou_iryou/kenkou/kekkaku-kansenshou/bcg/)(詳しくは、結核とBCGワクチンに関するQ&A、厚生労働省ホームページを参照 http://www.mhlw.go.jp/seisakunitsuite/bunya/kenkou/kenkou_iryou/kenkou/kekkaku-kansenshou/bcg/)
注4 4週以上の間隔が近いていればよいが、13歳未満では、3か月以上の接種間隔を推奨する。(2013年度版米国CDCのキャッチアップスケジュールを参照した。http://www.cdc.gov/vaccines/schedules/hcp/imz/catchup.html)

(日本小児科学会 日本小児科学会推奨の予防接種キャッチアップスケジュール http://www.jpeds.or.jp/modules/general/index.php?content_id=8)

take home message

- 国内における予防接種制度の問題点は，長い間，ワクチンギャップという言葉で例えられてきたが[34]，近年の新しいワクチンの導入や最近の予防接種法の改正などにより，そのギャップは少しずつ埋まりつつある．
- しかしながら，他の先進国と比べて前述したようなワクチンギャップがいまだに存在する．
- これらの問題点を明確にし，それぞれの立場でできることを実践し，一つひとつその問題を解決していくことがそのギャップを埋め，よりよい制度となり，最終的にVPDから日本の子どもたちが守られることにつながる．

臨床で悩みがちな Q&A

Q1 小児において，13価結合型肺炎球菌ワクチン（PCV13）と多糖体23価肺炎球菌ワクチン（PPV23）はどう使い分けるべきですか？

A1 　小児において，PCV13は2か月から，PPV23は2歳からの接種が可能です．PCV13は定期接種のワクチンとして接種が可能ですが，PPV23は肺炎球菌感染症にリスクのある児が接種の対象で任意接種のワクチンです．PCV13はCRM-197とよばれるキャリア蛋白を有することによりB細胞とT細胞に働き，抗体産生とT細胞に作用し，2歳未満の児においても免疫原性をもちます．一方で，PPV23はPCV13に比べさらに10の血清型をカバーすることができますが，主にB細胞に作用し抗体の産生を促します．そのため，T細胞への作用は期待できません．

　通常健康な小児においてはPCV13を接種し，肺炎球菌のリスクのある児に対しては，PPV23の追加接種を検討します．具体的な接種方法に関しては，接種の開始年齢を過去の接種歴によって米国小児学会（AAP）からの接種があります[35]．

1) 生後23か月未満でPCVの接種が終わっていないもの
  →PCV13を必要な回数接種
2) 生後24〜71か月でPCV13を4回接種しているもの
  →最後のPCV13から8週あけてPPV23を接種
3) 生後24〜71か月で，24か月までにPCV7を3回接種しているもの
  →PCV13を1回，その後，最後のPCV13から8週あけてPPV23を接種，その後，最後のPPV23から5年あけてPPV23を再接種
4) 生後24〜71か月で，24か月までにPCV7を3回未満接種しているもの
  →PCV13を2回（8週あけて），その後，最後のPCV13から8週あけてPPV23を接種，その後，最後のPPV23から5年あけてPPV23を再接種
5) 生後24〜71か月で，PPV23を1回接種しているもの
  →PCV13を2回（8週あけて，最後のPPV23から6〜8週あける），その後，最後のPPV23から5年あけてPPV23を再接種

Q2 HBVワクチンは，抗体価が上がるまで接種すべきでしょうか？

A2 1シリーズ3回のHBVワクチンの接種後，HBs抗体価を測定すると抗体価が上昇しないprimary vaccine failureが一定の率で発生します．その頻度は，乳児で0～2％，成人で5～10％といわれています[36]．そのような場合，もう一度3回の接種を実施し抗体価を確認します．すなわち，ワクチンの接種は2シリーズまでです．それでも抗体価が獲得できない場合はB型肝炎感受性者として取り扱います．何かしらのリスクのある曝露を受けた場合は，B型肝炎免疫グロブリンで対応します．なお，一度獲得した抗体は年々低下していくことが知られていますが，接種後一定の年月を経過した後でも免疫の記憶は残っており，低下した抗体価でも臨床上のB型肝炎は予防できることが知られています[37]．そのような場合，追加接種の必要はないことが知られています．

文献

1) Plotkin SA：Vaccines. 6th ed., : xvii, p1725, Saunders/Elsevier, 2012
2) Hashimoto HM, et al：An office-based prospective study of deafness in mumps. Pediatr Infect Dis J 28：173-175, 2009
3) Ueda K, et al：Aseptic meningitis caused by measles-mumps-rubella vaccine in Japan. Lancet 346 (8976)：701-712, 1995
4) Plotkin SA：Commentary：Is Japan deaf to mumps vaccination? Pediatr Infect Dis J 28：176, 2009
5) Michalik DE, et al：Primary vaccine failure after 1 dose of varicella vaccine in healthy children. J Infect Dis 197：944-949, 2008
6) Bonanni P, et al：Primary versus secondary failure after varicella vaccination：implications for interval between 2 doses. Pediatr Infect Dis J 32：e305-313, 2013
7) Dayan GH, et al：Mumps outbreaks in vaccinated populations：are available mumps vaccines effective enough to prevent outbreaks? Clin Infect Dis 47：1458-1467, 2008
8) Liese JG, et al：The effectiveness of varicella vaccination in children in Germany：a case-control study. Pediatr Infect Dis J 32：998-1004, 2013
9) European Centre for Disease Prevention and Control.
   http://vaccine-schedule.ecdc.europa.eu/Pages/Scheduler.aspx.
10) Dayan GH, et al：Recent resurgence of mumps in the United States. N Engl J Med 358：1580-1589, 2008
11) 日本ワクチン産業協会，予防接種に関するQ&A集．2013
12) King GE：Simultaneous administration of childhood vaccines：an important public health policy that is safe and efficacious. Pediatr Infect Dis J 13：394-407, 1994
13) Lewis M，：Validating current immunization practice with young infants. Pediatrics 90：771-773, 1992
14) Centers for Disease Control and Prevention (U.S.) and National Immunization Program (Centers for Disease Control and Prevention), Epidemiology and prevention of vaccine-preventable diseases. 2012, Dept. of Health & Human Services, Public Health Service：[Atlanta, Ga. ?]. p. v.
15) 日本小児科学会　同時接種に対する考え方
    http://www.jpeds.or.jp/modules/general/index.php?content_id=12
16) 日本小児科学会筋拘縮症委員会：筋拘縮症に関する報告書．日本小児科学会誌 87：1067-1105，1983
17) Mark A, et al：Subcutaneous versus intramuscular injection for booster DT vaccination of adolescents. Vaccine 17：2067-2072, 1999
18) Carlsson RM, et al：Studies on a Hib-tetanus toxoid conjugate vaccine：effects of co-administered tetanus toxoid vaccine, of administration route and of combined administration with an inactivated polio vaccine. Vaccine 18：468-478, 1999
19) Noble GR, et al：Acellular and whole-cell pertussis vaccines in Japan. Report of a visit by US scientists. JAMA 257：1351-1356, 1987
20) 日本小児科学会　日本小児科学会推奨の予防接種スケジュール
    http://www.jpeds.or.jp/modules/general/index.php?content_id=9
21) 庵原俊昭他，インフルエンザ菌b型（Hib）ワクチンおよび7価肺炎球菌結合型ワクチン（PCV7）導入が

侵襲性細菌感染症に及ぼす効果について．IASR 33：71-72, 2012

22) Pilishvili T, et al：Sustained reductions in invasive pneumococcal disease in the era of conjugate vaccine. J Infect Dis 201：32-41, 2010
23) Centers for Disease control and Prevention：Licensure of a 13-valent pneumococcal conjugate vaccine (PCV13) and recommendations for use among children-Advisory Committee on Immunization Practices (ACIP), 2010. MMWR Morb Mortal Wkly Rep 59：258-261, 2010
24) Komatsu H, et al.：Source of transmission in children with chronic hepatitis B infection after the implementation of a strategy for prevention in those at high risk. Hepatol Res 39：569-576, 2009
25) Komatsu H, et al.：Tears from children with chronic hepatitis B virus (HBV) infection are infectious vehicles of HBV transmission：experimental transmission of HBV by tears, using mice with chimeric human livers. J Infect Dis 206：478-485, 2012
26) Matsuura K, et al,：Distribution of hepatitis B virus genotypes among patients with chronic infection in Japan shifting toward an increase of genotype A. J Clin Microbiol 47：1476-1483, 2009
27) Long SS,：Principles and practice of pediatric infectious diseases. 4th ed. 1618 p, Churchill Livingstone/Elsevier, 2012
28) Centers for Disease Control and Prevention：Withdrawal of rotavirus vaccine recommendation. MMWR Morb Mortal Wkly Rep 48：1007, 1999
29) Patel MM, et al：Intussusception risk and health benefits of rotavirus vaccination in Mexico and Brazil. N Engl J Med 364：2283-2292, 2011
30) Nakagomi T, et al：A high incidence of intussusception in Japan as studied in a sentinel hospital over a 25-year period (1978-2002). Epidemiol Infect 134：57-61, 2006
31) Noguchi A, et al：Incidence of intussusception as studied from a hospital-based retrospective survey over a 10-year period (2001-2010) in Akita Prefecture, Japan. Jpn J Infect Dis 65：301-305, 2012
32) Patel MM, et al：Fulfilling the promise of rotavirus vaccines：how far have we come since licensure? Lancet Infect Dis 12：561-570, 2012
33) 日本小児科学会　日本小児科学会推奨の予防接種キャッチアップスケジュール
http://www.jpeds.or.jp/modules/general/index.php?content_id=8
34) Saitoh A. et al：Current issues with the immunization program in Japan：can we fill the "vaccine gap"? Vaccine 30：4752-4756, 2012
35) American Academy of Pediatrics. Committee on Infectious Diseases., Report of the Committee on Infectious Diseases. 2012, American Academy of Pediatrics：Evanston, Ill
36) Centers for Disease Control and Prevention (U.S.) and National Immunization Program (Centers for Disease Control and Prevention), Epidemiology and prevention of vaccine-preventable diseases. 2012, Dept. of Health & Human Services, Public Health Service
37) Lin, Y. C., et al., Long-term immunogenicity and efficacy of universal hepatitis B virus vaccination in Taiwan. J Infect Dis 187：G 134-138, 2003

4 「風邪」の診かた

岸田直樹

1. 風邪って何でしょう？

「風邪」って言葉は医師だけではなく患者もよく使いますが,「その定義は何か」って考えると意外に答えられないものです.みなさんは医師ですので,ついかっこよく風邪について語らないといけないと思うかもしれませんが,ここは「素人発言大歓迎!」というスタンスでちょっと「風邪って何か」について考えてみて下さい.きちんとした定義ではなく,風邪に対するイメージでも結構です.

どうでしょうか.うんうん,そうですね.風邪って熱が出たり,喉が痛かったり,体が痛かったりだるかったりします.あとはどうでしょうか.寒い,咳が出る,頭が痛い,寝ているといつかは自然に治るなんてのもあります.みなさん,ありがとうございます.みなさんがもっているこの風邪に対するイメージはすべて正解だと思います.そして,「このような特徴が風邪診療を意外にも難しくしている」ことも知っておくことが重要だと感じます.

では,風邪ってどのように定義されているかを成書で確認してみることにしましょう.ところがここで途端につまずきます.というのもいろんな成書を開いてみても,何だかあいまいな記載が多いのです.例えば,感染症のバイブルであるMandellには次のように記載されています[1].

> **The Common Cold**[1]
> The term common cold refers to a syndrome of upper respiratory symptoms that may be caused by a variety of viral pathogens.
> The pathogens responsible for the common cold syndrome were not identified, however, until the development of cell culture systems for detection of viral infections.

なんと,世界のMandellにも "may be" とか "syndrome" なんて記載になっています.このような感じで,多くの成書には「だろう」とか「かもしれない」みたいな記載になっていて,何だかよくわからないのです.というのも,このMandellに記載されているように,風邪を引き起こす微生物の多くは気軽に同定できない現

実があるからで，結局目の前の患者が本当に風邪かどうかすら外来では確定はできないのです．さて，「ではどうしたらよいか」ですが，あいまいな記載とはいえ，成書同士の共通点が明確にあります．意外にもここをあいまいにしないで記載している2次資料があるのでご紹介します．それはWikipediaです．Wikipediaには以下のように記載されています．

> **The Common Cold（From Wikipedia, the free encyclopedia）**
> The common cold（also known as nasopharyngitis, rhinopharyngitis, acute coryza, or a cold）is a <u>viral infectious disease of the upper respiratory system which affects primarily the nose</u>. Well over 200 viruses are implicated in the cause of the common cold；the rhinoviruses are the most common.

「ウイルス性の上気道感染症」のみと断定して記載しているものは多くはありません．「Wikipediaを参考にするなんて，岸田も落ちぶれたな」といわないで下さい．Wikipediaって素晴らしいですよ．研修医と回診していてもわからないことがあって，研修医がちょちょっと調べて，「それよくまとまっていていいねぇ」という時に実はWikipediaだったということが近年増加している印象です．実際，こんなデータが『Clinical infectious disease』という感染症の有名な雑誌に載っていました．米国の学生も抗菌薬についての教育が足りていないと感じており，もっと教育してほしいと感じているようで，「ではどのような情報から抗菌薬を選択しているか」という問いに最も多かった回答はUpToDate®で9割以上でしたが，Wikipediaも41%でした[2]．Wikipediaは進化していますから，<u>きっかけとしてはかなりいけ</u>ているでしょう．素晴らしいですね．横道にそれてすみませんでした．

さて，ということで，風邪をしっかり定義することが重要なのでそこを再度確認しましょう．というのも風邪はよく使われる病名なのですが，そのあいまいさから診断がよくわからない場合にゴミ箱診断として利用されることも多いのが事実だからです．

2. 風邪（急性上気道炎）の定義

風邪の定義は成書によって記載にバラツキがあり，しかもあいまいな記載が多くみられます．そこも混乱を招いている大きな要因と感じるので，ここはシンプルに次のように定義することでみえてくることがあります[3]．

> **風邪（急性上気道炎）の定義**
> 自然によくなる上気道のウイルス感染症

自然によくなるウイルス感染症というと，ウイルス性胃腸炎やウイルス性髄膜炎もそのカテゴリーにあたることになります．確かにウイルス性胃腸炎はお腹の風邪

(腸感冒)ともいわれることがあります．また，ウイルス性髄膜炎だってほとんどは自然によくなります．臨床に慣れてきたくらいの研修医が「ウイルス性髄膜炎なんて，入院させても何もすることないじゃないですか」なんて調子に乗った発言をしてくることがありますが，まぁ大枠は間違ってはいません．けれどウイルス性肝炎や心筋炎は風邪とはいいにくいでしょう．このように考えると複雑になるのでここはシンプルに「自然に（勝手に）よくなる上気道のウイルス感染症」のみを風邪（急性上気道炎）とすることが重要です．そうすることは，風邪以外を見極められるようになるためにも重要なのです．

3. ところが風邪診療は意外に侮れない．その現状を把握しよう

さて，定義はきわめてシンプルなのですが，実際の診療はそんなにシンプルにはいきません．というのもこの「風邪」といういい方は，病名のようで患者の主訴にもなってしまっているからです．よって風邪診療では「風邪と思うのだけれど」といって受診する患者をすべて診られないといけないことになります．最初にみなさんと確認しましたが，風邪っていろいろなイメージをもたれているのでそこに紛れ込む重篤な疾患もそれなりの頻度で発生します．

例えば，患者が「熱だけ」とか「強い倦怠感だけ」を風邪といって受診することがありますが，そんなのは風邪ではありませんよね．この風邪という病名のようで主訴にも使われるというところを十分に理解しておかないと患者の「たぶん風邪だと思うんだけど」に騙されることになります．まぁ，世間一般では熱が出ていたら何でも風邪だと思うものというくらいがちょうどよいかもしれません．熱だけ，倦怠感だけという主訴の場合は原疾患がとてもわかりにくいので，医師もついそのような患者にとりあえず風邪といいがちですので注意しましょう．

バイタルサインが問題なく全身状態がよい場合には今その瞬間に診断をつけられないことがあるかもしれませんが，その際にも「風邪というには現時点ではおかしいので，今後○○といった症状が出ることがあったら受診して下さい」という説明が大切だと思います．つまり，風邪を診られるようになるためには大きく次の2つの側面が重要です．

> 1）いわゆる「風邪」（ウイルス性上気道感染症）とそこに紛れ込む，抗菌薬が必要な細菌感染症を見極められる．
> 2）「風邪」という主訴に紛れ込まれる可能性のある「風邪」ではない疾患パターンを知る．

4. 「風邪」に対する医師の役割って何でしょうか

では，風邪を医師が診る目的って何でしょうか．もし風邪薬を出すだけであれば

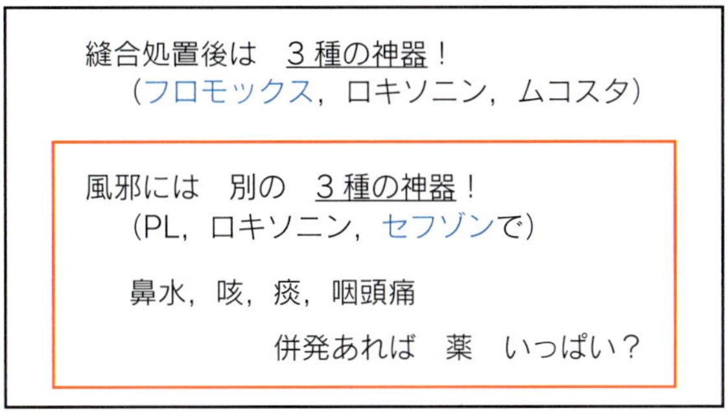

```
縫合処置後は　3種の神器！
　　（フロモックス，ロキソニン，ムコスタ）

風邪には　別の　3種の神器！
　　（PL，ロキソニン，セフゾンで）

鼻水，咳，痰，咽頭痛

　　　　併発あれば　薬　いっぱい？
```

図1　意味のない処方

薬局でもよいことになりますね．やはり一番大切なことは，「風邪」様症状に紛れ込む重篤な疾患の鑑別をすることです．さらに，気道感染症では風邪（ウイルス性上気道感染症）に一部細菌感染症が紛れ込みます．ここの「必要例に限定した抗菌薬の処方」も医師の役割でしょう．これからは外来での抗菌薬適正使用がより注目されます．ところが多くの医師は風邪診療に関して教育を受けないで耳学問で処方のみを教わっていることが多いでしょう．図1は感染症科を回ってきた7年目くらいの外科医が，感染症科をローテート終了時に作成したスライドで，筆者が作ったものではありません．

　このような処方のみを教わって診療されている方も多いとは思います．自分自身も患者が図2のような処方箋を持って，「こんなに薬を飲まないといけないですか」と受診されたことがあります．

　このような処方だけではなく，外来で風邪診療をしている医師と患者の会話で興味深い発言によく出合います．例えば，「風邪だと思いますが，抗生物質を飲みたいのなら出しますけどどうします？」と話している医師がいました．その時の患者が「先生が必要だというなら出して下さい」と返したので，なんてその医師は答えるのかなぁと思ったのですが，「うーん，どっちでもいいんです」って答えていました……．また，「風邪をひくと口の中の菌も増えるので，抗生物質を飲んでおいた方がよいですよ」とか，「風邪に抗生物質は3日で効きますから3日たってもよくならなかったら受診して下さい」といった会話も耳にしたことがあり，衝撃的でした．

　医師は，つい予防的に抗菌薬を出したくなるのですが，近年外来での抗菌薬適正使用に取り組んでいるイギリスから興味深い研究結果が出ています．イギリスでは風邪症状に抗菌薬を投与してはいけない方針にしたところ，外来での抗菌薬が激減しました．そうしたところ少し細菌感染症が増えたのですが，そこから「どのくらいこれまで無駄な抗菌薬処方がされていたか」が算出されました．つまり，「風邪様症状に抗菌薬を処方するとどのくらいの予防効果があるか」がNNT（number needed to treat）として算出されたのです[4]．いくらだったと思いますか．年齢によりばらつきはありますが，全体として4,000という数字になっています．つまり，4,000人に抗菌薬を処方して1人減らせる数字です．薬の副作用で最も救急外

```
                    処方せん

氏    ○○  ○○様           ○○○○○クリニック
名                          Dr：○○○  ○○

      ① PL配合顆粒          1日3g
      ② プルフェン錠100      1日3錠
      ③ セフゾンカプセル100mg 1日3個
      ④ アストミン錠10mg     1日6錠
処    ⑤ ムコダイン錠500mg    1日3錠
方    ⑥ （後）グリマック配合顆粒 1日2g
        1日3回 毎食後       7日分

      ⑦ リン酸コデイン散1%   1回2g
        咳がでる時（1日1回まで） 7回分

備    妊婦または妊娠の可能性のある方は，ご相談ください．
考    また，授乳中の方は，母乳による授乳を控えて下さい．
```

図2 患者が「この薬を本当に飲まないといけないか」と受診

来を受診しているのが抗菌薬という研究もあり[5]，そうなると副作用による問題の方が多く発生しそうですね．

　さて，それでは本題に入りたいと思います．風邪様症状とは何かが不明確で，風邪の定義を明確にしていないためにさまざまな問題が起こっていることがわかりました．上記のように，風邪をシンプルに定義することで，他疾患との区別，特にみなさんを困らせている細菌かウイルスか，さらには治療が必要な細菌感染症である可能性の高い患者を選び出すのに役立つと感じます．ここを知るとNNTは4,000から2桁前半くらいにはいけると思います．明日から「風邪様症状とは何か」を明確にし，風邪といってよいときとよくないときをはっきりさせることで，見逃してはいけない疾患群も理論的に区別できるようになるでしょう．

5. イメージからわかる風邪（ウイルス性上気道感染症）の特徴とは？

　風邪に限らず急性上気道炎といういい方は医師の間でよくされるのですが，急性上気道炎とは一体何でしょうか．急性上気道炎は風邪といわれることもありますし，風邪を急性上気道炎という場合もあると思います．意味をしっかり理解していれば記述はどちらでもよいのでしょう．大切なことはその定義をしっかりすること，つまりそのようにいってよいときといってはいけないときを明確にすることです．この定義がいまひとつはっきりしないと，何でも急性上気道炎（風邪？）といってしまう医師になってしまうのです．

表1 コモンな風邪のウイルスと症状(%)

ウイルス	咽頭痛	咳	鼻汁	鼻閉	熱	倦怠感	結膜炎
アデノウイルス	95	80	70		70	60	15
コクサッキーウイルス	65	60	75		35	30	30
RSウイルス	90	65	80	95	20	65	
エコーウイルス	60	50	99	90	10	45	
ライノウイルス	55	45	90	90	15	40	10
コロナウイルス	55	50	90	90	15	40	10
パラインフルエンザウイルス	75	50	65	65	30	70	5
すべてのウイルス	70	80	95	95			60

(Turner RB：Epidemiology, pathogenesis, and treatment of the common cold. Ann Allergy Asthma Immunol. 78：531-539, 1997)

　さて，急性上気道炎というと，言葉のイメージから上気道（解剖学的には気管・気管支は含まないそれより上の気道）に急性に炎症があれば何でもよいことになり，それが細菌やウイルスといった感染症だろうが何だろうが炎症があればいいという感じになってしまいます．この急性上気道炎という言葉が諸悪の根源ではないかと思うのです．これでは何でもありになってしまい，何だかよくわからないときに使ってしまうのもわからなくはありません．

　風邪の定義で確認した通り，風邪とは「自然に（勝手に）よくなる上気道のウイルス感染症」ですのでそこは外さないようにしましょう．この定義は極めてシンプルでいいのですが，残念なことに気道に感染するウイルスのほとんどはそれを同定することは実臨床ではできません．途端に壁にぶつかってしまいます．「ではどうするか」ですが，結論からいうと，ウイルス感染症かどうかは基本的には症状や身体所見（特に症状）から判断しなくてはいけないのです．ところがウイルス性上気道炎に特異的な身体所見や検査は皆無に等しいのが現状なので，途端に難しくなります．ではどうしたらよいでしょうか．

　やはり風邪かどうかは症状から判断しなくてはいけないのですが，みなさんに最初に考えていただいた風邪のイメージの中に答えがあるのです．みなさんは1人の人間として風邪を何度かひいてきて，また医師として外来診療をしていて，風邪（ウイルス性上気道感染症）の患者にはある特徴があることに，何となく気がついていると思うのですがどうでしょうか．何か訴えが多いなぁと感じてはいないでしょうか．微熱，咳，痰，咽頭痛（喉のイガイガ），鼻水だけではなく，関節痛（節々の痛み），倦怠感，眼脂，味覚異常，時に嘔気・下痢も……．そして多くはそれらの単一の症状ではなく複合体となっていると．表1をみていただけるとわかると思いますが，その印象は実は正しく，ここから風邪の特徴がみえてきます[6]．

　例えばライノウイルスは，喉も痛いし咳も鼻水もあるし，熱もあるしだるいし目も赤いのです．症状の出方にはウイルスごとに違いはありますが，このように多症状が出るのがウイルス感染症の特徴です．この多領域の症状を何でもありとするとわけがわからなくなり何でも風邪（急性上気道炎）といってしまうようになるので

表2 風邪という主訴からの分類（気道症状編）

1. 典型的風邪型（咳≒鼻汁≒咽頭痛）
2. 鼻症状メイン型（鼻汁＞＞咳，咽頭痛）
3. 喉症状メイン型（咽頭痛＞＞咳，鼻汁）
4. 咳症状メイン型（咳＞＞鼻汁，咽頭痛）

すが，それを逆手にとればウイルス感染症がみえてきます．今回は風邪であり，気道感染症の話をしていることを考えるとこれを次のようにシンプルに落とし込めばよいことになります．

> **症状から判断する典型的風邪型の症例定義**
> 咳症状，鼻症状，喉症状の3領域の症状に注目し，その3つが急性に，同時に，同程度存在する場合は風邪（ウイルス性上気道感染）である．

みなさん，明日から風邪かどうかは「3症状チェック！」が重要です．この3領域にまたがる多彩性がウイルス感染の特徴とされます．風邪様症状とは何でもありとはせずに，原則この3症状を指していることが重要なのです．この3症状とその程度から表2のような分類ができることがわかるでしょう．3症状が同じ程度であれば典型的風邪型とし，3症状の程度の強さによって鼻・喉・咳症状メイン型と分類しましょう．

では「細菌感染症は？」ですが，みなさんの悩みの中心にある細菌感染症はこのようなことをしません．ウイルス感染と違い，細菌感染は1つの臓器に1つの菌の感染が原則なのです．これもみなさんは普段から気が付いていないでしょうか．「鼻水がだらだら流れた細菌性肺炎っていうのはほとんどみかけないなぁ」などと感じていませんでしたか．その理由がここにあるのです．

Centorのcriteriaとして有名な溶連菌による咽頭炎を疑う項目の1つに「咳がない」となっていることも，この原則で理解できるでしょう．この症例定義をきちんと満たしている患者は風邪であり，そこにピットフォールとなる疾患は意外にありません．この丁寧な分類により，抗菌薬使用疾患を的確に区別でき，不必要な抗菌薬処方を減らし，しかも患者からの高い満足を得ることができるようになります[7,8]．今回は，特にピットフォールとなる疾患が少ない典型的風邪型と鼻症状メイン型について詳しく説明します．喉症状メイン型に関する内容は第5章（p78）を，咳症状メイン型に関しては，第6章（p88）をご参照下さい．

> <u>多領域に及ぶ感染の症状はウイルス感染の特徴</u>
> ↕
> <u>細菌感染は原則として単一の臓器に1種類の菌が感染</u>

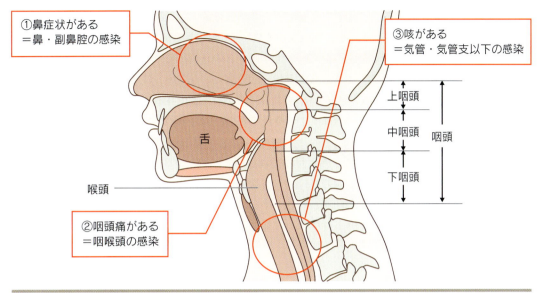

図3 鼻症状，咽頭痛，咳のチェックポイント

6. 「3症状チェック」のコツと注意事項

　3症状チェックを実践していただきたいのですが，いくつかそのコツと注意事項を確認させて下さい．3症状は①鼻汁，②咽頭痛，③咳の3つを指し，次のように考えます（図3）．

> **3症状チェックの考え方**
> 異論はあるかもしれないが，まずは「鼻症状がある＝鼻・副鼻腔の感染」「咽頭痛がある＝咽喉頭の感染」「咳がある＝気管支（肺）の感染」と考える

　「例えば，咳は後鼻漏でも出るし，GERD（胃食道逆流症：gastroesophageal reflux disease）でも出るからそんなわけにはいかないでしょ」なんていわないで下さい．ここは「可能な限りシンプルに考える努力をしている」と考えて下さい．確かにほかにもそのような症状が出るメカニズムはあるのですが，そこをいろいろ考えてしまうと何でもアリになってしまうのです．また，もう1つ大切な注意事項なのですが，解剖学的な上気道・下気道の分類と，臨床的な上気道・下気道の分類は分けて考えて下さい．どういうことかというと，解剖学的には上気道は咽喉頭までで，気管・気管支からが下気道になります．しかし，臨床的には「気管・気管支までを上気道，下気道を肺」としましょう．というのも気管支炎もそのほとんどはウイルス性気管支炎とされ，抗菌薬は基本的には不要で風邪の1つという位置づけが重要だからです．

3症状チェックをするうえでのコツもお伝えします．例えば，風邪（ウイルス性上気道感染症）による咽頭痛は原則「嚥下時痛」です．咽頭痛の訴えがあっても「食べ物やつばを飲み込むと痛いですか」という質問に「いいえ，違います」という場合は要注意でしょう．ちなみに，咽頭痛といういい方に医師は慣れていますが，患者は咽頭痛っていわないですよね．喉が痛いと患者はいうはずなのですが，問診票などですでに「咽頭痛」という医学用語に置き換わっていて惑わされますので注意して下さい．

また，咽頭痛でも嚥下時痛ではなく，「咳をした時にのどが痛い」場合には「咽頭痛がある＝咽喉頭の感染」としない方が安全でしょう．それは咳が強いだけ（むしろ気管支以下の問題）と考えましょう．よく患者から話を聞くと，同じ咽頭痛でも最初のころは嚥下時痛だったが，今は嚥下時痛ではなく咳をする時に痛いという方がいます．

あと，鼻汁なのですが，鼻水の訴えは「鼻水が垂れてしょうがない」と訴えないことも多い印象です．鼻汁の訴えがなくても，「痰が出ます」という人では，それは鼻水ではないかと疑って下さい．実は，痰（気管・気管支以下から）ではなく後鼻漏による鼻汁が喉に落ち込んだものを痰といっていることが多いでしょう．診察してみると，咽頭後壁に鼻汁が付着している場合も多いと思います．痰という訴えでも「飲み込みたくなる感じでのどに引っかかる」「咳払いして出したくなる」という場合は，痰（気管・気管支以下から）ではなく「後鼻漏による鼻汁」であることが多いでしょう．

では，典型的風邪型の基本例を紹介します．

症例 1

典型的風邪型の基本例

特に基礎疾患のない32歳男性．前日朝から軽度咽頭痛あり．夕方から37℃後半の微熱を認めた．今朝から咽頭痛はやや改善傾向はあるが，微熱・鼻汁に加えて咳もあるため受診した．診察上，咽頭軽度発赤（＋，図4），心肺異常音なし，咽頭後壁リンパ濾胞（＋）．頸部リンパ節触知されず．

まず，3症状が急性に同時に同程度といいましたが，3つが一気にそろうという意味ではなく，この症例のように，最初は軽い咽頭痛からスタートして，24時間くらいの経過でそろうことが多いとされます．診察してみても，咽頭後壁にリンパ濾胞を認める程度が多いでしょう．

7. 3領域でも特にピットフォールが少ないのは鼻症状がある時．喉症状，咳症状が強い時は注意

喉症状，咳症状が強い場合は重篤な疾患を含め pitfall がたくさんあります．例えば咽頭痛が強いとそこには細菌性咽頭炎に加え，five killer sore throats といった咽頭痛をきたす5つの重篤な細菌感染症があります．また咳が強いと肺炎との鑑別

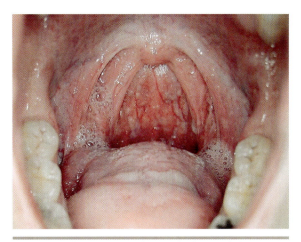

図4 32歳男性．前日朝から軽度咽頭痛あり

が重要となります．ところが，3領域の症状の中でも特に鼻症状が強い場合は，それほど重篤な疾患は存在せず，そのほとんどが抗菌薬は不要な鼻風邪（ウイルス性鼻炎・副鼻腔炎）です．ということで，風邪の分類の中でも鼻症状メイン型についても考えてみましょう．

> "five killer sore throats"
> 喉頭蓋炎，扁桃周囲膿瘍，咽後膿瘍，Ludwig angina，Lemierre's 症候群

8. 風邪のことが多い鼻症状メイン型からわかる細菌性とウイルス性へのアプローチ

　3領域の症状の中でも鼻症状（鼻水・鼻づまりなど）が強い場合には，いわゆる鼻風邪であり，鑑別疾患で重要なのは細菌性副鼻腔炎くらいでしょう．アレルギー性・季節性鼻炎であれば，朝方にくしゃみや鼻水がある（日中は大丈夫なことが多い）とか，季節性の経過，視診で鼻粘膜が蒼白にみえる，といった病歴・身体所見があればより疑います．また，鼻汁好酸球もチェックしてみてもよいかもしれません（鼻汁好酸球は喘息，鼻ポリープ，nonallergic rhinitis with eosinophilia syndrome：NARES，でも陽性になる）．一方，ウイルス性鼻炎（いわゆる鼻風邪）であれば，鼻症状に加えて発熱や咳，咽頭痛といった多症状があることが多いと考えればよいことになります．しかし，臨床的にはその区別は急性期では容易ではありません．

9. 膿性鼻汁（膿性痰）は細菌性か

鼻症状が強い場合に見極められなくてはいけない重要疾患は細菌性副鼻腔炎でしょう．では，細菌性副鼻腔炎とウイルス性副鼻腔炎の違いとは何でしょうか．そこでよく出てくるのが膿性鼻汁です．膿性鼻汁があれば抗菌薬を出すと考えている医師もいると思うのですが，そこを丁寧に考えることが重要です．確かに膿性鼻汁は細菌性を示唆する1つの所見とされますが，それのみで細菌性と飛びついてはいけないのが重要なポイントです．というのも，膿性とは炎症細胞の集塊であることは間違いないですが，炎症を起こすものは細菌だけではないからです．

> 粘膜上皮細胞が傷害を受ける→炎症細胞が浸潤
> ↓
> 膿性鼻汁・膿性痰
> （傷害を与えるものは細菌でもよいがウイルスでも化学物質でもよい）

実際，みなさんが鼻風邪を引いた時を思い出してみて下さい．最初は「髄液か」と思うようなサラサラな水様鼻汁に悩まされますが，時間が経つにつれ粘稠性が増し，黄色調となりよくなっていくことが多いと思います．そうなのです．よくなっていく経過でも同じなのです．経験豊かなご高齢の方は「鼻水が粘っこくなってきたからよくなってきていると思うんだけど，一応きてみた」といってくれます．ところが医師は膿性と聞くと抗菌薬を出すものだとなぜか自然に脳に埋め込まれてしまっています．医師になっていつの間にか染み付いてしまった呪縛の1つと考えます．今は違いますが，例えば「傷は消毒するもの」「切創は縫うもの」みたいなものもそうだったかもしれません．ぜひ，ここも変化させましょう．大切なことは，膿性鼻汁は細菌性ではないといっているのではありません．このように，膿性鼻汁のみで細菌性と判断して抗菌薬処方とするには十分な所見ではないということです．

10. 膿性細菌性副鼻腔炎の特徴からみえる，細菌性を見極めるコツ

では細菌性副鼻腔炎の特徴に関してさらに進んでみましょう．**表3**の特徴が細菌性副鼻腔炎の特徴とされています[9]．膿性鼻汁が出るとつい抗菌薬を処方したくなるのですが，LR＋（陽性尤度比：positive likelihood ratio）は2.1程度で，それのみでは何ともいえないのがよくわかるでしょう．けどその他の症状もどれもLR＋はいまひとつですね．では身体所見に関して，有名なtransillumination testですが，これも感度・特異度ともに十分ではないです（**図5**）．しかも，自分もこの身体所見はやりにくくて闇に葬り去ってしまいました．いちいち部屋を暗くしないといけなくて，何度か看護師さんに怒られた記憶があります．

表 3　臨床像で鑑別する細菌性副鼻腔炎の特徴

・症状が 2 峰性
・片側性の頰部痛
・うつむいた時に前頭部もしくは頰部の重い感じ
・上歯痛（LR＋ 2.5，LR－ 0.9）
・病歴上鼻汁色調の変化
　（LR＋ 1.5，LR－ 0.5）
・身体所見で膿性鼻汁の確認
　（LR＋ 2.1，LR－ 0.7）
・血管収縮剤・抗ヒスタミン薬に反応が悪い（LR＋ 2.1，RL－ 0.7）
・Transillumination test 陽性
　（LR＋ 1.6，LR－ 0.5）

（Williams JW Jr, et al：Does this patient have sinusitis？ Diagnosing acute sinusitis by history and physical examination. JAMA. 270：1242-1246, 1993 より）

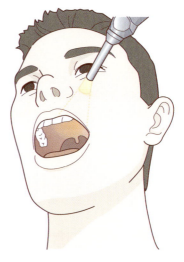

感度 73％，特異度 53％

図 5　transillumination test

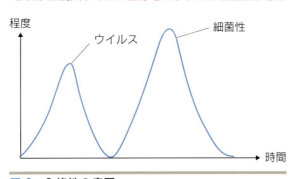

図 6　2 峰性の病歴

11. 細菌性かウイルス性か？　2 峰性の病歴に注目

　どれもいまひとつにみえますが，1 つみなさんにお勧めできる有用な病歴があるので紹介します．明確なデータは認めませんが，細菌性肺炎・副鼻腔炎など細菌性を疑う場合に臨床的にきわめて有用な病歴があり，自分も実臨床で実感できます．それは 2 峰性の病歴です（図 6）．
　咳，鼻汁，咽頭痛の 3 症状に加え，特に発熱に関してこのような病歴をとること

ができた場合には，2峰目は細菌性の場合が多いと考えてよいでしょう（成人の場合）．例えば，「最初は咳，鼻水，37℃程度の微熱を認めて，3日くらいでどれも改善傾向となったが，そのあと数日してから再度鼻汁が悪化し熱が38℃出た」という病歴が典型的な2峰性の病歴です．その場合は，より細菌性を疑います[9,10]．この病歴は，鼻症状メイン型に限らず，他の分類でも使える重要な病歴と臨床で強く感じますのでぜひ覚えておいて下さい．いわゆる風邪（1峰目：ウイルス感染症）をこじらせた（2峰目：細菌感染症）といういい方がありますが，それがこれにあたるのかもしれません．1峰目は細菌感染ではなくウイルス感染であって，ここで抗菌薬を出してしまうことは抗菌薬適正使用の観点からも避けましょう．また，2峰目を予防するために風邪に抗菌薬を処方するのは正当化されません．

12. 片側性の頬部痛も細菌性の特徴

あと，頬部痛でもただの頬部痛ではなく「片側性の」というところにも注目しましょう．これは細菌感染症の特徴である「1つの臓器に」の変法だと思ってよいでしょう．副鼻腔は両側性にあるのですが，なぜか細菌性では両側性は少なくこの片側性となります．ほっぺたを押さえながら受診してくる細菌性副鼻腔炎の患者を思い出して下さい．両側を押さえながら受診する人って見かけませんよね．

13. ではどうする？　細菌性副鼻腔炎として治療が必要な場合

さて，では細菌性副鼻腔炎として治療を開始するかの判断はどうしたらよいでしょうか．病歴も身体所見も細菌性副鼻腔炎を明確に区別できないことがわかりました．じゃあ，やっぱりみんな抗菌薬でしょうか．ここでもう1つ，みなさんの「医師になっていつの間にか染み付いてしまった呪縛の1つ」を解きほぐしたいと思います．それは「細菌感染症＝全例抗菌薬治療」の呪縛です．

14. 「細菌感染症＝全例抗菌薬治療」ではない

抗菌薬が使える時代になったからでしょうか．医師の多くは「細菌感染症＝抗菌薬治療」に疑いをもつ人は少ないでしょう．しかし，そのような思考が臨床の幅を明らかに狭くしています．人類の歴史の中でも抗菌薬が生まれてまだ100年程度しかたっておらず，抗菌薬のない時代がほとんどでした．抗菌薬のメリットはとても大きいですが，そのせいで抗菌薬治療に疑いをもたなくなってきていると感じます．そして，そのツケが現在の耐性菌につながっているのです．微生物というみえない敵との戦いもそれを助長させている要因とは考えますが，漠然とした恐怖から逃れる努力も必要となっています．

まず，みなさんは「解剖学的に体の表面に近い細菌感染では抗菌薬なしでも自然に治ることが多い」という原則を知りましょう（表4）．そしてそれを経験しましょ

表4　細菌感染症 ≠ 全例抗菌薬治療

・解剖学的に体の表面に近い細菌感染では抗菌薬なしでも自然に治ることが多い（副鼻腔炎では鼻をしっかりかむことでのドレナージが重要）
・細菌性副鼻腔炎として治療が必要な状況は「症状が強いか持続している場合」

う．例としてこの細菌性副鼻腔炎があります．それ以外にも，膀胱炎（尿路の浅い場所の感染）や気管支炎（気道の浅い場所の感染），腸炎（腸管内は体の外！）などがあり，これらは抗菌薬がなくても自然寛解することが多いです．つまり，その多くは抗菌薬投与のおかげで治癒したのではなく，抗菌薬投与により治りが早くなったといういい方が正しいでしょう．すべてに抗菌薬を投与していたら，抗菌薬がなくてもよくなったかどうかはわかりません．逆に，肺炎（気道の奥の感染）や腎盂腎炎（尿路の奥の感染）などのように，解剖学的に体の奥に起こる細菌感染ではほとんどの場合に抗菌薬を必要とします．

15. 気道感染症では「ウイルス vs 治療が必要な細菌感染症」と考える

　気道感染症全般にいえるのですが，抗菌薬の適応を考えると「ウイルス感染症 vs 細菌感染症」という図式をどうしてもイメージしてしまいます．しかし，その線引きは結局のところクリアカットにはいかないのです．「じゃあ，はっきりしないなら心配な細菌感染症の可能性があるとして抗菌薬治療にしよう！」とはならないで下さい．大切なことは，細菌感染症といっても「解剖学的に体の表面に近い細菌感染症では抗菌薬なしでも自然に治ることが多い」という原則を示したように，特に気道感染症では，細菌感染症でも必ずしも抗菌薬は必要がない場合が多々あるのです．つまり，ウイルスか細菌かと考えるとクリアカットにしにくくても，気道感染症（特に副鼻腔炎，咽頭炎，気管支炎など）では「細菌感染症かもしれないけど，抗菌薬は必ずしも必要はない重症度」と考えると，「細菌感染症＝見逃してはいけない」では必ずしもないことがわかるでしょう（図7）．この考えはとても重要ですが意外に知られていません．この考えをもつだけでも明日から臨床の幅が広がることは間違いないと思います[3]．

16. 細菌性副鼻腔炎の治療薬適応

　まず大切なことは，「細菌性副鼻腔炎＝全例抗菌薬処方」ではないことを再度申し上げます．細菌性副鼻腔炎は細菌感染ではあるが体表に近い感染症なので治療のメインは鼻を優しくかんだりするようなドレナージであり，それが可能な部位なのですべてに抗菌薬は必要はありません．つまり，細菌性副鼻腔炎でもそのほとんどは抗菌薬がいらないわけです．そうすると治療の適応はどうしたらよいでしょ

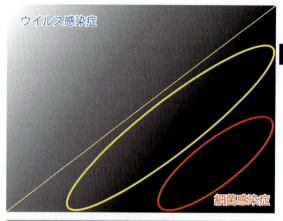

図7 「細菌感染症＝見逃してはいけない」では必ずしもない
（岸田直樹：誰も教えてくれなかった「風邪」のみかた：重篤な疾患を見極める．医学書院，2012）

表5 細菌性副鼻腔炎の治療適応

初診の時点で以下の条件を満たす場合	① 強い片側性の頬部の痛み・腫脹，発熱がある（症状の持続期間によらない） ② 鼻炎症状が7日間以上持続，かつ頬部の（特に片側性の）痛み・圧痛と，膿性鼻汁，2峰性の病歴がある
うっ血除去薬や鎮痛薬を7日以上処方して経過を診ている場合	① 上顎，顔面の痛み ② 発熱が持続する場合

か．簡単な話です．「つらくて我慢できるかどうか」といった症状の程度が治療開始のタイミングになるわけです．よって細菌性副鼻腔炎の治療適応は一般的には（表5）のようになります．

一言でいうと，「症状がとても強いか，我慢してもよくならない場合」です．それでは仕方がないから抗菌薬の手助けを借りようとなるわけです．安易な抗菌薬処方はしないこと，ウイルス性の場合は7～10日程度で改善するため，watchful waiting for acute bacterial rhinosinusitis として，症状が軽い場合（痛みが軽度で38.3℃以下の発熱）は抗菌薬なしでの経過観察を推奨しています[11,12]．

ちなみに，「治療適応の判断に画像検査は必要ないのか」と思われる方もいるかもしれませんが，そこにX線・CTでの副鼻腔内の液体貯留という所見はありません．X線は感度が悪く，撮ったとしても副鼻腔の透過性低下などははっきりしないことも多いのです．例えば図8のX線写真ですが，a は左の上顎洞の透過性が低下していて，b は右で低下しているようにみえますが，実は同一人物です．また，CTでは感度が高いのですが偽陽性も多く特異度は低い検査なのです．つまり，症状がなくてもCTで副鼻腔に液体貯留がある人はたくさんいるのです．例えば図9は細菌性副鼻腔炎の患者のCTですが，両側の副鼻腔に液体貯留がありますが，いくら診察しても本人は左の頬部しか痛みはありませんでした．副鼻腔炎において抗

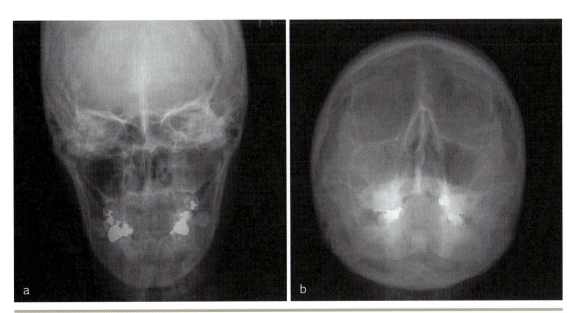

図8 副鼻腔X線写真（a：ブロンツロー法，b：ウォーターズ法）

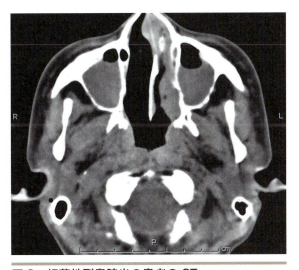

図9 細菌性副鼻腔炎の患者のCT

菌薬投与の適応判断のための画像検査は推奨されていません．

　このように，細菌性副鼻腔炎としても，ほとんどの場合は抗菌薬の必要はないといわれています．また，細菌性副鼻腔炎の起因菌は S. pneumonia：33%，H. influenzae：32%，M. catarrhalis：9%とされ，肺炎の場合とほぼ同じにもかかわらず，抗菌薬がアモキシシリンやアモキシシリンクラブラン酸でインフルエンザ桿菌でもBLNAR（βラクタマーゼ非生産アンピシリン耐性）やモラクセラには効かないかもしれない抗菌薬となっているところからも治療の意義を理解することができるでしょう．副鼻腔炎に対する治療の目標は菌の全滅ではないのが重要です．肺は無菌環境ですの

ですべての菌を殺すことが目標となってしまうのですが，副鼻腔はもともと無菌環境ではないので菌の全滅が目的ではありません．そのため，少々菌が薬剤耐性であって抗菌薬の効きが十分でなくても治癒することが多いとされます．また先ほども述べたように，「解剖学的に体の表面に近い細菌感染では抗菌薬なしでも自然に治ることが多い」という原則も思い出して下さい．

take home message

- 風邪（ウイルス性上気道感染）の定義を上記のようにシンプルに考えると，風邪といえる時といえない時が明確になる．
- 咳症状，鼻症状，喉症状の3つに注目し，3症状チェックで分類すると，それぞれに紛れる重篤な疾患もみえやすくなり分類しやすくなる

臨床で悩みがちな Q&A

Q1 熱のみが先行して，咳・喉・鼻の症状が出てくる前に受診というケースはありますか．

A1 あるかないかとなると，あってもよいでしょう．ただ，このようなパターンは成人には少なく小児（特に乳幼児）には多いとされます．ここで1つ確認したいのですが，今回の風邪の話は，基本的には学童以降の小児から成人と考えて下さい．乳幼児は特に初期はやはり熱のみは多いでしょう．喉の痛みの訴えも出しにくいのです．ちなみにこのパターンで時々成人で見かけるのは，成人の伝染性単核球症ですね．最初から白苔がなく，数日発熱のみで徐々に咽頭痛が出てくることはよく経験します．

Q2 高齢になると風邪にかかりにくくなるのはなぜですか．

A2 50歳以上の人が風邪をひく回数は10代の若者の約半分といわれています．それは，これまでに何度も風邪にかかっており，その抗体ができているからです．風邪を引き起こすウイルスは200以上あって，それぞれのウイルスは変異しますが，以前にかかったことのあるタイプであれば症状が軽かったり，期間も短いといわれています[14]．ちなみに，以前のハリソン内科学には，逆に「子供はウイルスのリザーバーだ」と書かれていました．「子供は風邪を吸い寄せる歩く磁石」といわれることもあります．

Q3 風邪と診断した場合には具体的にどのような処方をしていますか．

A3 風邪に本当に効果がある薬は，風邪を引き起こすウイルスに効果のある抗ウイルス薬で，それができたらノーベル賞といわれています．今ある風邪薬は，あくまでも症状緩和で，そのエビデンスも「よさそうな傾向があるかも」といった程度で，十分なものはありません．よって何も処方しないのもありですが，あまり現実的ではありませんよね．かといってたくさん症状があるのですべてに出すとすごいことになりますので，筆者は特につらい症状上位2位までをいってもらってそれらに対して処方します．あと，2剤のうち1剤を漢方薬にするようにしています．漢方薬はエビデンスに乏しいかもしれませんが，西洋医学の限界の場合に処方すると患者満足度は高い印象です．以下参考までに処方例を提示します．ちなみに，総合感冒薬として有名なPL顆粒ですが，筆者はまず処方しません．あと，総合感冒薬と謳っていますが，これには咳止めが入っていないことを知っておきましょう．

　咳：麦門冬湯　1回3g　1日3回 or メジコン15mg　1回1錠　1日3回
　鼻汁：小青竜湯1回3g　1日3回 or アゼプチン1mg 1回1錠　1日2回 or クラリチン1mg 1回1錠　1日1回
　咽頭痛：桔梗湯1回2.5g　1日3回 or カロナール頓服（痛みが強ければロキソニン頓服）

＊咳・鼻汁・咽頭痛のどれかの症状に漢方薬を1剤使うのがよい
＊風邪の鼻症状にエビデンスがあるのは，本当は第1世代の抗ヒスタミン薬なのですが，あまりにも眠くなるので妊婦さんや小児以外は第1世代の抗ヒスタミン薬は出さないようにしています．

Q4 風邪とインフルエンザの違いってどのように説明したらよいでしょうか．

A4 インフルエンザも風邪と同じく，基本はウイルス性の上気道感染症です．そのほとんどが自然とよくなることからも，風邪の一部とも考えられます．ただしインフルエンザが特徴的なのは，新生児，小児，高齢者，免疫不全の人など「特定の人たちが亡くなる可能性がある」こと（通常の風邪で死亡することはきわめてまれ）．そして，「毎年ある時期に大流行を起こす」こと．そういう意味で風邪とは区別されます．インフルエンザは38℃以上の高熱が出ることと，関節痛，筋肉痛，倦怠感が強いのも特徴です（**表7**[15]）．しかし健常な成人であれば，実は薬を飲まなくても勝手によくなります．よって，治療方針に関しては健常成人は風邪と変わりはありません．2012年に出た健常成人・小児に対するコクランのオセルタミビルの研究でも有症状期間が20.7時間短い程度で，入院や合併症のリスクには差はありませんでした[16]．

表7 患者説明用(インフルエンザか風邪か)

		風邪	インフルエンザ
症状の違い	発熱	まれ	多くは高熱(37.8℃から38.9℃)、ときにさらに高熱に、特に小児で);3〜4日続く
	頭痛	まれ	よくある
	全身の痛み	軽い	しばしば重度
	倦怠感,脱力	時々	通常ある;2〜3週間続くこともある
	過度な疲労	ほぼない(Never)	通常ある;病初期に
	鼻づまり	よくある	時々
	くしゃみ	通常ある	時々
	咽頭痛	よくある	時々
	胸部不快感,咳	軽度から中等度;短いから咳(ゴホンゴホンと咳をする)	よくある;重度になりうる
治療		抗ヒスタミン薬,うっ血除去薬,解熱鎮痛薬(eg,イブプロフェン),ナイキサン,アセトアミノフェン	抗ウイルス薬(適応など医師の診察を),解熱鎮痛薬(eg,イブプロフェン),ナイキサン,アセトアミノフェン
予防		頻回の手洗いを,風邪の人との接触を避ける	ワクチン,抗ウイルス薬(医師の診察を),頻回の手洗いを,風邪の人との接触を避ける
合併症		鼻閉,軽度の耳感染,ぜんそく,気管支炎	気管支炎,肺炎,時に重篤に

(http://www.niaid.nih.gov/publications/cold/sick.pdf)

文献

1) Mandell GL, et al:Mandell, Douglas, and Bennett's Principles and Practice of Infectious Diseases, 7th ed. Churchill Livingstone, 2009
2) Abbo LM, et al:Medical students' perceptions and knowledge about antimicrobial stewardship:how are we educating our future prescribers? Clin Infect Dis. 57:631-638, 2013 doi:10.1093/cid/cit370. Epub 2013 May 31.
3) 岸田直樹:誰も教えてくれなかった「風邪」のみかた:重篤な疾患を見極める.医学書院, 2012
4) Petersen I, et al:Protective effect of antibiotics against serious complications of common respiratory tract infections:retrospective cohort study with the UK General Practice Research Database. BMJ 335(7627):982, 2007
5) Shehab N,:Emergency department visits for antibiotic-associated adverse events. Clin Infect Dis 47(6):735-743, 2008
6) Turner RB:Epidemiology, pathogenesis, and treatment of the common cold. Ann Allergy Asthma Immunol. 78:531-539, 1997
7) 田坂佳千:今月の治療 13:1217-1221, 2005
8) Tomii K, et al:Minimal use of antibiotics for acute respiratory tract infections:validity and patient satisfaction. Intern Med. 46:267-272, 2007
9) Rosenfeld RM, et al:Clinical practice guideline:adult sinusitis. Otolaryngol Head Neck Surg 137(3 Suppl):S1-31, 2007
10) Fokkens W, et al:EAACI position paper on rhinosinusitis and nasal polyps executive summary. Allergy 60(5):583-601, 2005
11) Williams JW Jr, et al:Does this patient have sinusitis? Diagnosing acute sinusitis by history and physical examination. JAMA 270:1242-1246, 1993
12) Thomas M, et al:EPOS Primary Care Guidelines:European Position Paper on the Primary Care Diag-

nosis and Management of Rhinosinusitis and Nasal Polyps 2007-a summary. Prim Care Respir J 17：79-89, 2008
13) Chow AW, et al：IDSA clinical practice guideline for acute bacterial rhinosinusitis in children and adults. Clin Infect Dis 54：e72-e112, 2012 doi：10.1093／cid／cir1043. Epub 2012 Mar 20
14) Jackson GG, et al：Transmission of the common cold to volunteers under controlled conditions. IV. Specific immunity to the common cold. J Clin Invest 38：762-769, 1959
15) National Institutes of Health,（http：／／www.niaid.nih.gov／publications／cold／sick.pdf）
16) Jefferson T, et al：Neuraminidase inhibitors for preventing and treating influenza in healthy adults and children. Cochrane Database Syst Rev. 2012 Jan 18；1：CD008965. doi：10.1002／14651858. CD008965.pub3

5 急性咽頭炎のマネジメント

米川真輔

1. 喉が痛い!?

早速ですが，まず以下の3症例にどのように対応しますか．3つの選択肢から選んで下さい．

> 1) 対症療法のみ
> 2) 抗菌薬を処方する
> 3) 精査や耳鼻科紹介を検討する

- 28歳男性
- 前日から咳嗽，喀痰，鼻汁，咽頭痛が出現
- 体温37.2℃，その他バイタル正常
- 咽頭発赤が軽度あり，その他身体所見正常

- 40歳女性
- 前日から咽頭痛が出現，咳嗽・鼻汁は乏しい
- 体温38.2℃，その他バイタル正常
- 扁桃に白苔を伴う発赤．左右前頸部に軽度の圧痛を伴う1 cmのリンパ節を触知する．その他身体所見正常

- 36歳男性
- 5日前から咳嗽，喀痰，鼻汁，咽頭痛が出現したため近医内科受診．感冒の診断で総合感冒薬を処方された．しかし昨日から喉が痛く食事をとれないため受診
- 体温39.2℃，その他バイタル正常
- 開口障害を認め辛うじて口腔内観察ができる．右扁桃は腫大し白苔付着を認め，口蓋垂は左側に偏移している．右前頸部に著明な圧痛を伴う腫張を認める．その他身体所見正常

表1　咽頭炎・扁桃炎の原因

原因	例
細菌性咽頭炎	A群β溶連菌，非A群溶連菌，マイコプラズマ，クラミジア，淋菌，*Fusobacterium*，*C.diphteriae*，Lemierre症候群，喉頭蓋炎，扁桃周囲膿瘍，破傷風など
ウイルス性咽頭炎	サイトメガロウイルス，EBウイルス，HIVなど
その他	アレルギー，喫煙，急性心筋梗塞，くも膜下出血，SLE，Still病など

皆さんどうでしょうか．ちなみに筆者は症例1には「1)」，症例2には「2)」，症例3には「3)」を選びます．急性咽頭炎はコモンディジーズゆえに皆さんは「軽症なら対症療法のみ」「中等症なら抗菌薬を処方する」「重症なら精査や耳鼻科紹介を検討する」という感覚をお持ちではないでしょうか．この感覚は決して間違いではありません．しかし今回はきちんと整理し，系統的に考えることができるよう解説していきます．

2. 扁桃って何してる？

咽頭にある扁桃って何をしているかご存じでしょうか．ここは生体防御における最初の砦です．Waldeyer咽頭輪を形成し，細胞性免疫・液性免疫を実行しています．しかし，小児期にしばしば扁桃炎を繰り返し，扁桃摘出されることがあります．理論上，咽頭感染症は増えると思いませんか．確かに液性免疫は低下します．でも上気道感染症発症率は増加しません[1-3]．

ではそもそも扁桃肥大は病気なのでしょうか．生理的肥大は病気ではありません．肥大によって呼吸障害や摂食障害が起こる場合，および扁桃炎を繰り返す場合に摘出を考慮します．

3. 咽頭炎・扁桃炎の原因

咽頭炎・扁桃炎の原因は大きく分けて次の3つに分類できます（表1）．上気道感染症における急性咽頭炎の多くはウイルス性ですが，細菌性もあります．細菌性ではA群溶連菌が重要で，小児咽頭炎の20～30％，成人咽頭炎では5～15％を占めるとされています[4]．

4. 咽頭痛を3つに分類しよう

実際の臨床現場で遭遇する咽頭痛は，表2の3つに分けて考えると理解しやすいです．

分類1の「感冒症状を伴う咽頭痛」は基本的に軽症です．感冒症状とは「複数部位の上気道症状」を指します．例えば「咳嗽＋鼻汁＋咽頭痛」といった感じです．ほとんどがウイルス性（アデノウイルスやエンテロウイルスなど）で，この場合は

表2 咽頭痛の分類

	症状
分類1	感冒症状を伴う咽頭痛
分類2	咽頭症状に限局した咽頭痛
分類3	咽頭痛＋全身症状（気道閉塞，バイタル悪化，軟部組織異常）

表3 A群β溶連菌による疾患の分類

機序	代表疾患
感染	咽頭炎，肺炎，蜂窩織炎，壊死性筋膜炎
毒素	猩紅熱
免疫	糸球体腎炎，リウマチ熱

対症療法のみで問題ありません．

次に分類2の「咽頭症状に限局した咽頭痛」について説明します．このグループは基本的には細菌性感染症を疑います．ポイントは，分類1の感冒症状のように複数部位の上気道症状が同時に現れるのではなく，咽頭症状に限局していることです．また，エビデンスはありませんがいったん軽快した咽頭症状が再増悪する2峰性の経過を辿った場合も細菌性咽頭炎であることが多いです．細菌性咽頭炎では，特にA群β溶連菌を見落とさないようにしましょう．

5. A群β溶連菌は奥が深い!?

A群β溶連菌が原因の疾患はその機序により分類できます（表3）．

A群溶連菌感染症は通年みられますが，特に冬から初夏にかけて多いです．A群β溶連菌の検査方法は抗原迅速検査，咽頭培養，ASO，咽頭のDNA検査の4つです．

この中で現実的に臨床現場において施行できて，すぐに結果が出るのは抗原迅速検査です．私はそれ以外の検査はほとんど施行しません．しかし抗原迅速検査の感度は約70％，特異度は98％であり[5]，この検査のみで抗菌薬治療の対象とするべきか悩むところです．そこで，咽頭炎におけるCentor criteria[6]というものを利用します（表4）．

これらを計算し，4点以上なら抗菌薬投与，2〜3点で抗原迅速検査陽性なら抗菌薬投与，0〜1点なら抗菌薬は不要，と判断します．実にわかりやすい基準です．この基準を適応すると，実際には抗菌薬を必要としない症例までオーバートリアージしてしまうとの意見もありますが，目の前の患者さんのためにはその方がよいのかもしれません．裏を返せば，細菌性咽頭炎を疑う症例でも点数が低い軽症例であれば抗菌薬は原則不要ということです．もちろん治療の判断はCentor criteriaだけではないため，個々の症例での判断は必要です．

治療はアモキシシリン500mg1日2回10日間が標準的です．

さて，ここまでA群β溶連菌による咽頭炎治療にこだわるには理由があります．

表4 咽頭炎における Modified Centor Criteria

38℃以上の発熱		＋1点
圧痛を伴う前頸部リンパ節腫脹		＋1点
白苔を伴う扁桃発赤		＋1点
咳嗽が乏しい		＋1点
年齢	45歳以上	－1点
	15歳未満	＋1点

4点以上：抗菌薬投与
2〜3点：迅速検査（＋）なら抗菌薬投与
0〜1点：抗菌薬は不要

表5 リウマチ熱の診断基準（Modified Jones Criteria）

大症状	心炎, 多発関節炎, 舞踏病, 有縁性紅斑, 皮下結節
小症状	関節痛, 発熱, 血沈/CRP上昇, 心電図でPR延長

大症状2つもしくは大症状1つ＋小症状2つで診断する

1) リウマチ熱, 糸球体腎炎を予防する
2) 膿瘍等の重症疾患への進展を予防する
3) 咽頭症状期間を短くする
4) 周囲への伝播を予防する

1については近年，抗菌薬治療が頻繁に行われるようになり，皮肉にもリウマチ熱は先進国では激減しました．米国での発症率は10万人あたり2〜14人程度と報告されています[7]．しかし発展途上国では現在でも重要な合併症の1つであり，特に弁膜症の合併予防が重要です．溶連菌感染後2週間程度で発症します．リウマチ熱について少し紹介しておきます（表5）．大症状から2つ，もしくは大症状1つ＋小症状2つで診断します．

糸球体腎炎は，溶連菌咽頭炎発症後10日前後で，突然の血尿・蛋白尿を引き起こします．浮腫，高血圧，軽度腎機能障害を認めるものの予後良好で，ほとんどが完全寛解します．

残念ながらこの糸球体腎炎は，抗菌薬によって予防できるエビデンスはありません．

いろいろな意見がありますが，筆者が治療にこだわる理由はむしろ2〜4が重要だと考えているからです．いかがでしょうか．

6. その他の細菌感染症

発症数日経過しても軽快しない難治性咽頭炎のときは淋菌・クラミジア感染症に注意が必要です．しかしこれらの細菌は検体保存・培養が難しいため咽頭拭い液培養が陽性になることはほとんどありません．そのため，淋菌・クラミジアを同時判定できる検査（TMA法）を用いて診断します．この方法は多くの病院で外注にて検査できると思います．

治療にも落とし穴があります．よくキノロン系抗菌薬（レボフロキサシンなど）を処方されても淋菌が軽快しない，といった相談を受けますが，淋菌は耐性化が進

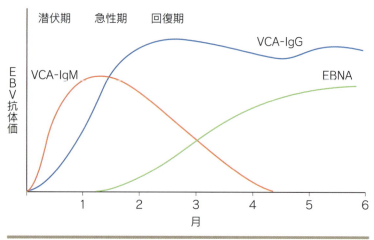

図 1　EB ウイルスの伝染性単核球症診断方法
(Bennett NJ, et al：Pediatric Mononucleosis and Epstein-Barr Virus Infection. Infect Dis Pract 19：26, 1995. より改変)

んでおり内服薬でうまく治療できなくなっています．そのため，セフトリアキソン 1 g を生食 100 mL に溶解し静注します．意外なのは，内服薬では治療に苦慮するにもかかわらず，たった 1 回の点滴投与で治療が終了してしまうことです．クラミジアにはアジスロマイシン 1 g を経口投与です．こちらも 1 回の内服で治療終了です．淋菌・クラミジアは同時感染している可能性があります．淋菌を治療したときはクラミジアも治療して下さい．逆にクラミジアを治療した場合，ルーチンには淋菌治療は不要です．パートナーにも治療が必要です．

7. ウイルス感染症

　さて，咽頭症状に限局した咽頭痛は細菌性感染症であることが多いと説明しましたが，例外があります．有名な伝染性単核球症です．咽頭痛に加えて，リンパ節腫大や肝機能障害，血球減少を伴うことが多いです．頻度としては，EB ウイルス（EBV），サイトメガロウイルス（CMV）が多いですが，近年 HIV ウイルス（HIV）が増えていることには注意が必要です．

　まず EBV について取り上げます．EBV に関連する検査項目は，外殻抗原である VCA-IgG，VCA-IgA，VCA-IgM，早期抗原である EADR-IgG，EADR-IgA，核内抗原である EBNA と 6 項目もあります．何を選べばよいのか悩んでしまいそうですが，皆さんは VCA-IgG，VCA-IgM，EBNA の 3 つをワンセットで検査し，その組み合わせで診断して下さい．もちろん例外もありますが，急性期に来院される有症状期に EBNA 陽性なら既感染なので EB ウイルスによる伝染性単核球症は否定的です．EBNA 陰性で VCA-IgM 陽性なら初感染と考えてよいです（**図 1**）[8]．EBNA 陰性，VCA-IgM 陰性にもかかわらず VCA-IgG のみ陽性の時は初感染のごく初期である可能性があり，間隔をあけて再度 VCA-IgM を再検して下さい．

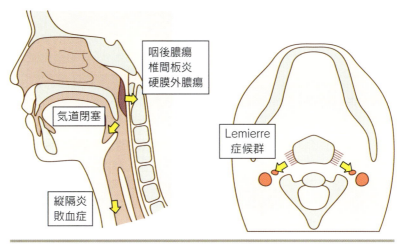

図2　咽頭痛＋全身症状の例

　次にCMVです．CMVに関連する検査項目は抗原検査であるC7HRP，C10/C11と，抗体検査であるCMV-IgM，CMV-IgGがありますが，免疫正常者では咽頭症状に加えCMV-IgM抗体陽性で診断できます．ただしCMVによる伝染性単核球症は咽頭症状がEBVより弱いことが多く，肝障害などと合わせて診断します．
　いずれの場合も，治療は安静と対症療法のみです．
　最近増えているHIVによる伝染性単核球症を疑うポイントを伝授しておきます．日本では男性同性愛者による感染が圧倒的に多いため，必然的に男性が多いです．発熱に加え，白血球数や血小板数低下等の急性ウイルス感染症の経過にもかかわらずCMV，EBVによる伝染性単核球症では説明がつかず，発疹，発熱，血球減少が遷延することが多いです．このような経過をたどった時は，詳細な問診に加え抗体スクリーニングを検討して下さい．

8. 見落としてはいけない咽頭痛＋全身症状

　最後に表2の分類3にある「咽頭痛に全身症状を伴うもの」について説明します．この分類3は最も重症度が高く迅速な診断と治療が必要になる群です．「＋全身症状」の具体例は気道閉塞症状，意識状態・循環動態・呼吸状態などのバイタル悪化，それに局所の皮膚色調変化，腫脹，圧痛等です．
　咽頭，喉頭部分は狭い空間のため，その合併症は解剖学的な位置関係で考えると理解しやすいと思います（図2）．
　まず，喉頭蓋に炎症が波及した場合の疾患，有名な急性喉頭蓋炎です．
　咽頭所見が乏しい割に，咽頭痛・嚥下痛が強いのが特徴です．痛すぎて唾液を飲み込めないと訴えられることが多いです．喫煙者の男性に多く，聞き取れないようなこもった声で来院したときは注意が必要です．小児も発症することがあり，唾液を飲み込めず服を汚していることが多いです．疑ったらすぐに耳鼻咽喉科医に紹介

し，喉頭蓋の評価を依頼して下さい．耳鼻咽喉科医がすぐにつかまらない時，CTを用いると比較的低侵襲でスクリーニングできます．ただし臥位にすると呼吸困難が増悪することがあるので注意して下さい．気道が狭く，麻酔科など気道確保のプロでも挿管に苦慮するため，窒息する可能性がある場合は緊急気管切開を要します．

側方へ病変が波及した場合の疾患は，有病率は非常に低いですが Lemierre 病が有名です．古典的には *Fusobacterium* が原因菌として多いとされていますが，その他の細菌でも発症します．咽頭炎が軽快した数週間後，リンパ管を介して広がった細菌により頸静脈に炎症が波及し感染性血栓性静脈炎を発症するという機序です．その血栓が肺塞栓を引き起こすため，致死的疾患といえます（詳細は8章☞116を参照）．

後方へ病変が波及した場合，咽後膿瘍・椎間板炎・硬膜外膿瘍となります．徐々に進行する頸部痛で，頸椎症と間違われて発見が遅れてしまうことが非常に多いです．症状増悪時は，積極的にCTやMRIなどの画像検査を行うことが早期発見のカギとなります．

下方へ病変が波及した場合は縦隔炎，全身に病変が及ぶと敗血症となります．

いずれの病態にせよ，この咽頭痛に全身症状を伴う疾患は治療が遅れると致死的となりうるため，絶対に見落としてはいけません．

take home message

- 症状から，1）感冒症状を伴う咽頭痛，2）咽頭症状に限局する，3）咽頭痛＋全身症状（気道閉塞症状，バイタル異常，皮膚軟部組織異常）に分ける
- 咽頭症状に限局する場合は，Centor criteria を用いて治療方針を決める
- 気道閉塞症状，バイタル異常，皮膚軟部組織異常を伴う場合は重篤であり，絶対に見落とさない

臨床で悩みがちな Q&A

Q1 細菌性咽頭炎（A群溶連菌の咽頭炎）と伝染性単核球症の鑑別方法を教えて下さい．

A1 残念ながら，咽頭所見のみで細菌性咽頭炎と伝染性単核球症を鑑別することは困難です．肝機能障害や血球減少の有無などを確認して診断します．採血検査ができないときはCentor criteriaを用いて抗菌薬適応を判断します．しかし伝染性単核球症の場合，アンピシリン，アモキシシリンを使用することで高率に皮疹を誘発するため，鑑別できない場合はペニシリンG（バイシリンG®）内服40万単位を1日4回投与します．このペニシリンG（バイシリンG®）内服はペニシリン系抗生物質の中で，伝染性単核球症でも皮疹を誘発しにくい薬剤です．

Q2 β-ラクタム系抗生物質にアレルギーがある人のA群溶連菌咽頭炎治療には何を使用しますか．

A2 クラリスロマイシン 400 mg 分2で5日間処方しています．確かにA群溶連菌咽頭炎を含め細菌性咽頭炎のほとんどは，抗菌薬を使用しなくても自然軽快するため，わざわざ処方しなくてもいいのではないかという意見もあります．しかし前述のとおり，A群溶連菌感染症は他疾患を誘発する可能性があること，周囲へ伝播させる可能性があることから，筆者は適応症例について抗菌薬を処方するようにしています．ただし近年マクロライド耐性A群溶連菌が増えていることは知っておきましょう．その他，クリンダマイシン 600 mg 分4内服は感受性もよく適応ですが，*Clostridium difficile* 感染症の誘発には注意が必要です．

Q3 咽頭痛のみで嚥下痛のない喉頭蓋炎を経験しました．うまく喉頭蓋炎を診断する方法はないでしょうか．

A3 喉頭蓋炎の典型例は成人では強い咽頭痛を訴え，小児では唾液を飲み込めず服を汚していることが多いですが，質問の症例のように嚥下痛が乏しいこともあり，症状のみですべてを診断するのは困難です．おそらくこういった症例は気道閉塞まで少し余裕があるのかもしれません．すべての症例にCTを撮影するのは困難ですが，疑った場合は積極的に考慮すべき検査であり，比較的低侵襲かつ簡便に診断できます．もちろん耳鼻咽喉科医にコンサルトできる場合はファイバー検査を依頼しましょう．また読影に自信があれば軟部組織のレントゲンでもスクリーニングできます．いずれにせよ，喉頭蓋炎疑いの症例は注意深く経過観察して下さい．

Q4 CMV抗原は疑陽性が多いと聞きますが，伝染性単核球症では陽性であれば診断してよいでしょうか．

A4 咽頭痛に加えリンパ節腫大や肝機能障害，血球減少などのウイルス感染症を疑う所見があり，かつCMV抗原陽性であれば診断してよいと思います．ただしCMV抗原検査は高価であり，伝染性単核球症の診断目的であればCMV-IgM抗体を確認すれば十分です．

Q5 扁桃周囲炎，急性喉頭蓋炎でステロイド併用をよくみるのですが，使用した方がよいのでしょうか．

A5 ステロイドは細菌感染症を増悪させるリスクがあるため躊躇されるのだと思います．しかし抗炎症作用による浮腫軽減効果も期待できます．使うべきかどうかは残念ながら結論が出ていません[9]．筆者自身は，扁桃・喉頭蓋浮腫が強く気道閉塞

のリスクが高く，耳鼻咽喉科医に紹介するまで時間を要する場合はベタメタゾン注2 mg を使用していますが，明確なエビデンスはありません．

Q6 A群溶連菌咽頭炎発症後，成人において糸球体腎炎のフォローアップは必要ですか．

A6 成人における糸球体腎炎発症頻度は高くないですが，どのような症例に起こりやすいかは不明です．ルーチンのフォローアップは不要ですが，3週間以内に下腿浮腫などの自覚症状出現時は再診するよう説明しています．

Q7 重症化を疑う時，前頸部の圧痛はどの程度参考にしますか．

A7 とても参考にします．もちろん画像や血液検査などの客観的データも重要ですが，身体所見含め理学的所見あっての検査です．バイタル所見と合わせ，身体所見を大切にして下さい．

Q8 扁桃炎を繰り返す成人で扁桃摘出術を希望された場合は勧めるべきですか．

A8 反復性扁桃炎に対する扁桃摘出術は耳鼻咽喉科領域では多く行われています．扁桃炎を繰り返す症例に対して手術すると発症率が減少することは知られていますが，その報告は圧倒的に小児症例が多いです．しかし成人でも扁桃炎を減少させる効果があるとの報告があります[10]．もちろん手術そのものによる合併症はありますが，苦しんでいる方には耳鼻咽喉科医とメリット，デメリットを相談の上勧めてもよいと思います．

文献

1) Friday GA Jr, et al：Serum immunoglobulin changes in relation to tonsil and adenoid surgery. Ann Allergy 69：225-230, 1992
2) Böck A, et al：Tonsillectomy and immune system：a long term follow up comparison between tonsillectomizedand non-tosillectomised children. Eur Arch Otorhinlaryngol 251：423-427, 1994
3) van den Akker EH, et al：Long-term effects of pediatric adenotonsillectomy on serum immunoglobulin levels：results of a randomized controlled trial. Ann Allergy Asthama Immunol 97：251-256, 2006
4) Shulman ST, et al：Clinical practice guideline for the diagnosis and management of group A streptococcal pharyngitis：2012 update by the Infectious Diseases Society of America. Clin Infect Dis 55：e86-102. 2012
5) Tanz RR, et al：Performance of a rapid antigen-detection test and throat culture in community pediatric offices：implications for management of pharyngitis. Pediatrics 123：437-444, 2009
6) Tan T, et al；Guideline Development Group：Antibiotic prescribing for self limiting respiratory tract infections in primary care：summary of NICE guidance. BMJ 337：a437, 2008
7) Miyake CY, et al：Characteristics of children discharged from hospitals in the United States in 2000 with the diagnosis of acute rheumatic fever. Pediatrics 120：503, 2007
8) Bennett NJ, et al：Pediatric Mononucleosis and Epstein-Barr Virus Infection. Infect Dis Pract 19：26, 1995
9) Glynn F, et al：Diagnosis and management of supraglottitis（epiglottitis）. Curr Infect Dis Rep 10：200, 2008
10) Alho OP, et al：Tonsillectomy versus watchful waiting in recurrent streptococcal pharyngitis in adults：randomised controlled trial. BMJ 334：939, 2007

6 肺炎のマネジメント

森岡慎一郎

肺炎はコモンな疾患であり，臨床医であれば必ず出合います．2012年の厚生労働省の死因統計では日本人の死因の第3位となっています．そのマネジメントではいろいろと考えるべきことがあります．下記の症例を通して肺炎のマネジメントを学びましょう．

1. 症例提示

症例 32歳 女性
主訴：発熱，湿性咳嗽
現病歴：生来健康で，現在授乳中．入院4日前より38℃台の発熱と黄色痰を伴う湿性咳嗽，軽度の呼吸困難感を認めた．吸気時胸痛，悪寒戦慄はないが，全身倦怠感あり経口摂取不良を認めた．
身体所見：血圧 105/75 mmHg，脈拍 102/分 整，体温 38.3℃，呼吸数 27/分，SpO_2 94%（room air）
意識清明，眼瞼結膜：貧血なし，頸静脈怒張なし，頸部リンパ節腫大なし，心音：整で雑音なし，呼吸音：右下肺野で湿性ラ音を聴取，腹部：平坦軟，圧痛なし，足背：浮腫なし
血液検査：白血球 15,000/μL，Hb 13.0 g/dL，血小板 17.0万/μL，肝酵素上昇なし，BUN 25 mg/dL，Cre 0.7 mg/dL，CRP 3.0 mg/dL

肺炎診療に関しても，感染症診療の原則に従って診療を進めていくことになります．この患者の背景は生来健康で，現在授乳中ということです．では，感染臓器を詰めるところから始めましょう．

2. 胸部単純X線写真を撮るか

どんな検査でも行う際には必ず，どのような疾患を疑い，どのくらいその疾患らしいと考えているのか（検査前確率を見積もる），検査結果によってどのようにアセスメントが変わるのかを考えておく必要があります．胸部単純X線写真1枚にしても同様のことがいえます．胸部単純X線写真をオーダーする際，病歴と身体

表1　Heckerling score（肺炎の罹患率を5%とした場合）

症状/所見	ポイント
体温＞37.8℃	1
心拍数＞100/分	1
ラ音を聴取する	1
聴診で呼吸音低下部位がある	1
喘息がない	1

合計ポイント数	肺炎の可能性（%）
0	＜1
1	1
2	3
3	10
4	25
5	50

（Heckerling P S, et al：Clinical prediction rule for pulmonary infiltrates. Ann Intern Med 113：664-670, 1990）

表2　Diehr's rule（肺炎の罹患率を3%とした場合）

症状	ポイント
鼻汁	−2
咽頭痛	−1
筋肉痛	1
寝汗	1
1日中痰が出る	1
呼吸数＞25回/分	2
体温＞37.8℃	2

合計ポイント数	肺炎の可能性（%）
−3	0
−2	0.7
−1	1.6
0	2.2
1	8.8
2	10.3
3	25
4	29.4

（Diehr P, et al：Prediction of pneumonia in outpatients with acute cough--a statistical approach. J Chronic Dis 37：215-225, 1984）

診察からどのくらい肺炎らしいかを見積もっておく必要があります．

では，どのような所見が肺炎らしいのでしょうか．発熱，咳嗽，喀痰などは肺炎の典型的な症状ですが，その他の疾患でもみられるため単独の所見では特異度が低く，肺炎の診断に結びつけるのは困難です．ヤギ音のように肺炎における特異度が96〜99%と良好な所見がありますが，感度が4〜16%と低く，実臨床では応用しにくいのが現状です[1]．

では，どうすればいいのか．それらの各所見を組み合わせ，肺炎らしさを判断すればいいのです．表1，2に示したHeckerling scoreやDiehr's ruleといったものがそれに当たります[2,3]．これらのスコアの中には肺炎を疑う所見が並んでおり，点数が高いほど肺炎である可能性が上がります．しかし，Diehr's ruleをみてみると，鼻汁や咽頭痛はマイナスポイントになっています．なぜでしょうか．これは，これらの所見はどちらかというとウイルス感染症を疑う所見だからです．一般的に細菌性肺炎という下気道の細菌感染症では，下気道症状と同時に鼻汁や咽頭痛といった上気道の症状を呈することはまれだからです．

肺炎の罹患率をHeckerling scoreでは5%，Diehr's ruleでは3%としていますが，この患者が肺炎である可能性はHeckerling scoreを用いると25%，Diehr's ruleを用いると29.4%まで上昇します．これでは胸部単純X線写真を撮りましょうということになります．実際に胸部単純X線写真では右下肺野に浸潤影を認め，市中

表3 CURB-65 スコア

| Confusion：意識障害 |
| Uremia：血中 BUN≧20 mg/dL |
| Respiratory rate：呼吸数≧30 回/分 |
| Blood pressure：収縮期血圧 90 mmHg もしくは拡張期血圧≦60 mmHg |
| Age：年齢≧65 歳 |

*各項目を 1 点とする.

合計点数	30 日死亡率	方針
0-1	1.5%	外来治療が適当か
2	9.2%	入院治療を考慮
3	22%（合計点数3点以上）	入院治療
4-5	—	ICU 入室を考慮

(Lim WS, et al：Defining community acquired pneumonia severity on presentation to hospital：an international derivation and validation study. Thorax 58：377-382, 2003)

表4 A-DROP スコア

| Age：男性≧70 歳，女性≧75 歳 |
| Dehydration：血中 BUN≧20 mg/dL もしくは脱水あり |
| Respiratory failure：SpO_2≦90%（PaO_2≦60 Torr） |
| Orientation：意識障害 |
| Pressure：収縮期血圧＜90 mmHg |

*各項目を 1 点とする.

合計点数	重症度	方針
0	軽症	外来治療
1-2	中等症	外来または入院治療
3	重症	入院治療
4-5	超重症	ICU 入院

肺炎と診断しました．

3. 入院適応はあるか

　迅速に入院適応を判断する，つまり肺炎の重症度を判断することは，外来で要求される能力になります．ここで参考にしたいのが CURB-65 スコアや A-DROP スコアになります．

　CURB-65 スコアは英国で作成された基準です（**表3**）[4]．意識状態，尿毒症（脱水），呼吸数，低血圧，年齢の 5 つのパラメータで重症度を評価しています．それらのパラメーターのほとんどがベッドサイドでわかるような簡便なものであり，救急外来などで入院適応を決める際の参考にしやすいです．

　A-DROP スコアは日本呼吸器学会が 2005 年に提案した肺炎の評価基準であり，CURB-65 を参考に日本の状況を考慮しつつ作成されたものです（**表4**）．年齢，脱水，呼吸，意識障害，血圧が評価項目であり，年齢や脱水，呼吸に関する評価方法で小さな差異はあるものの，A-DROP と CURB-65 の基本的な考え方はやはり似ています．

　その他にも肺炎の重症度を評価する手段として Pneumonia Severity Index（PSI）があります[5]．カナダで作成されたもので，年齢，性別，合併症，身体所見，血液検査，胸部単純 X 線写真所見から得られる 19 項目のスコアを合計し，合計スコアにより 5 段階に分けて死亡率を評価したものです．血液ガス検査を含む血液検査，胸部単純 X 線写真での評価が必要であり，簡便に外来で行えるものではありません．

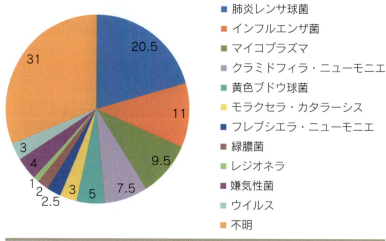

図1 市中肺炎の原因微生物の割合（％）
（Miyashita N, et al：Etiology of community-acquired pneumonia requiring hospitalization in Japan. Chest 119：1295-1296, 2001）

結局，この患者はA-DROP 1点であり，相談の結果により入院治療の方針となりました．患者は授乳中であり，社会的な背景を十分に考慮して入院適応を判断する必要があります．

4. どうやって原因微生物を詰めるか

生来健康な32歳の女性が市中肺炎の診断で入院加療となりました．感染臓器が決まれば，次に考えるのは原因微生物です．図1は日本における入院を要する市中肺炎の原因微生物の種類とそれぞれの割合を示したものです[6]．最も多いのは肺炎球菌で約20％を占めます．インフルエンザ菌やモラクセラ・カタラーシス，非定型肺炎の原因となるマイコプラズマやクラミドフィラがその後に続きます．図1には多くの肺炎の原因微生物が挙げられていますが，治療を行う際はこれらの菌をどこまでカバーする必要があるのでしょうか．

市中肺炎診療においても，原因微生物を詰める作業はとても大切です．それには3つの理由があります．1点目は，想定される原因微生物を絞り込むことで使用する抗菌薬がより狭域になり，耐性菌出現の予防，副作用の軽減，コストの削減につながる可能性があるからです．2点目は，特に後述するグラム染色を診療に生かすことで論理的な思考が養われるからです．特に，初期臨床研修教育には最適であると考えます．3点目は，「原因微生物＝敵」が何であるかを詰めることで，安心して治療することができます．以下の4つの観点から原因微生物をいかに詰めていくのかをみてみましょう．

表5 細菌性肺炎と非定型肺炎の鑑別

1. 年齢60歳未満
2. 基礎疾患がない,あるいは軽微
3. 頑固な咳がある
4. 胸部聴診上所見が乏しい
5. 痰がない,あるいは迅速診断法で原因菌が証明されない
6. 末梢血白血球数が 10,000/μL 未満である

上記6項目を使用した場合	・6項目中4項目以上合致した場合　非定型肺炎疑い ・6項目中3項目以下の合致　細菌性肺炎疑い ・この場合の非定型肺炎の感度は77.9%,特異度は93.0%
上記1から5までの5項目を使用した場合	・5項目中3項目以上合致した場合　非定型肺炎疑い ・5項目中2項目以下の合致　細菌性肺炎疑い ・この場合の非定型肺炎の感度は83.9%,特異度は87.0%

(The JRS guidelines for the management of community acquired pneumonia in adults. Nihon Kokyuki Gakkai Zasshi, 2007. Suppl：p.2-85.)

a. 非定型肺炎か否か

日本呼吸器学会の「成人市中肺炎診療ガイドライン」で細菌性肺炎と非定型肺炎の鑑別方法が提案されています（表5）[7]．6つのスコアのうち5つがベットサイドで得られる所見であり，非常に簡便です．非定型肺炎ほど，1）年齢が60歳未満で，2）基礎疾患が少なく，3）頑固な咳嗽があり，4）聴診所見に乏しく，5）喀痰が出にくい――という特徴があります．6項目もしくは5項目で評価した場合とも，感度は約80%，特異度は約90%あります．ただし，ここでの非定型肺炎ではレジオネラ肺炎が対象外となっていることに留意する必要があります．

b. 患者背景から予測

患者背景により特定の微生物が肺炎の原因となる傾向があります．アルコール多飲者では肺炎球菌，クレブシエラ，口腔内嫌気性菌，インフルエンザ感染後であれば黄色ブドウ球菌，肺炎球菌，脳血管障害のある患者では口腔内嫌気性菌が原因となることがあります．

c. グラム染色

グラム染色は原因微生物を詰める上で非常に有用であり，慣れればほんの10分程度で染色から検鏡まで行える簡便な検査です．その特徴と注意点，限界に関して解説します．

(1) 良質検体を採ろう

いかに良質な喀痰検体を採取するかが肺炎診療のポイントといえるため，その努力を怠ってはいけません．痰が出ない，もしくは唾しか出ないという肺炎患者に対しては，3〜5%高張食塩水によるネブライザーでの喀痰誘発などを施行することが

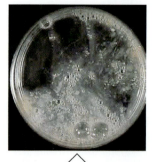

M1……唾液，完全な粘性痰

M2……膿性痰が少量含まれる

P1……膿性痰で，膿性部分が1/3以下

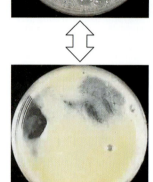

P2……膿性痰で，膿性部分が1/3〜2/3

P3……膿性痰で，膿性部分が2/3以上

図2　Miller & Jones 分類

表6　Geckler 分類

群	細胞数/視野	
	上皮細胞	好中球
1	＞25	＜10
2	＞25	10〜25
3	＞25	＞25
4	10〜25	＞25
5	＜10	＞25
6	＜25	＜25

（Geckler RW, et al：Microscopic and bacteriological comparison of paired sputa and transtracheal aspirates. J Clin Microbiol 6：396-399, 1977）

望まれます．良質検体を得ることでグラム染色検査を最大限に活かすことができるのです．

(2) まずは喀痰の品質評価から

　喀痰の品質評価には2通りあり，喀痰の肉眼所見による Miller & Jones 分類（図2）と喀痰グラム染色による Geckler 分類（表6）があります[8]．検鏡の際に弱拡大（100倍）で観察し，上皮細胞と好中球の数を数えます．1視野だけでなく，複

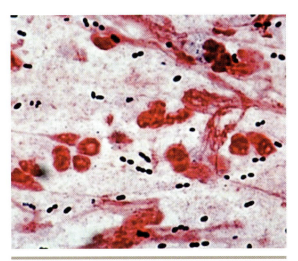

図3 喀痰グラム染色所見（強拡大像）

表7 肺炎レンサ球菌に対するグラム染色の感度/特異度

	感度（%）	特異度（%）	PPV	NPV
Boerner and Zwadyk	94	64	—	—
Gleckman et al.	69	83	—	—
Musher et al.	80	—	—	—
Lentino and Lucks	55	94	—	—
Rein et al.	62	85	90	—
Roson et al.	35.4	96.7	90.6	62.7
Xiaoping et al.	52	85	—	—
Kalin et al.	84	85	—	—
Miyashita et al.	68.2	93.8	85.7	84.3

（Geckler RW, et al：Microscopic and bacteriological comparison of paired sputa and transtracheal aspirates. J Clin Microbiol 6：396-399, 1977）

数視野で評価することが大切です．好中球が多く上皮細胞の少ないGeckler 4, 5が良質検体であり評価に値するといえますが，誤嚥性肺炎が疑われるような状況でGeckler 3のように上皮細胞も好中球も多い場合，その喀痰は評価に値すると考えられます．逆にGeckler 1, 2は検体不良であり，評価に値しないことがほとんどです．Geckler 6は発熱性好中球減少症などでみることがあります．

（3）グラム染色の信頼性

　この患者の喀痰のグラム染色所見はGeckler 5で，強拡大像（1,000倍）は図3の通りでした．周囲に透明の膜（莢膜）を伴うグラム陽性双球菌であり，肺炎球菌が疑われます．実際に後日判明した喀痰培養検査でも肺炎球菌が培養されました．
　では，喀痰グラム染色の所見はどの程度信頼できるのでしょうか．表7に肺炎

球菌に対する喀痰グラム染色の感度/特異度を示します[9]．感度にはバラツキがあり60〜85%ですが，特異度は80〜95%と良好です．よって，肺炎が強く疑われる患者において，喀痰グラム染色像で肺炎球菌を疑う所見を認めたら肺炎球菌肺炎である可能性が高くなります．

肺炎球菌以外にも，市中肺炎の原因微生物は喀痰グラム染色である程度特定することができます．インフルエンザ菌は比較的小型のグラム陰性桿菌，モラクセラ・カタラーリスは2つ短軸方向に並んでいることのあるグラム陰性球菌で，ソラマメや腎臓に似ていると表現されることがあります．一度自分の眼で見ると忘れません．なお，これらの微生物に対する喀痰グラム染色における感度/特異度は，感度約80%，特異度95%以上との報告があります[9]．ただし，このデータは熟練した細菌検査技師による判定によるものであり，解釈には注意が必要です．

(4) 明らかな菌体を認めないときに考えること

喀痰のグラム染色所見において，炎症所見を認めるにもかかわらず明らかな菌体を認めないことがあります．このような際は，先行抗菌薬が投与された，ウイルス，真菌による肺炎，非定型肺炎，抗酸菌症，間質性肺疾患などの非感染性肺炎などを考える契機となります．特に肺結核症は社会的なインパクトが大きいため，注意が必要です．

d. 尿中抗原検査

肺炎球菌とレジオネラ（serogroup 1のみ）を対象として尿中抗原検査が行えます．重症肺炎を呈することのあるこの2菌種に対して尿中抗原検査があるのは嬉しいことです．ただし，検査前確率をどう見積もり，この検査結果をどう解釈するかが大切になってきます．

例えば，肺炎球菌の尿中抗原検査は感度80%，特異度90%との報告があります[10]．感度がやや低いことが問題になります．今回の症例ではどうでしょうか．比較的急激な経過を辿る市中肺炎で，喀痰グラム染色では肺炎球菌疑いです．つまり，肺炎球菌による市中肺炎である確率が比較的高い状況です．この患者の肺炎球菌尿中抗原が陽性であれば，肺炎球菌肺炎であるといえそうです．では，肺炎球菌尿中抗原が陰性であればどうでしょうか．とても肺炎球菌肺炎を除外することはできません．

このように，肺炎球菌の尿中抗原検査は診断の「確認」には有用な検査といえるでしょう．しかし，検査前確率を考慮した状況であっても肺炎球菌肺炎の除外は極めて慎重に行う必要があります．特に重症化しやすい肺炎球菌の性質を考えると，「除外」する恐ろしさは常にもっておくべきでしょう．

5. どの抗菌薬を選択するか

a. どこまで原因微生物を詰めるかで選択する抗菌薬が異なる

　患者背景，感染臓器，想定しうる原因微生物が決まれば，抗菌薬を選ぶことはそれほど難しい作業ではありません．

　『サンフォード感染症治療ガイド』（熱病）を参照すると，原因微生物不明時のempiric therapy としては「セフトリアキソン＋アジスロマイシン」の組み合わせが推奨されています．これらの抗菌薬を用いると，図1 で示した市中肺炎の原因微生物のほとんどをカバーできます．ただし，今回の症例のように患者背景や重症度，グラム染色所見などから原因微生物が絞り込めるときは，微生物に合わせた治療を選択します．

　本症例ではグラム染色などを用いて，原因微生物が肺炎球菌であることまで詰めました．この患者の場合，ペニシリンGカリウム 300万～400万単位 4時間ごともしくはアンピシリン 2 g 6時間毎での単剤治療が可能と考えます．原因微生物を詰める作業を行うことで，使用する抗菌薬をより狭域なものにできる可能性があります．

b. 患者の状態を勘案して一意的な（マニュアル的な）対応をとらない

　最小限の耐性出現という意味では「セフトリアキソン＋アジスロマイシン」よりもペニシリン単剤が望ましいでしょう．しかし一方で，スペクトラム的に肺炎球菌以外の微生物が関与していたら危険なのではないかという意見があります．もっともなご意見だと思います．治療方針を決める際に重要なことは，どのくらい原因微生物が肺炎球菌らしくて，患者の重症度はどのくらいで，もし微生物学的に治療が失敗していた場合にリカバーすることができるのか，などを総合的に判断することです．

　丁寧に原因微生物を詰め，患者の状態を慎重に観察しつつ，症例ごとに治療方針を決めることが大切であり，これが抗菌薬の適正使用に繋がるのです．

6. 肺炎診療での適切な経過観察

a. 治療効果判定の項目を間違えない！

　この肺炎球菌肺炎の患者に対してペニシリンGカリウムで3日間治療を行いました．入院時は頻呼吸でぐったりしていましたが，第3病日になると軽快しました．しかし，血液検査ではCRPが3倍以上に上昇し，胸部単純X線写真では右下肺野の浸潤影が広がっています．この患者の肺炎は改善しているのでしょうか．

　表8 は入院時と第3病日における患者の状態変化を示したものです．一般的に，

表8 入院時と第3病日における患者さんの状態変化
（ただし，喀痰グラム染色所見のみ入院時と治療開始後5時間）

	呼吸数	呼吸音	グラム染色	全身状態	CRP	CXR
入院時	27	early inspiratory crackles		ぐったり	10	
第3病日	15	late inspiratory crackles		テレビを観ている	33	陰影が増悪

　臓器特異的な項目で治療効果判定を行うことが大切といわれますが，肺炎診療においてもまったく同じです．呼吸数は低下し，呼吸音は湿ったような early inspiratory crackles からやや乾いた late inspiratory crackles に変化し，治療開始5時間後の喀痰グラム染色ではたくさんあった肺炎球菌がもうほとんどみえません．この患者の肺炎は改善しているのです．表9 をみて下さい．肺炎における治療効果判定項目において，呼吸数，呼吸音，喀痰の量と質，喀痰グラム染色所見といった「肺」という臓器に特異的な項目から改善します．白血球数，CRP，胸部単純X線写真は改善するまでに時間がかかり，治療開始後にいったん増悪することがあります．ベットサイドの情報は有用である一方で，コンピュータの画面だけをみていては正確な治療効果判定はできません．

b. 肺炎が改善する自然経過を知る

　治療経過のよくない肺炎を「治療経過がよくない」と判断するためには，肺炎が改善する自然経過をしっかりと理解することが大切です．その経過を1つずつみていきましょう．

　まず，バイタルサインや酸素化に関してです．ある報告によると，収縮期血圧が90 mmHg 以上になるまで2日，心拍数が100回/分以下になるまで2日，呼吸数が20回/分以下になるまで4日，体温が37.2℃以下になるまで3日，SpO_2 が94%以上になるまで4日かかります（いずれも中央値）[11]．バイタルサインがほぼ正常化するには2, 3日かかることになります．

　本症例では治療開始5時間後の喀痰グラム染色所見で著明な菌量減少を認め，迅速な治療効果判定が可能となりました．原因微生物を詰める目的だけでなく，治

表 9　肺炎治療における効果判定項目の改善する順番

早期から改善してくるもの
↑
- 呼吸数などのバイタルサイン
- グラム染色所見
- 呼吸音
- 喀痰の量と質
- 全身状態
- 体温
- 白血球数
- CRP
- 胸部単純 X 線写真
↓
しばらくして改善してくるもの

療効果判定としてもグラム染色は有用です．ここで，肺炎球菌などの肺炎では抗菌薬開始後数時間で菌体がほぼみえなくなるのに対し，緑膿菌などによる肺炎では菌体は数日間かけてゆっくりと減少していく傾向があります．

　胸部単純 X 線写真はどうでしょうか．治療開始後にいったん増悪し，改善に時間がかかりますが，一体どのくらいまで陰影が残るのでしょうか．重症肺炎を対象としたある報告では，肺炎球菌肺炎の治療開始後 7 日目に胸部単純 X 線写真所見が正常に戻っていたのはほんの 18.2％のみで，治療開始後 28 日目になっても 54.9％で浸潤影が残存していました[12]．対象となった肺炎球菌肺炎の患者のほとんどが臨床的に改善していたにもかかわらず，その半数以上で浸潤影が 1 か月以上残るようです．これがこの疾患の自然経過であることを知ることは大切かもしれません．なお，肺炎球菌肺炎は異常影が残存しやすい傾向にありますが，この報告で対象となった肺炎患者全体では，治療開始後 7 日目に胸部単純 X 線写真所見が正常に戻っていたのは 25.1％，治療開始後 28 日目になっても浸潤影が残存していたのは 37.9％でした[12]．

c. 抗菌薬を中止できる基準

　胸部単純 X 線写真での異常影が改善するまで時間がかかることがわかりました．では，異常影が消失するまで抗菌薬を継続した方がいいのでしょうか．そんなことはありません．IDSA ガイドラインでは，下記のような抗菌薬を中止できる基準を提案しています[13]．

表 10 感染症がよくならない時に考えること

A. 経過観察の間違い	1. 治療効果判定に不適切な項目を使用していないか 2. 「解熱しない＝抗菌薬が効いていない」と思い込んでいないか
B. 診断/治療の間違い	1. 「発熱＝感染症」とは限らない 2. 診断は正しいか 3. 抗菌薬の投与量・投与頻度・投与経路は適正か 4. 解剖学的問題はないか 5. 抗菌薬は原因微生物をカバーしているか 6. 培養結果を鵜呑みにしていないか 7. 組織移行性はいいか

・最低 5 日間治療されている
・解熱後 48〜72 時間経過している
・全身状態が安定している
　　体温≦37.8℃
　　心拍数≦100/分
　　収縮期血圧≧90 mmHg
　　SpO_2≧90% on RA（room air）
　　経口摂取可能，意識障害がない

　この患者は第 2 病日に解熱し全身状態が安定していたので，5 日間で抗菌薬治療は中止しました．

7. 肺炎がよくならない時に考えること

　一般的に感染症がよくならない時に考えることを表 10 に挙げました．これを参考にしながら，肺炎について検討してみましょう．
　どうしても経過が良くないと，現在使用している抗菌薬が原因微生物をカバーしていないのではないかと考えがちです．しかし，それは表 10 の 9 つの項目のうちのたった 1 項目（B-5）に過ぎず，他にも考えることがたくさんあります．
　まず考えるのは，A の「経過観察の間違い」です．「治療効果判定に不適切な項目を使用していないか」に関して，肺炎が改善していても炎症マーカーや胸部単純 X 線写真の改善は遅れる傾向にあります．前述した通りです．ここで，肺炎治療に対する抗菌薬が効いているにもかかわらず，心不全もしくは ARDS（急性呼吸窮迫症候群：acute respiratory distress syndrome）による肺水腫の合併により，呼吸状態が増悪することがあります．その際は喀痰の質や量，呼吸数，聴診所見といったベッドサイドでの所見さえも増悪することがあります．このようなときでも，肺炎が改善していれば喀痰グラム染色所見で菌量の減少を認めます．グラム染色は，呼吸状態の増悪の原因が心不全もしくは ARDS の合併なのか，もしくは肺炎治療の失敗なのかを教えてくれる大切な検査になります．

「『解熱しない＝抗菌薬が効いていない』と思い込んでいないか」．肺炎に関して言及すると，膿胸や肺化膿症といった膿瘍性病変に進展している場合や，市中のセッティングでは通常ありませんが好中球が減少している場合がそれに当たります．

次に，Bの診断もしくは治療の間違いについて考えます．「解剖学的問題はないか」に関して，症状の改善に時間がかかる場合，もしくは同様の部位に肺炎を繰り返す場合には，閉塞性肺炎の可能性を考えます．特に胸部単純X線写真で肺門や縦隔の拡大所見を認めた場合には，肺がんによる気道の閉塞機転を疑い胸部CT検査を検討する必要があります．

「培養結果を鵜呑みにしていないか」に関して，高齢者の肺炎などでは喀痰培養から Methicillin-resistant *Staphylococcus aureus*（MRSA）が陽性となることを経験します．これらの患者は全員MRSA肺炎なのかというと，そうではないです．肺炎の原因微生物が，必ずしも喀痰培養検査で生えてくるとは限りません．喀痰培養検査は重要ですが，どのように採痰され喀痰の質はどうであったか，グラム染色所見はどうだったかを併せて検討する必要があります．Q&AでMRSA肺炎の診断を取り上げているので，参考にして下さい．

8. 抗結核薬でもあるニューキノロン系抗菌薬

ニューキノロン系抗菌薬は，緑膿菌や非定型肺炎の原因微生物であるマイコプラズマやレジオネラにまで感受性があってスペクトラムが広い点，バイオアベイラビリティが良好な点より，外来での肺炎治療に用いられることが多いのが現状です．しかし，キノロン系抗菌薬は耐性を誘導しやすく，抗結核薬でもあり肺結核の診断を遅らせる危険性があります．よって，その処方には慎重になる必要があり，最後の切札としていざという時に取っておく努力が必要だと思います．実際に，市中肺炎治療においてキノロン系抗菌薬でしか治療できない場面は少ないです．

市中肺炎と診断され，その後肺結核症と判明した33人の患者を対象としたある報告では，来院から抗結核治療開始までの時間（中央値）が，キノロン使用群で21日，キノロン非使用群で5日でした[14]．キノロン系抗菌薬の使用は肺結核症の診断を遅らせる可能性があり，患者の不利益となるだけでなく周囲への感染伝播の可能性もあることを念頭に置いておく必要があります．

9. 予防接種と患者教育

肺炎の治療だけでなく，その予防や患者の健康維持に介入することもわれわれの大切な役割です．1つ目は肺炎球菌ワクチンや毎シーズンのインフルエンザワクチンなどの予防接種です．1,006人の施設入所者を対象とした前向き研究では，23価肺炎球菌ワクチンは肺炎球菌感染症の死亡率低下だけでなく，罹患率低下にも寄与する可能性が示唆されました[15]．2つ目に基本的な患者教育です．手洗い，うが

い，咳エチケットといった基本的な指導に加え，喫煙者に対する禁煙指導や必要ならば禁煙外来への紹介もわれわれの大切な仕事になります．

take home message

- 肺炎である確率を考え，検査をオーダーしよう
- 個々の症例で丁寧に原因微生物を詰めよう
- 肺炎が改善する自然経過を知ろう

臨床で悩みがちな Q&A

Q1 喀痰培養で MRSA が出た際，それが本当に MRSA 肺炎かどうかを判断する検査はありますか．

A1 　院内 MRSA 肺炎の診断は難しいのでいつも悩みます．MRSA は肺炎の原因微生物としての頻度は決して高くないと思いますが，MRSA 肺炎は予後不良な疾患であるために注意が必要です．

　喀痰培養で MRSA が出た際にまず大切なことは，どのような状況で提出された喀痰検体であるかを確認することです．例えば，ICU で長期間広域抗菌薬が使用されている人工呼吸器関連肺炎疑いの患者から採取された喀痰なのか，一般病棟で「とりあえず」ルーチンで提出された喀痰なのかでは，喀痰培養検査結果の解釈がまったく異なります．

　次に，MRSA 肺炎の患者にはそれなりの患者背景がありそうです．ある報告では，経気道的に発症した黄色ブドウ球菌肺炎の 14 人のうち 13 人において嚥下機能障害を認めるか，肺を外環境から守る解剖学的バリアが破綻していました[16]．後者の具体例としては，喉頭切除術や腫瘍摘出後の喉頭機能不全，肺がんが挙げられました．また，上記患者群全例において，良質喀痰（炎症細胞と扁平上皮の割合が「>20：1」）のグラム染色で黄色ブドウ球菌を示唆するグラム陽性球菌が大部分を占めていました．

　MRSA 肺炎の診断は gold-standard がなく，非常に難しい．しかしながら，MRSA 肺炎を発症する患者背景を理解すること，喀痰の質とグラム染色所見を確認することは，MRSA が定着菌なのか原因微生物なのかを判断するうえで大切です．

Q2 肺炎球菌肺炎の治療にペニシリン G カリウムを使用する際，アンピシリンで代用して問題はないですか．また，何か気を付けることはありますか．

A2 　肺炎球菌肺炎患者を対象とした，ペニシリン G カリウムとアンピシリンの治療効果や副作用に関する RCT を見つけることはできませんでした．歴史的な見地から考えると，おそらくともに優れた薬剤なのだと考えられます．

ペニシリンGカリウムのような古くからある薬剤が現在もしっかりと治療薬として使用されていること，抗菌薬の「広い」「狭い」ことと「強い」「弱い」ことは関係ないことを知る目的で，適応があれば同薬剤を積極的に使用しています．特に，初期研修医の先生方にはぜひ使用していただきたい薬剤の1つです．ただし，3点注意することがあります．1点目はカリウムを多く含んだ薬剤であることです．ペニシリンGカリウム1,800万単位あたりカリウムを約30 mEq含有しています．肺炎球菌肺炎による合併症で腎機能障害などの多臓器不全があれば使用しにくくなります．2点目は静脈炎を起こしやすいことです．静脈炎を認めたら薬剤変更が現実的なのではないでしょうか．3点目は半減期が短い薬剤であり，4時間毎といった頻回投与の必要性があることです．

文献

1) Metlay JP, et al：Testing strategies in the initial management of patients with community-acquired pneumonia. Ann Intern Med 138：109-18, 2003
2) Heckerling PS, et al：Clinical prediction rule for pulmonary infiltrates. Ann Intern Med 113：664-670, 1990
3) Diehr P, et al：Prediction of pneumonia in outpatients with acute cough--a statistical approach. J Chronic Dis 37：215-225 1984
4) Lim WS, et al：Defining community acquired pneumonia severity on presentation to hospital：an international derivation and validation study. Thorax 58：377-382, 2003
5) Fine MJ, et al：A prediction rule to identify low-risk patients with community-acquired pneumonia. N Engl J Med 336：243-250, 1997
6) Miyashita N, et al：Etiology of community-acquired pneumonia requiring hospitalization in Japan. Chest 119：1295-1296, 2001
7) The JRS guidelines for the management of community acquired pneumonia in adults. Nihon Kokyuki Gakkai Zasshi, 2007 Suppl：p.2-85, 2007
8) Geckler RW, et al：Microscopic and bacteriological comparison of paired sputa and transtracheal aspirates. J Clin Microbiol 6：396-399, 1977
9) Anevlavis, S., et al., A prospective study of the diagnostic utility of sputum Gram stain in pneumonia. J Infect 59：p.83-89, 2009
10) Gutierrez F, et al：Evaluation of the immunochromatographic Binax NOW assay for detection of Streptococcus pneumoniae urinary antigen in a prospective study of community-acquired pneumonia in Spain. Clin Infect Dis 36：286-292, 2003
11) Halm EA, et al：Time to clinical stability in patients hospitalized with community-acquired pneumonia：implications for practice guidelines. JAMA 279：1452-1457, 1998
12) Bruns AH, et al：Patterns of resolution of chest radiograph abnormalities in adults hospitalized with severe community-acquired pneumonia. Clin Infect Dis 45：983-991, 2007
13) Mandell LA, et al：Infectious Diseases Society of America / American Thoracic Society consensus guidelines on the management of community-acquired pneumonia in adults. Clin Infect Dis 44 Suppl 2：S27-72, 2007
14) Dooley KE：et al., Empiric treatment of community-acquired pneumonia with fluoroquinolones, and delays in the treatment of tuberculosis. Clin Infect Dis 34：1607-1612, 2002
15) Maruyama T, et al：Efficacy of 23-valent pneumococcal vaccine in preventing pneumonia and improving survival in nursing home residents：double blind, randomised and placebo controlled trial. Bmj 340：c1004, 2010
16) Musher DM, et al：The current spectrum of Staphylococcus aureus infection in a tertiary care hospital. Medicine（Baltimore）73：186-208, 1994

7 リンパ節腫脹のマネジメント

馬渡桃子

1. 何がリンパ節腫脹を起こすのか

　リンパ節は健康な人の組織の1つですが，何らかの異変によって腫脹することがあります．形状は通常楕円形で平坦です．成人の場合，頸部や腋窩では1cmまで，鼠径では2cmまでは正常でもみられる大きさです[1]．今回お話しするリンパ節腫脹とは，明らかに正常範囲を超えて大きい場合の他，小さくても新規に出現してきた場合，平坦ではなく球状に変化している場合，圧痛を伴う場合なども含みます．

　リンパ節腫脹をきたす疾患はとてもたくさんあり，それをすべて網羅して覚えることは困難ですが，およその頻度を確認しておきましょう．プライマリ・ケアに来るリンパ節腫脹の訴えのうち，2/3以上は非特異的なものや上気道感染に伴うもので，一方，悪性疾患は1％未満といわれています[1]．プライマリ・ケアを受診したリンパ節腫脹を持つ患者のうち原因が明らかでないものについて後方視的に調べたところ，悪性腫瘍と診断されたのはそのうち1.1％に過ぎなかったという報告もあります[2]．

　ただし，研修医が勤めている二次・三次医療機関では悪性腫瘍の頻度は増加します．二次医療機関で生検されたリンパ節のうち40〜60％が悪性腫瘍だったという報告[3]もありますが，生検されていないリンパ節腫脹が分母からはずれている数字であることに注意が必要です．また，精査しても原因がわからなかった場合が30〜60％といわれており，診断できるかどうかは五分五分のような病態です．しかし，中には治療をしなければ生命予後に関わるもの（悪性腫瘍やリンパ腫）や，治療を行えば改善が見込めるもの（結核や自己免疫疾患，内分泌疾患など）もあり，そういったものを見逃さないようにリンパ節の診察をすることが重要です．

2. 年齢に注目

　リンパ節腫脹を主訴として患者が来院したら，まず年齢に着目しましょう．40歳未満の場合は圧倒的に感染症が多く，40歳以上では悪性腫瘍の頻度が増加します[4]．プライマリ・ケアにおいても，対象を40歳以上に絞ると悪性腫瘍の頻度は4％まで増加したという報告もあります[2]．特に40歳以上で鎖骨上窩リンパ節が腫

表 1　リンパ節腫脹の背景

背景		考えられる疾患
動物接触歴	ネコ	ネコひっかき病, トキソプラズマ
	ウサギ	野兎病
	ネズミ, 汚染された水	レプトスピラ
	ダニ（草むら, 動物）	リケッチア, ライム病
生肉摂取		トキソプラズマ
若い女性		菊池病, SLE, Sjögren 症候群
渡航歴	アフリカ	リーシュマニア, デング熱
	東南アジア, 南米	デング熱
	米国	ライム病, ヒストプラズマ, コクシジオイデス
	ヨーロッパ	ライム病
sexual activity あり		HIV, 梅毒, クラミジア
薬剤使用歴		薬剤アレルギー, 血清病

れている場合，悪性腫瘍を念頭に置いて精査をすべきです．鎖骨上窩リンパ節は頭頸部の炎症において反応性に腫大することが少ない部位であり，そこが腫れているということは悪性腫瘍の確率が高まります．

3. 問診事項

　問診を進めるとき，それぞれの背景を聞き出すことはリンパ節腫脹の原因疾患を鑑別する上で有用な情報をもたらします．表1に挙げたように，動物接触歴，草むら曝露歴，食事内容，性別，渡航歴，sexual activity，薬剤使用歴を確認します．該当する事項がある場合，それに相応する疾患の可能性が高くなります．

　人獣共通感染症ではリンパ節腫脹がみられることも多く，動物接触歴や草むら曝露歴（マダニの曝露）を確認することが大事です．ダニの曝露が考えられるときはリケッチア（日本紅斑熱，ツツガムシ）やライム病を鑑別疾患に入れる必要があります．ネコひっかき病や野兎病などはそれぞれ猫や野兎といった固有の曝露歴を確認することが診断のきっかけになることもあります．ネズミの糞尿で汚染されるような環境にいる場合にはレプトスピラ症も候補にあがります．食生活については，馬や牛などの生肉を摂取することがトキソプラズマ罹患リスクの1つです．菊池病や，SLE（全身エリテマトーデス）やSjögren 症候群といった膠原病疾患は男性よりも女性にやや多いという特徴があります．渡航歴があれば，渡航先の風土病なども鑑別に入れる必要があります．また，sexual activity があれば性感染症，薬剤使用歴があれば薬剤によるアレルギーなどを考える必要があります．

　背景を聞いていなければ，鑑別疾患として思い浮かべられない場合もあるので，背景を明らかにすることは大事ですが，逆に猫の曝露歴があるからとトキソプラズ

マやネコひっかき病だけにとらわれて他の選択肢がみえなくなることがないように注意も必要です．

4. リンパ節の触診

　背景，病歴などを確認したら，リンパ節を触診してさらに情報を集めます．リンパ節を触るときには，その硬さ，圧痛があるかどうか，可動性について確認します．触診は指先のパソコンなどのキーボードを押すあたりを使用するとわかりやすいです．

　リンパ節を確認する部位は自分で順番を決めておくと，漏れが防げます．筆者は，大まかには首，腋窩，鼠径と上から順に診ていくことにしています．首については領域が広いので，耳の後ろ，前，顎下，胸鎖乳突筋の後ろ，前，後頸部，鎖骨上窩の順と決めて触診しています．もし首のリンパ節が腫れている場合や，患者の訴えがある場合は，頭皮なども確認します．

　次に腋窩ですが，確認する方の患者の上肢を体幹から20〜30°くらいの角度になるように少しだけ離してもらい，検者の示指・中指・薬指の3本をスコップのように腋窩に入れて外側から内側へえぐるような感じで確認します．このとき，患者にとってはやや痛いくらいしっかり触診した方がくすぐったさを感じにくくするのでうまくいきます．あまり優しくするとかえってくすぐったくて患者が動いてしまいますから，「ちょっと痛いかもしれませんが少しの間なので頑張って下さい」などと声掛けをしてしっかり行いましょう．腋窩は血管が触れやすい位置にありリンパ節と間違えやすいのですが，左右両方確認してみて左右差がなければ血管かもしれないと考えます．触診だけで鑑別しにくい場合にはエコーなどの画像検査が役立ちます．腋窩が腫れている場合や，上肢に外傷などある場合は，肘窩，上腕のリンパ節も確認します．上腕では内側の上腕動脈に沿った部分にリンパ節腫脹がみられやすいです．

　鼠径リンパ節を確認するには患者に臥位になってもらう必要があります．また，デリケートな部分の診察になりますので，一対一で問題がありそうな場合は，他のスタッフを呼びましょう．特に男性医師が女性患者の診察を行う場合は，女性スタッフに1人診察室内に入ってもらうようにして，患者が安心感をもてるよう気配りが大事です．鼠径も血管を触れやすいのですが，拍動を触知しやすいので血管とリンパ節の鑑別は比較的容易です．まず鼠径靱帯に沿って確認し，大腿動脈の走行経路を下るように大腿部まで確認します．上肢と同じように，下肢に何らかの外傷や病変がある場合には膝窩のリンパ節も確認します．

5. リンパ節の性状

　リンパ節の硬さはおおまかに3段階に分けて考えます．リンパ節が石のように固い場合，すでに長時間が経過していることが考えられ，石灰化しやすい結核や，固

表2 リンパ節の性状からみた疾患

硬さ	硬い	固形腫瘍転移，陳旧性炎症
	弾性硬	悪性リンパ腫，CLL
	柔らかい	ALL
圧痛	あり	最近の急速な増大＝炎症の反映
	なし	悪性疾患の転移，悪性疾患でもリンパ節内出血は痛い
可動性	あり	悪性リンパ腫
	なし	周囲への炎症波及，固形腫瘍

形腫瘍を考えます．弾性硬と表現されるようなゴムのかたまりのような硬さの時には，比較的最近腫れてきたような場合で，悪性リンパ腫や慢性リンパ性白血病（CLL）なども考えます．さらに柔らかい場合は，まだできたばかりで急速に増大している可能性があり，急性リンパ性白血病（ALL）や急性の感染症などを考えます．

次に，リンパ節を押したときに痛いかどうか確認しましょう．痛い場合は，最近の炎症によって腫れてきている証拠となります．リンパ節の中で今まさに炎症細胞が増殖していて中からも急速な圧がかかっている場合，外から押すと痛みを感じやすいのです．急性感染症でリンパ節が腫れているときは，圧痛を伴うことが多いです．腫瘍性のリンパ節腫脹の場合には，痛みの訴えはほとんどありませんが，リンパ節内に出血などを起こしている場合には圧痛を認めることもあります．

腫れているリンパ節を動かしてみた時に，周りの組織にがっちりくっついているか，あるいは動かせるかどうかも1つの判断材料になります．悪性リンパ腫のときは可動性が保たれていることが多く，固形腫瘍や強い炎症のときには周りと癒着していることが多いため可動性があまりみられません（表2）．

3か所以上のリンパ節領域が腫れているときは，全身性リンパ節腫脹といって限局していないものと考えます．全身性リンパ節腫脹（generalized lymphadenopathy）と限局的リンパ節腫脹（localized lymphadenopathy）で分けて鑑別疾患を考えてみましょう．

6. 全身性リンパ節腫脹

まず，全身性リンパ節腫脹の原因としては，伝染性単核球症（EBV，CMV，HIV，トキソプラズマ），抗酸菌感染症，SLE，薬剤性，リンパ系腫瘍などを考えます．Saint-Frances Guide[5]に載っている語呂合わせとして"SHE HAS CUTE LAN"というものがあります．

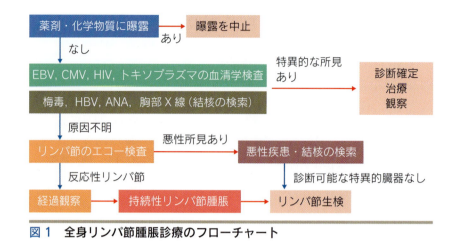

図1 全身リンパ節腫脹診療のフローチャート

- **S**yphilis   **H**epatitis   **E**pstein-Barr virus
- **H**istoplasmosis   **A**IDS/HIV   **S**erum sickness
- **C**ytomegalovirus   **U**nusual drugs   **T**uberculosis, Toxoplasmosis
  Erythrophagocytic lymphohistiocytosis（血球貪食症候群）
- **L**eishmaniasis   **A**utoimmune   **N**eoplasms

しかし，ヒストプラズマやリーシュマニアは日本国内ではほとんどが輸入例なので，筆者はこれを改変して "SHE HAS CUTE CAN" と覚えています．

- **S**yphilis   **H**epatitis   **E**pstein-Barr virus
- **H**emophagocytosis   **A**IDS/HIV   **S**arcoidosis
- **C**ytomegalovirus   **U**nusual drugs   **T**uberculosis, Toxoplasmosis
  Endocrine disease
- **C**astleman's disease   **A**utoimmune   **N**eoplasms

　薬剤性として頻度が多いものはアロプリノール，アテノロール，セファロスポリン，カプトプリル，ペニシリン，抗てんかん薬などですが，その他の薬剤でも起こります．内分泌疾患としては甲状腺機能亢進症のほか，報告は多くないものの甲状腺機能低下症や副腎機能不全も原因になることがあるようです[6]．自己免疫疾患としてはSLE，MCTD，Sjögren症候群，関節リウマチ，原発性胆汁性肝硬変がリンパ節腫脹をきたしやすいことが知られています．

　全身リンパ節腫脹をきたしている患者を診療するとき，全身状態の悪化や気道狭窄，急性の経過がなければ，頻度の高い疾患からルールアウトしていくというアルゴリズム（図1）に従って診療していくことができます．まずは薬剤・化学物質の曝露があればそれを遠ざけます．その経過をみながら，すぐ改善するようでなけれ

ば伝染性単核球症の血清検査を検討します．このとき，HIV からトキソプラズマから何でも一斉に全部検査する必要はありませんので，問診の結果，検査前確率が高そうなものから行うのがよいでしょう．次に検討するのは結核，梅毒，B型肝炎，膠原病です．しかし，sexual activity のある患者では梅毒やB型肝炎を先に調べたり，高齢者や長期免疫不全者，栄養状態不良者などはもっと早期に結核を鑑別に入れたりと順番は患者の状況に応じてアレンジが必要です．日本ではBCG接種が行われているためツベルクリン反応検査が結核の診断には役立ちません．そのため症状や画像検査の結果を総合的に踏まえ，喀痰検査や胃液検査で診断がつかなくても結核以外に説明できる明らかな原因がないときはリンパ節の組織診断が必要になります．リンパ節の組織診断のためには，穿刺吸引，針生検，切除によるリンパ節生検などの方法があります．結核診断において最も感度が高いのは切除生検ですが，侵襲性も高くなります[7]．結核の高度流行地域では穿刺吸引による組織採取でも感度・特異度が高いことが報告されていますが，日本では，穿刺吸引による検査で陰性であっても結核を否定することはできません．しかし，結核性リンパ節炎を第1に疑う症例では，侵襲性の低い穿刺吸引から行うのも選択肢の1つと思われます．注意すべきは，他の疾患も鑑別の上位にあるような時です．特にリンパ腫の場合には，リンパ節そのものの構造評価が必要なため，切除生検が原則です．針生検の侵襲性は穿刺吸引と切除生検の間で，近年では悪性腫瘍の診断用に今までの針生検よりもまとまった組織が採取可能な針も用いられるようになっており，より低侵襲にリンパ腫の診断が可能な場合もあります．リンパ節の組織採取のときには，どの疾患がより疑わしいのかということ，その施設（あるいは地域）で施行可能な診断技術がどれかということをもとに，方法を決定するとよいでしょう．

CT は結核の他，サルコイドーシスや悪性腫瘍などの検索に有用ですが，若年者の場合にはX線被曝の問題もあるので，リンパ節のエコー検査で悪性所見があればさらに画像検索を進めるという方法がよいでしょう．リンパ節の組織診断を行うことが決定した場合には，解剖学的にアプローチしやすいリンパ節の見極めや，どのリンパ節が検査に適しているかを判断するのにもCTが役立ちます．内部が壊死しているようなリンパ節は組織の評価が困難なため，同程度のリンパ節腫脹が複数あるのなら，壊死していないリンパ節を検査するようにします．

全身状態が悪い場合は，治療しないと命に関わってくる疾患を見逃さないことが必要になります．急性白血病や悪性度の高い悪性リンパ腫，血球貪食症候群，甲状腺疾患，副腎不全，SLE などは増悪時には速やかに治療介入する必要があるため，重症者では早期に鑑別しなければなりません．

7. 限局的リンパ節腫脹

a. 頭頸部

それぞれの所属域の感染巣の有無を確認します．

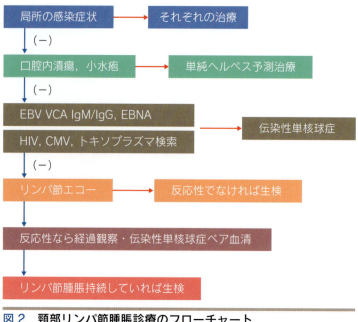

図2 頸部リンパ節腫脹診療のフローチャート

> **後頭部**：頭皮の感染症
> **耳介前部**：結膜炎，ネコひっかき病（ひっかかれた場所による）
> **前頸部**：上気道炎，口腔・歯科領域の問題，口唇ヘルペス

　結核も頸部のリンパ節炎として発症することがあります．

　菊池病は頸部に片側に腫大するリンパ節としてみられることが多いです．頻度は低いものの頭頸部悪性腫瘍や限局期のリンパ腫も原因となります．また，伝染性単核球症の一部は全身性リンパ節腫脹まで広がらずに頸部リンパ節腫脹のみみられる場合もあるので（しばしば両側性），明らかな感染巣が見つからない場合やなかなか改善しない咽頭炎は伝染性単核球症の検索を行います．（図2）

　小学校入学前の小児では，数日で増大する炎症性の片側頸部リンパ節腫脹に *Staphylococcus aureus* や group A streptococci が関与している病態が知られており，第1世代セフェムによる治療で軽快します．急性化膿性疾患であるためリンパ節は柔らかく圧痛は強いです[8]．

b. 鎖骨上窩

　結核，トキソプラズマ，サルコイドーシスのほか，左右のドレナージ領域によって以下の悪性腫瘍の可能性を考えます．

> **右**：縦隔腫瘍，肺がん，食道がん
> **左（Virchow）**：胃がん，胆嚢がん，膵臓がん，腎がん，精巣がん，前立腺がん，卵巣がん

表3　リンパ節腫脹に伴う症状と鑑別疾患

	発熱・悪寒・発汗	体重減少	疲労	咽頭炎	発疹・発赤
悪性リンパ腫, HIV	○	○	○	○	○
EBV, CMV	○	○	○	○	
トキソプラズマ					
結核	○	○	○		
連鎖球菌	○			○	○
アデノウイルス					
風疹, 麻疹	○				○
HBV					
ダニ感染症					
川崎病, SLE					
菊池病, 薬剤					
甲状腺機能亢進症	○	○			
固形腫瘍		○	○		
梅毒, 淋菌				○	
II期梅毒					○
甲状腺機能不全			○		
副腎機能不全			○		

c. 腋窩

同側上肢の外傷や感染症（猫ひっかき病や野兎病），上肢の悪性腫瘍，リンパ腫，乳がんなどが原因となります．

d. 鼠径

感染症としては，陰部ヘルペス，初期梅毒，軟性下疳，クラミジア性リンパ肉芽腫といった性感染症や，下肢の感染症を考えます．また，直腸・生殖器・下肢の悪性腫瘍，リンパ腫などが原因となります．

8. 随伴症状から鑑別

リンパ節腫脹と随伴している症状の組み合わせで鑑別疾患を絞ることも可能です（表3）．発熱・悪寒・発汗といった全身症状を伴っている場合，肺炎や尿路感染症，敗血症などの感染症の他，進行期の悪性リンパ腫，菊池病，薬剤によるものを考えます．

咽頭炎といったフォーカスがある場合，アデノウイルス，インフルエンザ，レンサ球菌による咽頭炎，HSV1，HSV2 の初感染症状，伝染性単核球症（EBV，CMV，HIV，トキソプラズマ），梅毒や淋菌の咽頭感染，*Fusobacterium* などの深頸部感染症，腫瘍としては悪性リンパ腫を鑑別に挙げます．

発疹や発赤といった皮膚所見を伴う場合，発熱もあれば風疹，麻疹，溶連菌感染症，川崎病，Ⅱ期梅毒，ダニ感染症（リケッチア，ライム病），菊池病，HBV を考えます．発熱があってもなくてもよいものとしては，薬剤性，T 細胞性白血病，悪性リンパ腫，SLE などが挙げられます．

全身疲労感は慢性の消耗性疾患を考えます．EBV，CMV，HIV 感染症，結核，甲状腺機能不全，副腎機能不全などを鑑別する必要があります．

同じく体重減少も消耗していることが考えられ，悪性腫瘍，結核，HIV 感染症の鑑別が必要です．また，甲状腺機能亢進症では体重減少，発汗などを伴うことが多く，中毒症の場合には発熱も伴います．

9. 症例提示

それでは症例をもとにリンパ節腫脹の診かたをおさらいしてみましょう．軽快しないため感染症科外来を紹介受診した症例です．

- 生来健康な 30 歳女性
- 2 週間前から前頸部に痛みを伴うしこりを自覚
- 発熱（－）　咽頭痛（－）　咳嗽（－）
- 10 日前に近医受診
- クラリスロマイシン 200 mg　1 回 200 mg　1 日 2 回（5 日間）
　　→軽快せず
- 5 日前に再受診
- セフカペン・ピボキシル 100 mg　1 回 100 mg　1 日 3 回（3 日間）処方
　　→軽快しないため感染症科外来を紹介受診
- バイタルサインに異常なし
- 咽頭発赤（－）
- 両側前頸部に 5 mm 大の圧痛を伴うリンパ節
　　→数珠状に数個触知，可動性は良好，硬くない
- その他の全身リンパ節は触知せず
- 肝脾腫（－）

年齢が 30 歳ということで固形腫瘍の可能性は低く，感染症である可能性や，女性であることから膠原病の検査前確率がやや高いと考えます．菊池病の好発年齢は 30 歳未満と言われており[9]，片側性が多いことからこのケースでは可能性は高くは

ないでしょう.

　大きさは5mm大ということで,大きさだけでは正常範囲内ともいえられますが,圧痛を伴っているため新規のリンパ節腫脹である可能性が高いと考えます.若年でも比較的起こりうる腫瘍性疾患として悪性リンパ腫については大きさが小さいことや圧痛があることから現時点で可能性が高いとはいえません.

　両側の頸部に限局しているリンパ節腫脹ということからは上気道感染,口腔・歯科領域の問題や,伝染性単核球症の可能性を考えます.しかし,随伴症状として発熱や上気道症状がないことからは,上気道感染や伝染性単核球症としては非典型的です.2週間の経過を考えると急性の上気道炎や咽頭炎は長すぎる印象もあります.伝染性単核球症を起こす病原体は初感染時には無症状の人から数週間続く発熱やリンパ節腫脹,咽頭炎を起こす人までさまざまな経過がありますので,否定はできませんが,現時点ではごく軽症であることが考えられます.もし軽症な伝染性単核球症だった場合,検査をすべきものとしては将来に重大な問題をきたす可能性が高いものではないでしょうか.

　早期に発見しておくことで将来に備えることができるとすればAIDSを起こす可能性のあるHIV感染症です.問診の結果,リスクがあるということであれば,これを機に検査を勧めるのもよいと思われます.HIVスクリーニング検査は抗原と抗体を同時測定する第4世代スクリーニングを使用した場合には最短17日で検出できる場合があります[10]が,感染早期には偽陰性の可能性もありますので,濃厚に疑う場合や臓器障害などあって早期に治療介入が必要な場合はウイルスのRNA定量検査でも確認した方がよいでしょう.そうでない場合には,偽陰性の可能性を説明し,後日再検査することを勧めます.

　また,この症例では抗菌薬治療が行われていますが軽快していないということに着目してみると,投与された抗菌薬が無効の細菌か,抗菌薬投与だけでは改善しない病態か,そもそも抗菌薬の効かないウイルスなど細菌以外の病原体や感染症ではない疾患か,ということを考えなければなりません.

　そもそも,頸部リンパ節腫脹をきたす頭頸部の感染症で発熱がないといった場合に抗菌薬投与が必要なものは多くありません.はなばなしい症状を呈する咽頭炎や喉頭蓋炎,口腔底蜂巣炎などに対し,慢性の中耳炎や副鼻腔炎,歯性細菌感染などが発熱のない頸部リンパ節腫脹と関連することは考えられますが,それに対し必要な治療は抗菌薬投与よりも有効なドレナージです.中耳や副鼻腔は,もともと無菌的な領域ではなく自然軽快例もあるので抗菌薬は必ずしも全例に必要ではありません.また,歯性感染の場合には,ドレナージしなければ改善は見込めません.十分に検討せず抗菌薬投与を行うことは,結核の診断を遅らせたり,副作用を起こしたりするリスクもありますので,避けるべきでしょう.この症例では使用していませんが,一般細菌に用いられる薬剤の中でも特にキノロン系薬剤は結核治療薬としても重要な薬剤です.結核未診断の状態でのキノロンの投与は,一時的に結核を改善させ,診断の遅れ,適切な治療の遅れにつながる可能性があり,診断前のキノロン曝露によって死亡リスクが増加したという報告もあります[11].フルオロキノロン以外でもク

表4 リンパ節腫脹の増大するスピード

日の単位	・バーキットリンパ腫，急性リンパ性白血病
週の単位	・中等度悪性度のリンパ腫
月/年単位	・低悪性度のリンパ腫，Castleman's disease
変化乏しい	・サルコイドーシス

ラブラン酸やカルバペネムなど in vitro で結核に対して活性を持つ抗菌薬もあり，抗菌薬投与は常にその先のメリットとデメリットを検討しながら行う必要があます．

この女性は，動物飼育歴や動物接触歴は特になく，生肉摂取の習慣もないとのことでした．また，子どもや発熱しているような人との接触も特に記憶にはないとのことでした．伝染性単核球症については初診時に HIV スクリーニング検査だけ施行し陰性でした．追加問診で 1 か月くらい前から下顎歯に違和感を自覚していたとのことで歯科受診を勧めたところ，齲歯と歯根嚢胞の感染を指摘されました．歯科治療を行うとリンパ節の痛みは徐々に改善し，最終的には歯性感染によるリンパ節腫脹だったと診断しました．

10. 生検はどんな時に適応するか

生検は，診断には確実に近づけますが，一方で侵襲的な検査となりますので，そのメリットとデメリットを天秤にかける必要があります．他に特異的な所見をもつ臓器があり，そちらがより低侵襲，あるいは確実に診断できるのであればリンパ節生検を行う必要はないでしょう．生検で見つけなければならない疾患は治療しなければ予後が悪いものです．悪性疾患，Castleman's disease，結核などがそういった適応になります．また，生検で診断が確定できるものとしてはサルコイドーシス，菊池病などがあります．生検すべきサイズとしては 2～2.25 cm 以上では悪性疾患や肉芽腫病変が見つかりやすく勧められています[1]．一方で 1 cm 未満の多くは良性で経過観察が推奨されています．その間の大きさについては，経過をみながら生検のタイミングをはかります．生検を急ぐ病態としては，高悪性度や中等度悪性度のリンパ腫（バーキットリンパ腫，びまん性大細胞型 B 細胞性リンパ腫，血管免疫芽球性 T 細胞性リンパ腫など）があります．これらは，週の単位，あるいは日の単位で増大傾向がありますので，問診から急速に大きさが変化している様子があれば早期に専門医に相談すべきです．表4 にリンパ節腫脹の増大するスピードの目安を示しました．

take home message

- 病歴聴取と診察から急ぐべき病態かどうかをまず判断する．急ぐ場合は生検について検討し，急がない場合は，可能性の高そうな疾患から検査等で鑑別を行って確認していく．
- 成人で抗菌薬が必要なリンパ節腫脹は，リンパ節以外に感染を示唆する所見が明らかな場合を除き，多くはない．中途半端な抗菌薬投与が結核の診断を遅らせることもある．
- リンパ節生検については，1）2 cm以上あるいは急速な増大傾向のある時，2）他に組織診断できる部位がない時，に施行すべきと考えられる．

臨床で悩みがちな Q&A

Q1 リンパ節腫脹の患者で専門医へすぐに紹介すべき所見をもった患者の特徴は何でしょうか．

A1 1週間以内に倍以上の大きさになるなど急速な増大傾向がみられる場合は，高悪性度リンパ腫や急性リンパ節白血病の可能性を考え，可能な限り当日中に専門医へコンサルトしその後の方針を検討すべきでしょう．白血病の場合は，血算でも異常がみられます．

また，頸部に病変がある場合には咽頭周囲のリンパ組織も腫脹していないか留意しましょう．気道狭窄が疑われる場合には気道確保ができる医療機関で診療する必要があります．

他の疾患同様，患者のバイタルが不安定だったりDICが疑われたり，シックな状態の時にはやはり全身管理が可能な医療機関で診療することが必要です．

上記のような所見がなければ，アルゴリズムなどを参考に経過をみながら鑑別を進めていきます．

Q2 エコーでリンパ節をみるポイントはどこですか．

A2 リンパ節の正常構造は楕円型で平坦な形状で，中高年の場合はしばしばリンパ節門に脂肪沈着して口が開いた状態にみえます（図3）．リンパ節門は脂肪に富んでいるのでリンパ節の実質の部分に比べ高エコーにみえます．リンパ節自体はリンパ節門を囲むように馬蹄形にみえます．炎症や外傷による所属リンパ節の反応性腫大は，生体防御機構による正常リンパ球の増殖であり，正常リンパ節が構造変化を伴わずにそのまま腫大します．大部分が長径/短径比が2.0以上です．リンパ節が腫瘍に置き換わっているときは，リンパ節内に球状に増殖してリンパ節自体の形がゆがんだ様子や，リンパ節門以外から血管が流入しているのがドップラーエコーで観察できます．反応性リンパ節腫脹におけるリンパ節門以外からの血管

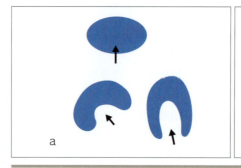
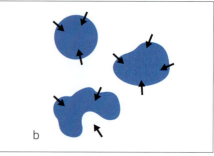

図3 リンパ節のエコー所見（→は血管流入路）
a：正常リンパ節は楕円形．中高年になると血管流入・流出路であるリンパ節門に脂肪沈着し，馬蹄形にみえることもある．リンパ節門はドップラーをかけると血流が確認できる．反応性リンパ節腫脹はこの形状が保たれている．
b：腫瘍性のリンパ節は球形や，リンパ節の一部が増殖していびつになったり，内部エコーが不均一になったりしている．ドップラーをかけるとリンパ節門以外にもリンパ節に流入する血流がみられる．

の流出入は2～8%であり[12～14]，リンパ節門以外からの流出入を認める時は，腫瘍性を考えます．ただし，反応性でも結核腫，炎症性偽腫瘍，ネコひっかき病，壊死性リンパ節炎は反応性リンパ節腫大と腫瘍性リンパ節の中間の所見となるため判別が難しく，リンパ門以外からの血管流出入を認めやすいといわれています[14]．

Q3 リンパ節生検は針生検でいいですか．

A3
　fine needle aspirationは腫瘍の再発時の診断には有用ですが，初診時の診断には検体量が少なく，組織構造が不明のため不適切です．特に，悪性リンパ腫は細胞そのものの性質の他，リンパ節構造によって組織診断がなされるため，ある程度のmassでの検体提出が必要となります．結核，サルコイドーシス，菊池病，Castleman's diseaseについても組織構造の確認が必要となります．近年，core needle biopsyという太めの針生検での診断についての報告では，リンパ腫における診断率は80%台まで得られており[15,16]，リンパ節生検に比べると侵襲も少なくて済むことから外科的切除が技術的に困難な場所の生検や，院内に専門医がいない場合に紹介するかどうかスクリーニングするという場合には有用と考えられます．

文献
1) Patrick H, et al：Enlargement of Lymph Nodes and Spleen. In Dan L. Longo, et al：Harrison's Principles of Internal Medicine, pp465-467, The McGraw-Hill Companies, 2012
2) Fijten GH, et al：Unexplained lymphadenopathy in family practice. An evaluation of the probability of malignant causes and the effectiveness of physicians' workup. J Fam Prac 27：373-376, 1988
3) Lee Y, et al：Lymph node biopsy for diagnosis：a statistical study. J Surg Oncol 14：53-60, 1980
4) Chau I, et al：Rapid access multidisciplinary lymph node diagnostic clinic：analysis of 550 patients. Br J Cancer 88：354-361, 2003

5) Sunny Wang：Lymphadenopathy, In Bent S et al.：Saint-Frances Guide：Clinical Clerkship in Outpatient Medicine, pp443-449, Lippincott Williams & Wilkins, 2008
6) Zaroukian Michael H：Lymphadenopathy. In Tieney Lawewnce M：The Patient History：Evidence-Based Approach, pp 87-95, The McGraw-Hill Companies, 2005
7) Fontanilla JM, et al：Current Diagnosis and Management of Peripheral Tuberculous Lymphadenitis. Clin Infece Dis 53：555-562, 2011
8) 青木眞：レジデントのための感染症診療マニュアル，第2版，pp375-389，医学書院，2008
9) Lin HS, et al：Kikuchi's disease：A review and analysis of 61 cases. Otolaryngology-Head and Neck Surgery 128：650-653, 2003
10) Pragna P, et al：Detecting Acute Human Immunodeficiency Virus Infection Using 3 Different Screening Immunoassays and Nucleic Acid Amplification Testing for Human Immunodeficiency Virus RNA, 2006-2008. Arch Intern Med 170：66-74, 2010
11) Van der Heijden YF, et al：Fluoroquinolone exposure prior to tuberculosis diagnosis is associated with an increased risk of death. Int J Tuberc Lung Dis 16：1162-1167, 2012
12) Shirakawa T, et al：Color/power Doppler sonographic differential diagnosis of superficial lymphadenopathy：metastasis, malignant lymphoma, and benign process. J Ultrasound Med 20：525-532, 2001
13) Na DG, et al：Differential diagnosis of cervical lymphadenopathy；usefulness of color Doppler sonography. AJR 168：1311-1316, 1997
14) Ahuja A, et al：Power Doppler sonography of cervical lymphadenopathy. Clin Radiol 56：965, 2001
15) Demharter J, et al：Percutaneous core-needle biopsy of enlarged lymph nodes in the diagnosis and subclassification of malignant lymphomas. Eur Radiol 11：276-283, 2001
16) Hu Q, et al：Needle-core biopsy in the pathologic diagnosis of malignant lymphoma showing high reproducibility among pathologists. Am J Clin Pathol 140：238-247, 2013

8 頭頸部感染の マネジメント

上蓑義典

　頭頸部の感染というと何を思い浮かべるでしょうか．脳も副鼻腔も耳も頭頸部の臓器ですから，髄膜炎や，脳膿瘍，副鼻腔炎，中耳炎なども含まれてしまいます．ただ，これらは他章に詳しいので本章では割愛します．
　本章では，深頸部といわれる，頸部の深層にある軟部組織の感染症を中心に扱います．本章で理解していただきたい疾患はLudwig angina（口底蜂窩織炎），Lemierre症候群，咽後膿瘍の3項目です．ではまず症例からはじめましょう．

1. 症例提示

　55歳の男性．本人の話では，4日前に歯科でう歯を抜歯されました．来院(ER)前日から発熱，食欲不振，全身倦怠感および下顎部の著明な発赤・腫脹・熱感が出現．来院当日になって開口障害が出たため救急外来を受診しました．抜歯後に第3世代セフェム系経口抗菌薬を処方され内服しています．
　咽頭痛はないが，嚥下時の痛みがあります．呼吸困難感と胸痛を訴えていますが，腹痛や関節痛はありません．
　既往歴は2型糖尿病で，経口血糖降下薬と抜歯後に処方された第3世代セフェム系経口抗菌薬を内服しています．薬剤アレルギーはありません．
　では診察しましょう．バイタルは血圧100/60 mmHg．脈拍100回/分．呼吸数は30回/分，体温は39.5℃でした．浅く速い呼吸をしていて辛そうです．
　右下第1大臼歯を抜歯しており，口腔内の所見は図1に示すように，舌下・顎下の発赤・腫脹・熱感を認め，まるで舌が2枚あるようにみえます．口を頑張って開けてもらいましたが，図2のように2横指程度しか開口できません．心音と呼吸音に異常所見はありません．胸骨の裏あたりに圧痛はありませんが，自発痛があります．腹部は平坦かつ軟で圧痛はありません．皮疹もなく頸部リンパ節も触知しません．

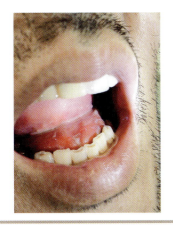

図1 患者の口腔内の様子(舌が上方に挙上してみえる)

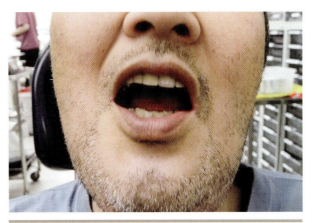

図2 患者の開口障害の様子(努力して開口しても2横指程度)

【血液データ】WBC 19,500/μL (Seg 62%, Band 29%, Lymph 3%, Mono 6%), Hb 12.3 g/dL, Plt 18.5万/μL, Na 141 mEq/L, K 3.9 mEq/L, Cl 107 mEq/L, UN 35 mg/dL, Cr 0.7 mg/dL, AST 32 IU/L, ALT 31 IU/L, LDH 253 IU/L, PG 340 mg/dL, HbA1c 8.2%

おや,患者が何かいっています.「へんへー,おへのひょーい,なおひてよー」.開口障害と舌の腫大でうまく発声できないようですが,おそらく,「先生,俺の病気治してよー」と切実に訴えているようです.

2. 深頸部感染症の特徴

いざ深頸部感染症を学ぶ時に,何に注目すればいいのでしょうか.ポイントは3つあります.

- ・解剖学的なスペース
- ・気道や脈管への影響
- ・スペース間の交通による急速な感染の波及

これらを意識して深頸部感染症を考えると理解しやすくなります.

3. 解剖学的なスペースをまず理解する

肺炎は肺の感染症,腎盂腎炎は腎盂・尿管の感染症です.ところが深頸部感染症といわれても,首のあたりの感染症ということはわかりますが,頸部の骨なのか筋

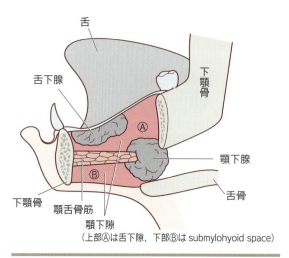

図3 顎下隙の解剖

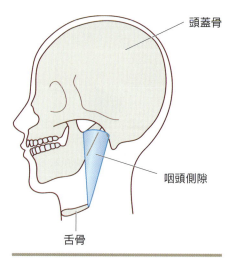

図4 咽頭側隙の位置
側頭部の円錐の部分に該当する

肉なのかあるいは気道なのか，構造物が多すぎて実際にどこが感染しているのか，イメージしにくい疾患です．

筆者は，「深頸部感染症とは頸部のどの部分の感染症か」と聞かれた時，「『スペース』の感染症」と答えています．その中でもこれから挙げる3つのスペースが最も重要な感染のフォーカスとなります．順にみていきましょう．

a. 顎下隙

顎下隙（submandibular space）とは下顎に存在する，口腔底の粘膜と深頸筋膜の浅層に囲まれた粗な結合組織によって構成される空間です（図3）[1]．顎舌骨筋により，口腔側で舌下腺を含む舌下隙（sublingual space）と，深頸筋膜浅層側で顎下腺を含む submylohyoid space に分けられてはいますが，顎舌骨筋の後方で相互に交通しており，1つのスペースを構成しています．

ただ，図と文章だけではわかりにくいかもしれないので自分の体で確認しましょう．顎先を触って，そこから少し首の方に指をスライドさせます．下顎の骨のない柔らかい部分，ちょうど猫の喉をゴロゴロ触って遊ぶときに触るあたり，その奥が顎下隙です．

b. 咽頭側隙

咽頭側隙（parapharyngeal space）は頸部の両側面に存在する円錐形の空間です．円錐の頂点は舌骨と接していて，円錐の底面は頭蓋骨が形成しています（図4）[1]．場所としては咽頭の後側壁を覆う咽頭収縮筋の深側で，内側面は気管筋膜によって構成され，外側面は深頸筋膜の浅層と内側翼突筋，下顎骨によって構成されていま

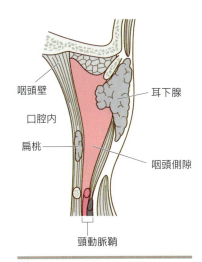
図5 咽頭側隙の矢状断

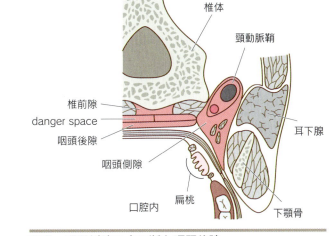
図6 咽頭側隙の水平断と咽頭後隙

す（図5）[1]．

　咽頭側隙はさらに茎状突起によって前後2つに分けられます．前の部分にはリンパ組織や脂肪組織，結合組織，咀嚼筋などの構造を含むため，この部位に感染が生じると開口障害を引き起こします．後の部分には，第10脳神経，第12脳神経のほか，頸動脈鞘などの脈管組織が含まれるため，この部位に感染が及ぶとLemierre症候群のように脈管系に影響が及んできます（図6）[1]．

　場所のイメージとしては，両耳たぶの下，少し前方に固く触れる下顎骨の裏あたり，口の中では咽頭扁桃のちょうど裏側のあたりになります．

c. 咽頭後隙

　咽頭後隙（retropharyngeal space）は咽頭の後方，脊椎の前方にあるスペースです．咽頭収縮筋の側から順に（狭義の）咽頭後隙，danger space，椎前隙（prevertebral space）の3つのスペースに分かれています．このスペースの特徴としては，スペースが頸部だけではなく，椎体に沿って縦隔や胸部につながっていることが挙げられます．このため，後に述べるように深頸部感染症が胸部へ急速に広がっていくのです．

4. スペース間はつながっている

　さて，代表的な3つのスペースを理解したところで，それぞれのスペースの関係をみていきましょう．図7[2]を見てください．

　顎下隙は，buccopharyngeal gapという部位を通じて両側の咽頭側隙とつながっています．そして，咽頭側隙は，図6に示すように咽頭後隙と隣り合っています．よって，顎下隙の感染は，咽頭側隙を経て咽頭後隙まで容易に波及しうるのです．

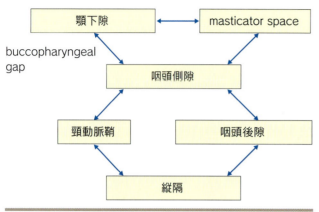

図7 スペース間のつながり
(Reynolds SC, et al：Life-threatening infections of the peripharyngeal and deep fascial spaces of the head and neck. Infect Dis Clin North Am 21：557-576, 2007 の図を改変)

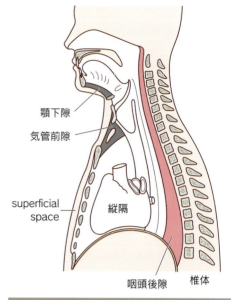

図8 咽頭後隙と縦隔の関係

　さらに，咽頭後隙は図8[3]に示すように，椎体の前方を椎体に沿って縦隔までつながっており，顎下隙の感染が咽頭後隙を通じて短時間のうちに縦隔まで拡大していくリスクがあります．また，咽頭側隙の中を通る頸動脈鞘周囲に感染が及ぶと，頸動脈鞘に沿って，気管の前方にある気管前隙（pretracheal space）というスペースに拡大し，さらに接している前上縦隔に感染が波及していくという経路が存在します．
　このように，深頸部のスペースの感染は隣接するスペースを通じ，最終的に縦隔まで容易に広がっていくのです．

5. 顎下隙の感染症 —— Ludwig angina

　ここまでの解剖学的な知識を踏まえていよいよ各論へ進みましょう．1つ目はLudwig anginaです．

a. 歴史

　Ludwig angina は 19 世紀前半に活躍したドイツ人医師の Wilhelm Frederick von Ludwig により 1836 年に報告された病気です．
　彼は，「喉頭と口腔底の間に存在する筋組織の周囲にある結合組織の壊疽性の硬結」(gangrenous induration of the connective tissues that cover the small muscles between the larynx and the floor of the mouth) の所見を有する5名の患者について報告しました．これが後に Ludwig angina とよばれることになります．そして Ludwig が記載した結合組織こそが顎下隙です．

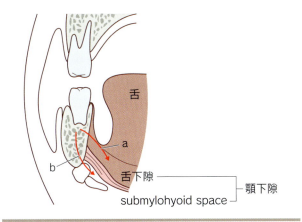

図9 下顎のう歯から感染が拡大するルート
aのルートで舌下隙に，bのルートでsubmylohyoid space拡大する．両スペースはともに顎下隙の一部である．

b. 機序

ではどのようにしてLudwig angina，つまり顎下隙の感染は起こるのでしょうか．その最大の原因は下顎のう歯です．例えば智歯（親知らず）などの下顎の歯牙がう歯に陥り歯根部まで進行すると，周囲の歯槽骨が脆弱になり小さな穴があいたりします．その穴を通じ歯根部で増殖した口腔内の細菌が，顎下隙に図9[2]のように流れ込み感染が成立します．

c. 症状

実際に顎下隙に感染が生じると起こる症状としては，口痛，斜頸，流涎，嚥下障害，発熱，悪寒，悪心の他，くぐもった声に変化することがあります．冒頭の症例では，開口障害が生じていましたが，実は顎下隙の感染のみでは開口障害はきたしません．開口障害は咽頭側隙に感染が生じ，その中に含まれる咀嚼筋に影響が出た場合に生じる症状なのです．ということはつまり，冒頭の症例では顎下隙のみならず咽頭側隙にもbuccopharyngeal gapを通じて感染が波及しているということなのです．

d. 身体所見

Wilhelm Frederick von Ludwigは患者の所見を"woody"な頸部の腫脹と記載しました．患者の頸部は木のように固く褐色に頸部が腫脹します．腫脹は両側性に生じます．また舌が腫大し突き出したようになります．実際に口腔内を観察すると，舌の下の口腔底が盛り上がり，まるで舌が2枚あるかのようにみえます．なお頸部のリンパ節腫脹は伴わないことが多いとされています．

e. 診断と検査

　Ludwig angina の診断は病歴と身体所見をもとに総合的に行います．画像検査を行わずとも Ludwig angina 自体の診断は可能ですが，ドレナージの必要な膿瘍の有無や咽頭側隙などの他のスペースへの進展の有無を調べるという意味で，造影 CT を行う意義はあります．また，開口障害があり，口腔内の所見を直視下に確認できない場合，その所見を補う役割も果たします．

　造影 CT 検査で膿が貯留している所見を認めた場合，積極的に耳鼻科や口腔外科の先生に穿刺を依頼して培養検体を提出しましょう．膿の貯留を認めた場合には速やかにドレナージを行う必要があるので，同時に洗浄や一時的なドレーン留置なども行ってもらいましょう．もちろん抗菌薬開始前に血液培養 2 セットの採取も行いましょう．

　後に述べるように，Ludwig angina は急速に進行する致死的な病態であり，診断，検査およびドレナージはできる限り迅速に行う必要があります．

f. 微生物学的背景と抗菌薬

　先ほど述べたように，Ludwig angina は多くの場合，う歯などの歯科感染症に併発して生じます．よって，起因菌も口腔内の細菌叢が反映され，polymicrobial な感染が生じます．

　主な起因菌としては，*Streptococcus viridans*, *Peptostreptococcus* spp., *Fusobacterium nucleatum*, *Prevotella melaninogenica*, *Actinomyces* spp. などが挙げられます．こうした口腔内の連鎖球菌属と嫌気性菌が，Ludwig angina に対する経験的な抗菌薬加療でのターゲットとなります．

　そのため，古典的にはペニシリン＋メトロニダゾールが経験的治療として用いられてきました．ただ，スルバクタム/アンピシリンを用いると単剤で治療ができることもあり，内服薬しかこれまで日本には存在しなかったメトロニダゾール（執筆時点）よりも，亀田総合病院ではスルバクタム/アンピシリン単剤を用いることの方が多くなっています．

　治療期間も明確な定めはなく，uptodate では 2 週から 3 週程度との記載はあるものの，文献的な裏付けはあまりありません．亀田総合病院では，最低 2 週間以上を目標として，臨床経過をみながら治療期間を決定しています．膿瘍を形成していた場合には 4 週間程度治療することもありますが，途中，2 週間程度経過した時点で内服への切り替えを行うこともあります．

g. 気をつけるべき合併症と予後

　さて，なぜここまで Ludwig angina を大々的に取り上げるのでしょうか．それはこの病気が急速に進行し致死的なものだからです．抗菌薬が存在しなかった "pre-antibiotics era" では Ludwig angina の死亡率は 50％ を越えていました．いわゆる死の病です．現在は抗菌薬のおかげもあり死亡率は 0.4％ 程度となっていますが，

適切にドレナージを行い抗菌薬を使用しなければ，致死的なものであることに変わりありません．

この病気が致死的になる理由として，次の2つの合併症のことを知っておく必要があります．

(1) 気道狭窄・閉塞

前に身体所見として，舌が腫大し突き出したようになると述べました．これは，深頸部の筋膜の線維組織が非常に強固なものであるため，顎下隙の感染により舌や周囲の組織が腫脹すると，下方には進展できずに，上方，前方，後方へと進展することになります．前方に進展すると舌が前方に突き出るだけですが，後方への進展は気道の狭窄へとつながります．

身体所見でstriderを聴取するようなときや，患者がにおいを嗅ぐように顔を前に突き出すような姿勢（sniffing positionといわれます）をとっている際には，気道狭窄が疑われます．

このようなときには，ただちにairwayの確保が必要です．気道閉塞になる前に早めに挿管しましょう．また進行が早い病態ですので，初診時は問題なくても，数時間のうちにこのような合併症が起こりうることを念頭に置き，Ludwig anginaの患者は入院で十分な観察が必要です．

(2) 他のスペースや縦隔への感染の波及

前述したように，深頸部のスペース同士は相互に交通しています．顎下隙の感染は，咽頭側隙に波及し，そこから頸動脈鞘に沿って縦隔へと広がっていく他，咽頭側隙よりさらに，咽頭後隙へと波及し，そこから椎体前面に沿って縦隔へと広がり，縦隔炎を起こします．感染が広がるスピードはきわめて早いため，できるだけ早期に発見して，感染が広がる前に治療を開始する必要があるのです．

6. 症例の経過

では，これまでの知識を踏まえて，冒頭の症例のその後を追っていきましょう．経過と身体所見から，Ludwig anginaと診断するのは容易です．頸部の造影CTを撮影すると図10のように，顎下隙に加え，両側の咽頭側隙にも膿の貯留を認めています．

ただちに口腔外科でドレナージと培養検体提出を行ってもらい，血液培養2セット採取した後からスルバクタム/アンピシリンの投与を開始しました．

後日，口腔外科で採取された培養検体から*Streptococcus mutans*, *Prevotella* spp., *Fusobacterium necrophorum*を検出しました．徐々に頸部の腫脹は改善し，2週間の時点で，アモキシシリン・クラブラン酸に切り替え退院しました．計4週間で抗菌薬投与は終了し，後遺症なく治癒しました．

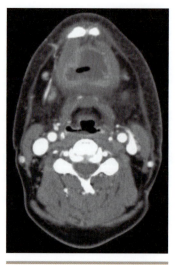

図 10　患者の CT（水平断）

7. 咽頭側隙の感染症と Lemierre 症候群

　深頸部感染症の中で Ludwig angina と並んで知っておきたいのが Lemierre 症候群です．Lemierre 症候群は咽頭側隙の感染に合併して生じてきます．

a. 咽頭側隙の感染症

　咽頭側隙にはどのように感染が生じるのでしょうか．すでに述べたように周囲のスペースと交通しているため，例えば顎下隙の感染が波及して生じることもあります．しかし最大の原因はもっと近いところにあります．もう一度，図 5 をみてみましょう．すると咽頭側隙に隣接して，よく感染症で問題となる組織があることに気がつきます．それは，扁桃です．咽頭側隙の感染は扁桃周囲膿瘍に続発して生じることが知られています．

　扁桃周囲膿瘍に続発することが多いため，起因菌もその起因菌と似通ったものとなります．代表的なものとしては，*Streptococcus pyogenes*（A 群 β 溶連菌），*Fusobacterium necrophorum*, *Prevotella* spp., *Bacteroides* spp. などが挙げられます．

　症状としては，発熱，悪寒，悪心，片側の顎や頸部の疼痛に加え，嚥下障害や開口障害などが起こります．Ludwig angina は両側性の腫脹が起こりますが，咽頭側隙の感染は，左右の咽頭側隙が離れているため片側性です．下顎角周囲の腫脹を認めることもありますが，部位が下顎骨のちょうど内側にあたるため，外表所見に乏しいことが多くあります．口腔内の所見としては，咽頭粘膜が対側に偏倚していることがありますが，開口障害を伴うことも多いので観察が困難な場合もあります．よってこの診断には造影 CT などの画像検査が非常に有用となります．

b. Lemierre 症候群

　Lemierre 症候群は 20 世紀前半に活躍したフランスの細菌学者 André-Alfred Lemierre により 1936 年に報告された症候群で，頸部の敗血症性静脈血栓症のことです．

　咽頭側隙の中には頸動脈鞘があります．頸動脈鞘の中には，迷走神経，総頸動脈のほか，内頸静脈が含まれています．咽頭側隙に感染が生じると，内頸静脈周囲にも感染が及びます．そして，菌血症に至り，内頸静脈内に血栓形成をきたすというのが Lemierre 症候群の機序です．古典的には *Fusobacterium necrophorum* が起因菌となりやすいとされています．

　診断には造影 CT 検査が有用である他，この症候群は血管内感染症でもあるため，血液培養もきわめて重要です．治療は，背景に咽頭側隙の感染が存在するため，その起因菌をターゲットにアンピシリン・スルバクタムを使用することが多いのですが，血液培養の結果をもとに抗菌薬を調整します．治療期間は血液培養陰性化から 4〜6 週間程度とされていますが，臨床経過により調整します．

　Lemierre 症候群の怖い点は，心臓にきわめて近い部位にあたる，内頸静脈内の血栓を形成するということです．その血栓が血流に乗って肺動脈に塞栓し，時に死に至ることもあります．

　ただ，血栓症ではあるものの，抗凝固療法の位置づけはしっかりと定まっていません．内頸静脈などの敗血症性静脈血栓症における抗凝固のメリットを示す大規模研究は存在しません．一般的には抗凝固は強く推奨されてはおらず，抗菌薬での加療が中心となります．また外科的に血栓を含む血管を切除するというのも選択肢の 1 つではありますが，実際に実施されることはまれです．

8. 咽頭後隙の感染症 —— 咽後膿瘍

　解剖の項で説明した残る 3 つ目のスペースである咽頭後隙の感染症として代表的なものが咽後膿瘍です．

　咽後膿瘍は小児に多い病気です．好発年齢は 3 歳前後で，ほとんどの症例は 5 歳くらいまでに発症します．その理由としては，咽頭後隙に感染が生じる機序に関連しています．

　咽後膿瘍は咽頭炎，扁桃炎，副鼻腔炎などが先行する場合が多いとされています．これらの感染巣からリンパの流れに沿って，咽頭後隙のリンパ節へと病原微生物が流入することにより感染が成立するとされています．この咽頭後隙のリンパ節は 4, 5 歳以降に徐々に消退していくため，咽後膿瘍は起きにくくなっていきます．なお，まれに成人での発症例もありますが，その原因は咽頭部の外傷などによる微生物の直接侵入に伴うものです．

　機序を考えると病原微生物が考えやすくなります．その由来は咽頭や副鼻腔などですから，病原微生物としては，*Streptococcus viridans* や *Streptococcus pyogenes*

などが中心となります．この他 *Staphylococcus aureus* も病原微生物として頻度の高いものとなります．

　症状は発熱や頸部痛などが中心となりますが，幼児が多いため，食事摂取量の低下や斜頸（頸部痛による）などの症状からも気づく必要があります．幼児が多いため十分に開口して観察できることは珍しく，診断は画像検査が重要となってきます．頸部側面の X 線撮影の画像で，第 2 頸椎のレベルで椎体前面の軟部組織陰影が 7 mm 以上に拡大している場合に有意な所見と考えます．ただ，呼吸や啼泣，嚥下，頸部の屈曲進展でその幅は容易に変化することもあり，X 線だけでは診断が難しい場合もあります．そこで現在は頸部造影 CT が診断のゴールドスタンダードとして行われることが増えてきました．

　治療は，抗菌薬とドレナージです．抗菌薬に関しては，前述の病原微生物をターゲットにするため，スルバクタム/アンピシリンなどが使用されることが多いとされています．ドレナージの必要性に関しては，専門家によって意見の分かれるところですが，少なくとも CT の水平断で膿瘍腔の面積が 2 cm^2 以上になっているような場合や気道狭窄をきたしている病変，発症からの時間が長いものなどはドレナージが必要となる場合が多いとされています．

　合併症として最も気をつけたいのは気道狭窄です．本疾患ではおよそ 2〜5 割の患者に気管切開が必要になったとの報告もあります．しかも，症状の進行がきわめて速いため，ただちに診断し，ドレナージと抗菌薬を開始し，必要であれば気管切開などの気道のマネジメントを行わなければ命に関わってくるのです．他にも合併症としては，咽頭後隙は縦隔までつながっているため縦隔炎を生じたり，咽頭側隙に感染が波及し Lemierre 症候群のような病態となったり，さらには膿瘍が破綻し気道内へ膿が落ち込むことによって生じる誤嚥性肺炎なども問題となってきます．

　深頸部の感染症に関して解剖学的なスペースを中心に説明してきました．深頸部は Ludwig angina や Lemierre 症候群，咽後膿瘍などの対応が遅れると致死的な感染症が起こりうるところですので，しっかりと見直しておいてください．

take home message

- 深頸部感染症は解剖学的なスペースで理解する
- 相互にスペースが交通しており感染が容易に広がる
- 急いで対応しないと命にかかわる疾患が多い

臨床で悩みがちな Q&A

Q1 扁桃周囲膿瘍というのは咽頭側隙の感染ですか．

A1 扁桃周囲膿瘍自体は咽頭側隙の感染症ではありません．扁桃周囲膿瘍は口蓋扁桃

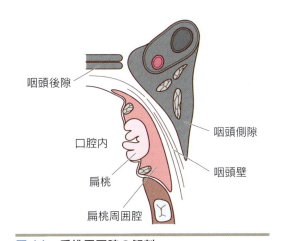

図 11 扁桃周囲腔の解剖
上咽頭収縮筋によって，咽頭側隙と隔てられている．

周囲の扁桃周囲腔（peritonsillar space）の感染症です．扁桃周囲腔と咽頭側隙は上咽頭収縮筋で隔てられており，異なるスペースです（図 11）[1]．ただし，隣接しているので，本文に記載しているように扁桃周囲膿瘍に合併して咽頭側隙の感染症が生じることはあります．

Q2 Ludwig angina の治療に耳鼻科医がステロイドを使用しているのをよくみるのですが，必要ですか．

A2 気道閉塞の合併症に対するステロイドの使用に関しては，議論の分かれるところです．いくつかの症例報告ではステロイドの全身投与を行っていますが，これに関しては大規模なランダム化研究がないというのが実情です．個人的には一般論として十分なドレナージと適切な抗菌薬使用がされている状況においては，ステロイドの投与に関してそこまで慎重になる必要はないと考えていますが，エビデンスが待たれる領域です．

Q3 顎下隙のドレナージは，口腔内，口腔外どちらから行うのですか．

A3 これに関しても定まったものはありません．耳鼻科や口腔外科の医師の判断によるところが大きいと思われます．実際顎下隙は顎舌骨筋で口腔内寄りの舌下隙と外表寄りの submylohyoid space に分かれるため，膿瘍の場所によりアプローチの方法が左右されるのだと思います．筆者の最近の経験では，口腔外科にドレナージを依頼したところ，口腔内と外表のそれぞれからドレーンが留置された例もありました．

文献

1) Chow AW：Deep neck space infections. UpToDate®, Wolters Kluwer Health, 2013
2) Reynolds SC, et al：Life-threatening infections of the peripharyngeal and deep fascial spaces of the head and neck. Infect Dis Clin North Am 21：557-576, 2007
3) Chow AW：Life-threatening infections of the head and neck. Clin infect dis 14：991-1002, 1992
4) Chow AW：Infections of the Oral Cavity, Neck, and Head. Principles and practice of infectious diseases 7th edition, 855-871, Churchill Livingstone Elsevier, 2010
5) John Heavey, et al：Ludwig's angina. NEJM 359：1501, 2008
6) Flank H. Netter：ネッター解剖学アトラス 原著第3版, 南江堂, 2004
7) Craig FW, et al：Retropharyngeal Abscess in Children：Clinical Presentation, Utility of Imaging, and Current Management. Pediatrics 111：1394-1398, 2003
8) Philpott CM, et al：Paediatric retropharyngeal abscess. J Laryngol Otol 118：919-926, 2004
9) Page NC, et al：Clinical features and treatment of retropharyngeal abscess in children. Otolaryngol-Head Neck Surge 138：300-306, 2008
10) Wald ER：Peritonsillar cellulitis and abscess. UpToDate®, Wolters Kluwer Health, 2013
11) Saifeldeen K, et al：Ludwig's angina. Emerg Med J 21：242-243, 2004
12) Spitalnic SJ, et al：Ludwig's angina：case report and review. J Emerg Med 13：499-503, 1995
13) Freund B, et al：Ludwig's angina：a place for steroid therapy in its management? Oral Health 82：23-25, 1992

9 感染性腸炎のマネジメント

倉井華子

1. 下痢の定義

　　　下痢を主訴とする患者を診察する経験は多いと思います．下痢には便回数の増加を指す場合から便がゆるくなったという性状の変化を指す場合の両者が含まれます．まず「下痢」の定義から考えてみます．

　　　WHO の定義によると，下痢とは「連続した 24 時間に 3 回以上の軟便または水様便が排泄される状態を指す」とあります[1]．また急性の下痢とは 2 週間以内に治まるものです．2 週間以上続く場合は持続性下痢とよび，非感染性の原因が多いため，今回のレクチャーからは省きます．

　　　急性発症の下痢をみた場合の診療ポイントをまとめると以下の 1) ～ 4) になります．順を追って説明していきます．一目でわかるフローチャートを図 1 に示しました．

1) 腸管外病変，全身性疾患を否定する
2) 脱水の評価を行い，脱水があれば補正する
3) 病歴，身体所見などから微生物を推定する
4) 抗菌薬の恩恵を受ける症例，感染予防対策が必要な症例か見極める

2. その下痢は本当に腸炎か

　　　下痢や嘔吐をみたら，急性腸炎と診断しがちです．多くは感染性非感染性を含め消化管に問題があることが多いのですが，時に腸管外の病変や全身性の疾患でも下痢を起こすことがあります．見逃すとまずい疾患も多く含まれているので，まずは消化管外に問題がないかを考えることが大切です．筆者が経験した消化管疾患以外の原因で起きた下痢の 2 例を提示します．いずれも見逃すとまずい疾患でした．

症例 1
69 歳男性
　　肝硬変，肝細胞がんで治療中．2 日前より発熱，倦怠感，頭痛が出現．前日より 1 日 5 回の下痢，咳嗽が出現し，近医を受診．急性腸炎の診断でセフェ

```
┌─────────────────────────────────┐
│   その下痢は腸炎か              │
│ （腸管外病変，全身性疾患の否定） │
└────────────┬────────────────────┘
             │
┌────────────▼────────────┐
│      脱水の評価と補正   │
└────────────┬────────────┘
             │
┌────────────▼──────────────────────┐
│  微生物の推定                     │
│  ● 発生場所(市中，院内，旅行者下痢症) │
│  ● 曝露(周囲の流行，食事，性交渉)  │
│  ● 使用薬剤(特に抗菌薬)           │
│  ● 基礎疾患                       │
│  ● 症状(発熱，腹痛，嘔吐，血便，渋り腹) │
│  ● 所見(血便，圧痛の部位，便中白血球) │
└───┬──────────────┬─────────────┬──┘
```

市中の下痢症	院内発症の下痢症	旅行者下痢症
● 感染性の頻度：1.5〜5.8%[4] ● 多い微生物：ノロウイルス，カンピロバクター，サルモネラ，病原性大腸菌，クロストリジウム・ディフィシル	● 感染性の頻度：29.4%[8] ● 多い微生物：クロストリジウム・ディフィシル	● 感染性の頻度：20〜50%[1] ● 多い微生物：カンピロバクター，サルモネラ，病原性大腸菌，赤痢菌，ジアルジア症

抗菌薬投与・感染対策の必要性を検討
● 基礎疾患の存在，乳幼児，高齢者
● 重症例
● 他者への暴露リスク（職業，施設入居者）

図1　急性下痢症鑑別のためのフローチャート

ム系抗菌薬の処方を受けた．38℃以上の発熱，下痢は改善せず，今朝になり呼吸困難となり当院を受診した．胸部写真で左肺野に浸潤影を認め肺炎と診断．肝胆道系酵素上昇も認めた．尿中レジオネラ抗原陽性よりレジオネラ肺炎と診断した．

60歳女性
　子宮頸がん術後20日目．術後経過良好のため1週間前から帰宅していた．夕食後左側腹部の疼痛と嘔気・嘔吐が出現したため，来院した．同居している娘が2日前にノロウイルス感染症と診断を受けていた．診察すると，痛みは左側腹部に限局し，排便や排ガスでも変化しない．体位変換で疼痛は増強．左側腹部に反跳痛を認めた．消化器症状がある点と曝露歴からノロウイルス感染症と診断され入院となった．腹痛が続くため撮影したCTで左側腹部に限局する腹水を認め，穿刺により尿管瘻による腹膜炎と診断した．

症例1は下痢症状に気をとられ，咳嗽や頭痛といった全身性の症状を見逃してい

表1 急性胃腸炎様症状を呈する腸管外病変/全身性疾患

感染性	・骨盤内・後腹膜：骨盤炎症性疾患，PID/骨盤内膿瘍，腸腰筋膿瘍，穿孔した虫垂炎 ・胆道系感染症 ・肺炎（特に異型肺炎） ・敗血症一般：黄色ブドウ球菌，連鎖球菌，TSSなどのトキシン関連疾患 ・その他：小児中耳炎
非感染性	・血管系：心筋梗塞，肺塞栓，解離性大動脈瘤，腸間膜動静脈血栓塞栓症，くも膜下出血 ・悪性腫瘍：すい臓がん，肺がんリンパ管転移 ・消化器系疾患：膵炎，腎梗塞 ・内分泌・代謝疾患：糖尿病性腎不全，尿毒症，副腎不全，甲状腺クリーゼ，ホルモン分泌腫瘍 ・その他：妊娠，緑内障

（藤田芳郎：胃腸炎は難しい．*Medicina* 42：1021，2005を改変）

ために診断の遅れが生じました．レジオネラ肺炎は肺外症状が特徴的とされ，腹痛や下痢などの消化器症状，意識障害などの神経症状をしばしば合併します[2]．その他自験例として，高熱と下痢で来院しマラリアであったケース，ショックと下痢があり黄色ブドウ球菌による toxic shock syndrome（TSS）であったケース，浮腫と下痢があり甲状腺機能低下症であったケースなどがあります．下痢や嘔吐などの消化管症状以外の多臓器症状を伴う際には全身性の疾患がないかをまず考えましょう．

症例2は同居者がノロウイルス感染症という病歴に引きずられ，診断が誤ったケースです．今回の症例は消化器症状のみですが，身体所見を見ると反跳痛がある点が気にかかります．通常腸管由来の場合，痛みは排便や排ガスによって改善します[3]．症状と身体所見から，腹膜炎が強く疑われます．腹膜炎の場合，腹壁にかかる刺激で疼痛が悪化するため患者は横になっており動くことを嫌がります．消化管自体に問題がなくとも，消化管近傍に炎症があると，腹痛や嘔気，下痢などが生じることがあります．

感染性腸炎の場合，曝露歴を聴取することは病原微生物の推定に役立つため大切なポイントですが，曝露歴にのみ気をとられると重篤な疾患を見逃すことがあります．自験例ではインド帰国後に発熱と腹痛と下痢があり，虫垂炎であった症例，腹腔内膿瘍の症例などがあります．曝露歴を聴取することは重要ですが，症状や身体診察から消化器症状を呈する消化管外疾患をぜひ見抜いてほしいと思います．急性腹症の診断は画像も重要ですが，病歴と身体所見で鑑別を行える技術をぜひ磨いて下さい．お勧めの教科書はCopeの『急性腹症の早期診断』です[4]．ぜひ読んでみて下さい．

表1に急性胃腸炎様症状を呈する腸管外病変/全身性疾患をまとめました[5]．腸管近傍に炎症を起こす疾患や，内分泌代謝疾患，トキシン関連疾患などが鑑別に挙がります．

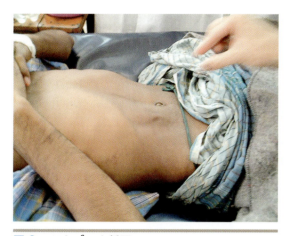

図2 ツルゴール低下
症例は20代の男性，コレラ．皮膚を指でつまんで離しても2秒以内につまんだ皮膚が戻らない場合には脱水と判断する．

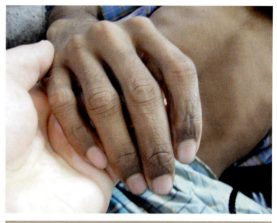

図3 洗濯婦の手（washwoman's hand）
図2と同じ症例．重度の脱水があると，指先の皮膚にしわが寄る．洗濯婦の手（washwoman's hand）とよばれる所見．

3. 脱水の評価と補正

　下痢の原因にかかわらず，最も重要なのは脱水の評価と補正です．下痢，嘔吐による水分の喪失，嘔気や腹痛による経口摂取量の低下から急性下痢症の患者では脱水を起こしやすい状態にあります．特に乳幼児や高齢者では注意が必要です．
　脱水の診断は症状，身体所見，検査所見などから総合的に判断します．脱水の症状には口渇，尿量低下，起立性めまいがあります．身体所見では，血圧低下や脈拍増加，口腔粘膜や腋窩の乾燥，皮膚ツルゴール低下などが脱水の所見です．起立性の脈拍増加（≧30回/分）や立ちくらみが体液減少時の診断に有用とされています[6]．これは健常者に500～1,000 mLの血液を瀉血して調べられています．すごいスタディですね．厳密には血管内の volume loss をみているもので，下痢による脱水とは状況が異なりますが，500 mL前後の moderate blood loss について感度22％，1,000 mL前後の large blood loss について感度97％，特異度98％とされています．しかし失血以外の体液減少では，陽性尤度比1.7，陰性尤度比0.8とあまり有用な所見ではなさそうです．この文献には腋窩の乾燥についても書いてありますが，感度50％，特異度82％，陽性尤度比2.78，陰性尤度比0.61です．こちらも単独ではあまり有用ではありません．
　ツルゴール低下とは皮膚を指でつまんで離してもすぐに戻らない場合を指します．つまんだ皮膚が通常2秒以内に戻らない場合には脱水と判断します．ただし高齢者になるほど皮膚の弾性が失われ，この所見があるから脱水と判断するのは難しいです（図2）．また図3はコレラでみられる洗濯婦の手とよばれる脱水の所見です．検査値ではBUNやCreの上昇，尿比重が参考になります．いずれにせよ単独

の所見から判断するのではなく,症状や所見を合わせて総合的に脱水の有無と程度を判断することが大切です.

脱水があれば経口または経静脈的に補液を行います.国内で経験することはまずないですが,重症の脱水(血圧低下や意識障害)をみた場合には細胞外液を最初の30分で30 mL/kg つまり体重50 kgの人であれば1,500 mLを点滴します[7].ここまで重症でなくとも嘔気などで経口摂取が難しい場合は点滴が望ましいと思います.また経口摂取ができる場合には経口補水液(OS-1® など)をお勧めします.ただし軽症であれば水でもスープでも問題ありません.

中には「水分をとると下痢をするからなるべく水分をとらないようにする方がいい」と信じている患者もいます.また高齢者に多いのですが,翌日に「水分をとりましたか」と伺うと「はい,とりました.昨日はコップ1杯のお茶を飲んでいました」と答えが返ってくることがあります.脱水がある,もしくは脱水になる可能性がある患者には具体的にどのくらいの量の水分を摂取したらいいかを伝えておく方がいいでしょう.筆者の場合,「下痢や嘔吐をしたらそれと同じくらいの量の水分を摂取する必要があります」と伝えています.また嘔気があって飲めない場合は,「1回の摂取量はスプーン1杯でいいですが,それを継続的に飲んで下さい.少量でも数を重ねることにより量の確保ができます」と伝えるようにしています.

4. 微生物の推定

母集団によって異なりますが,急性下痢症の中で感染性腸炎の頻度はきわめて少なく通常10%未満です[8].そして感染性腸炎の中で本当に抗菌薬が必要な場合はごくわずかです.むやみな抗菌薬投与は抗菌薬関連腸炎や耐性菌増加を引き起こします.症状や周囲の流行状況や患者の生活歴などから微生物を推定した上,症例を選んで抗菌薬を使用するようになっていただきたいと思います.また感染対策の面からも,微生物の推定は重要です.冬季に流行するウイルス性腸炎(ノロウイルスやロタウイルス)は家族内や施設内の集団発生を起こすため,疑った時点で感染予防対策が必要です.

微生物を推定するためにはいくつかのアプローチがあります.1つは患者の置かれた状況で考えることです.先進国における市中発生の下痢症,院内発生の下痢症,旅行者下痢症それぞれ細菌性腸炎の頻度と微生物が異なります.2つ目は症状から考えることです.大きく分け,大腸型か小腸型かを考えます.微生物により,大腸型の下痢を発症しやすいものと小腸型の下痢を発症しやすいものに分かれます.また治療方針も2つのタイプによって異なります.3つ目は曝露歴による推定です.各微生物のリスク因子(暴露源),潜伏期間,典型的な症状を知っておくとよいでしょう.

5. 下痢の発症場所から考える

a. 先進国における市中の下痢症

　先進国における市中発症の下痢の場合，便培養から細菌が分離される率は1.5～5.8%と非常にわずかです[8]．検出頻度の高い微生物は地域，年代によって異なりますが，カンピロバクター，サルモネラ，病原性大腸菌，赤痢菌などの報告が多いとされます．オーストラリアからの報告では[9]ノロウイルス10.7%，病原性大腸菌6.7%，カンピロバクター3.0%，ジアルジア2.5%でした．国内での正確な統計はありませんが，厚生労働省による食中毒の統計[10]をみると，ノロウイルス，サルモネラに続きカンピロバクターの報告が多いことがわかります．市中発症のクロストリジウム・ディフィシルも近年増加しており，クロストリジウム・ディフィシル腸炎の22～44%は市中発症とされるため，抗菌薬暴露についても問診が必要です[11,12]．

b. 院内発生の下痢症

　入院3日以降に発症した下痢症を院内発症の下痢症と分類します．今回は市中発症の感染症が中心のため，簡単にまとめます．院内発生の下痢の多くは非感染性の要因（抗菌薬，抗菌薬以外の薬剤，経管栄養など）で起こります．Lynneらの報告[13]では感染性は29.4%であり，そのほとんどをクロストリジウム・ディフィシルが占めています．

c. 海外渡航後の下痢症

　海外渡航に関連した下痢症は渡航先によって頻度が異なるものの，通常20～50%が感染性腸炎を発生すると報告されています[14]．
　筆者の経験で，2005～2008年に横浜市立市民病院を受診した全413例の旅行者下痢症を調べた結果，157例で原因が同定でき，検出頻度はカンピロバクター51例，病原性大腸菌29例，赤痢菌18例，パラチフス・腸チフス13例，ジアルジア症9例でした[15]．

6. 大腸型か小腸型か

　感染性腸炎をみた場合，症状から「大腸型」か「小腸型」か判断します．表2を参考にして下さい[5]．微生物によって大腸型を呈しやすいもの，小腸型を呈しやすいものに分かれ，抗菌薬治療を行うかどうかの判断に用いることができます．大腸型では，微生物や毒素により腸管粘膜が破壊されるため，発熱，腹痛，血便，渋り腹（テネスムス），便中白血球などがみられます．大腸型を呈しやすい微生物としては赤痢菌，サルモネラ，カンピロバクター，クロストリジウム・ディフィシ

表2 大腸型と小腸型の違い

タイプ	大腸型	小腸型
原因	微生物や毒素による腸管粘膜の破壊	微生物や毒素による小腸からの分泌物の増加
微生物	赤痢菌, サルモネラ, カンピロバクター, クロストリジウム・ディフィシル	コレラ, ウイルス性
症状	熱, 腹痛, 血便, 渋り腹, 便中白血球	嘔気, 嘔吐, 腹痛, 発熱（高熱になることはまれ）
抗菌薬	小腸型に比べ適応になる例が多い	通常不要

（藤田芳郎：胃腸炎は難しい．*Medicina* 42：1021, 2005 を改変）

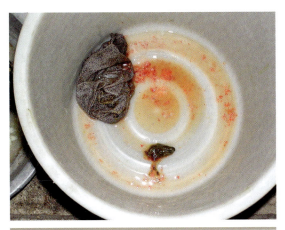

図4　赤痢菌感染による便
大腸型の下痢を起こす．血便であることがわかる

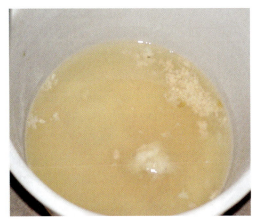

図5　コレラ菌感染による便
小腸型の下痢を起こす．米のとぎ汁様とよばれる大量の水様便

ル，赤痢アメーバなどが挙げられます．これらの場合，抗菌薬の適応となる例が小腸型に比べ多くなります．

　小腸型では，微生物やその毒素による小腸からの分泌物の増加がみられますが，組織破壊を伴いません．そのため粘血便や発熱などは伴いにくく，嘔気や嘔吐などの上腹部症状が加わります．このグループの代表にはコレラやノロウイルスなどのウイルス性腸炎が含まれます．小腸型を起こす微生物は抗菌薬の適応になることは少ないですが，吐気による水分摂取不足や，コレラでみられる多量の水様便（時に10Lくらい水分が失われます）により脱水を起こすことが多いのが特徴です．典型的な大腸型の下痢を起こす赤痢菌の便と，小腸型の下痢を起こすコレラの便を図4, 5に示します．

7. 各微生物の臨床像

　各微生物で見られる臨床像を表3にまとめました[14]．感染の原因の多くは食事性です．カンピロバクターは鶏肉，サルモネラは鶏肉や卵，腸管出血性大腸菌は牛

表3　各微生物の臨床像

微生物	潜伏期(日)	発熱	嘔気/嘔吐	腹痛	血便	便中白血球	便潜血
サルモネラ	0～3	あり	あり	あり	あり	あり	少ない
カンピロバクター	2～4	あり	あり	あり	あり	あり	少ない
赤痢	0～2	あり	あり	あり	あり	あり	あり
クロストリジウム・ディフィシル	さまざま	あり	あり	なし	あり	なし	あり
腸管出血性大腸菌 (EHEC)	1～8	なし	なし	あり	あり	なし	あり
エルシニア	0～6	あり	あり	あり	あり	あり	あり
ノロウイルス	0～1	微熱	あり	あり	なし	なし	なし

(Thielman NM, et al：Clinical practice Acute infectious diarrhea. N Engl J Med. 350：38-47. 2004 を改変)

肉や生食用の発芽野菜などが原因となります．これらの摂取歴を聴取することにより，微生物を絞り込みやすくなります．ただ病歴を聞く際に漠然と「心当たりの食事はありますか」と聞くのではなく，「5日以内に焼鳥や焼肉などを食べませんでしたか」と絞り込んで聞くことがポイントです．多くの患者は「心当たりは？」と聞かれると，症状出現の直前に食べたものに注意が行きがちです．カンピロバクターは潜伏期間が2～5日であり摂取歴を5日前までさかのぼって聴取することが必要です．

　この後は外来でみられる微生物の臨床像をさらに詳しくみていきましょう．国内でよくみられるのはカンピロバクター，サルモネラ，ノロウイルス，クロストリジウム・ディフィシル感染症です．

a. カンピロバクター

　カンピロバクター(*Campylobacter*)は，国内でノロウイルスに次いで多い食中毒の菌です．カンピロバクター属の中でも，*Campylobacter jejuni* と *Campylobacter coli* が腸炎を起こします．また消化器症状は起こしませんが，*Campylobacter fetus* という菌は同じカンピロバクター属でも菌血症や膿瘍形成を起こし，まったく別の振る舞いをします．カンピロバクターは焼鳥や鶏などの腸管内に保菌されており，多くの感染例は発症の3～5日前にヤキトリや鶏の刺身を食べたなど鶏肉摂取歴があります．実際2001年の調査では鶏レバー56検体中37検体（66.1％），砂肝9検体中6検体（66.7％），鶏肉9検体中9検体（100％）からカンピロバクターが分離されています[16]．

　カンピロバクターの潜伏期は2～5日です．症状は下痢，腹痛，悪寒，発熱，嘔気などです．右下腹部痛を訴えることが多く，時に虫垂炎と間違えられます．また，発熱が39℃を超えることもあり，時に消化器症状に先行します．診断は便培養ですが，カンピロバクターの場合，便のグラム染色でらせん状の桿菌をみることができ，早期診断が可能です（図6）．特徴的なグラム染色所見なので一度経験す

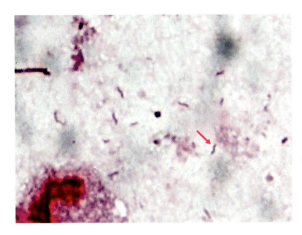

図6　便のグラム染色（Campylobacter jejuni）
らせん状に彎曲した菌がみえる．カモメの飛ぶ姿にも似ている

ると忘れません．

　培養を行う場合は細菌検査室に疑っている旨を伝えましょう．培養には選択培地が必要ですし，培養条件も通常の細菌と異なり微好気で行います．

　抗菌薬の適応については後で述べますが，免疫不全のない成人では通常不要です．投与する場合はクラリスロマイシンなどのマクロライド系薬剤を用います．近年ニューキノロン系薬剤に対しては耐性菌が増加しており，世界的な問題となっています．

b. サルモネラ

　95％以上が食事由来であり，卵や卵の加工食品が原因となることが多いようです．まれにカメなど爬虫類からの感染も報告されています．国内ではノロウイルス，カンピロバクターに続きよくみられる菌です．潜伏期間は12〜72時間と比較的短いのが特徴です．

　急性発症の下痢，嘔吐，腹痛，発熱がみられます．カンピロバクターに比べると嘔気や嘔吐など小腸型の要素を併せ持つ印象があります．通常症状は自然消失しますが，稀に感染性動脈瘤や骨髄炎を起こすことがあります．抗菌薬の適応については後で述べますが，免疫不全のない成人では通常不要です．投与する場合はレボフロキサシンなどのニューキノロン系薬剤を用います．

c. ノロウイルス

　感染経路として，患者の糞便や吐物に含まれるノロウイルスを直接吸い込むまたは手を介して感染する場合，人の排泄物中のウイルスが河川に排出され海で二枚貝に濃縮され，この貝類を摂取することにより感染する場合などが主に考えられます．二枚貝の摂取や家族内での曝露によって感染が成立します．潜伏期間は24〜48時間です．

　症状は突然発症の嘔気，嘔吐，下痢が特徴です．嘔気，嘔吐は8割に，下痢は7割に認めます．これらは健常なボランティアにウイルスを内服させて調べたものと

いうことなので驚きです[17]．2012年4月にノロウイルス抗原キットが保険適用となり，3歳未満，65歳以上，悪性腫瘍や免疫不全の患者が適応となりました．この抗原検査の感度は66.0〜78.9％，特異度は96.4〜100％とされます．ただし新生児，浣腸時の便，経管栄養食などのゲル化剤を含む食事を摂取した場合に偽陽性となることがあるので注意が必要です[18]．抗原キットの感度は低く，周囲の流行状況と症状から総合的に判断することをお勧めします．

d. クロストリジウム・ディフィシル（Clostridium difficile：C.difficile）

クロストリジウム・ディフィシル感染症（CDI）は院内発生の感染性腸炎の代表選手ですが，市中発症も近年増加しており，クロストリジウム・ディフィシル腸炎の22〜44％は市中発症です[11,12]．CDI罹患のリスク因子については多くの検討がなされており，抗菌薬投与歴や消化管手術後，経管栄養などは外来でもみられるリスク因子です[19]．

症状は軽症から重症まで多彩で，軽度の腹痛，下痢のみから，発熱，脱水，腸閉塞や中毒性巨大結腸症など重篤な状態にもなり得ます．検査は産生するトキシンを迅速キットで検査するのが一般的です．CDトキシン検査の感度は60〜90％にとどまるため，CDトキシンと一緒にCDの抗原であるグルタミン酸脱水素酵素（GDH）を検出するキットが最近用いられるようになりました．ただし抗原検査はクロストリジウム・ディフィシル自体の存在を示しますが病原性についてはわかりません．そのためキットを用いた場合も，臨床症状やリスク因子と合わせて診断することが大切です[20]．治療の第1選択はメトロニダゾールの内服です．バンコマイシンも用いることがありますが，治療効果および再発率に有意差がないことやコストの面からメトロニダゾールを選択します[20]．

e. 腸管出血性大腸菌

ベロ毒素を産生する大腸菌を腸管出血性大腸菌（EHEC）と呼びます．血清型ではO157が有名ですが，O26，O111，O103，O145，O91などもベロ毒素を産生します．症状は軽症から重症なものまでさまざまですが，ベロ毒素の細胞破壊性から血便を伴うことが多い．またEHECの1〜10％は溶血性尿毒症症候群を合併します．診断には病原性大腸菌が選択的に発育する培地を選択し，発育した菌株のベロ毒素を確認します．EHECは感染力が強く，わずか50個程度で感染性をもつといわれます．二次感染の予防が大切な疾患です．

8. 抗菌薬治療

これまで述べてきたように，下痢や嘔吐などの消化器症状を呈する疾患は多く，細菌性腸炎であることは多くありません．また細菌性腸炎であっても通常は自然軽快します．サルモネラ症においてはCochrane Systematic Reviews（p140のQ&Aを参照）のレビューが出ており，767人の患者を含む12の無作為対象試験で，

抗菌薬投与により罹病期間，下痢・発熱期間の短縮は得られなかったことが確認されており，抗菌薬投与群では副作用が多いことが示されました[21]．同様にカンピロバクター腸炎においてはメタアナリシスでプラセボと比べ，下痢の期間が1日短縮したと報告があります[22]．1日でも早く下痢が治ることがメリットととらえるかは微妙なところです．このことから，免疫不全のない成人，小児の軽症の腸炎例に対する抗菌薬投与は推奨されません．ただし免疫不全者，高齢者，乳幼児，重症例ではこの限りではなく，抗菌薬治療を検討します．サルモネラ症では高齢者，3カ月未満の小児では重症化する率が高いと考えられています．糖尿病患者，長期ステロイド使用者，血液悪性腫瘍，固形がんの進行期，免疫抑制薬使用例では菌血症のリスクが高く，特にHIV感染者では菌血症のリスクが20〜100倍上がると報告されます[23]．

また周囲への暴露リスクが高い場合，例えば入院患者や飲食店で調理に関わる人や医療従事者，施設入居者などには手指衛生などの指導を行うとともに抗菌薬投与を検討してもよいと思います．そのため問診の中で患者のリスク因子や周囲への曝露リスクを聴取することがポイントです．

take home message

- 急性下痢症の鑑別診断は非常に多いことを知っておく
- 腸管外/全身性疾患を見逃さないように問診や身体診察の技を身につける
- 急性下痢症の治療で最も大切なのは脱水の補正．抗菌薬の適応になる症例はそれほど多くない

臨床で悩みがちな Q&A

Q1 下痢のときにいわゆる整腸剤は使いますか．効果はありますか．

A1 ビオフェルミン®やラックビー®などさまざまな整腸剤が発売されています．これらは消化管内の細菌叢を改善することを目的としておりプロバイオティクスと呼ばれています．Cochrane Systematic Reviewsではコントロールと比較し下痢持続時間が25時間程度短縮され，4日以上下痢が持続する患者が59%減少，2日目の便回数減少がみられたとあります．

下痢の原因微生物，重症度，プロバイオティクスの種類や投与量に大きなばらつきがあるのはLimitationに述べられています．ただしプロバイオティクスの副作用は非常にまれであり，投与のデメリットは少ないと思いますので，投与してもよいでしょう[24]．

文献

1) Health topics Diarrhoea, World Health Organization Home page より
   http://www.who.int/topics/diarrhoea/en/

2) Cunha BA：The atypical pneumonias：clinical diagnosis and importance. Clin Microbiol Infect 12 Suppl 3：12-24, 2006
3) G. Christopher Willis（著），松村理司（監訳）：Dr. ウィリスベッドサイド診断，pp355-356, 医学書院，2008
4) ウィリアム・サイレン：急性腹症の早期診断：病歴と身体所見による診断技能をみがく　第2版，メディカル・サイエンス・インターナショナル，2012
5) 藤田芳郎：胃腸炎は難しい．*medicina* 42：102，2005
6) McGee S, et al：The rational clinical examination. Is this patient hypovolemic? JAMA 281：1022-1029, 1999
7) LaRocque R：Approach to the adult with acute diarrhea in resource-limited countries. UpToDate®, 2015.
8) Guerrant RL, et al；Infectious Diseases Society of America：Practice guidelines for the management of infectious diarrhea. Clin Infect Dis 32：331-5351, 2001
9) Sinclair MI, et al：Pathogens causing community gastroenteritis in Australia. J Gastroenterol Hepatol 20（11）：1685-1690, 2005
10) 厚生労働省食中毒統計 http://www.mhlw.go.jp/topics/syokuchu/04.html
11) Kutty PK, et al：Risk factors for and estimated incidence of community-associated Clostridium difficile infection, North Carolina, USA. Emerg Infect Dis 16：197-204, 2010
12) Karlström O, et al：A prospective nationwide study of Clostridium difficile-associated diarrhea in Sweden. The Swedish C. difficile Study Group. Clin Infect Dis 26：141-145, 1998
13) McFarland LV：Epidemiology of infectious and iatrogenic nosocomial diarrhea in a cohort of general medicine patients. Am J Infect Control 23：295-305, 1995
14) Thielman NM, et al：Clinical practice Acute infectious diarrhea. N Engl J Med 350：38-47. 2004
15) 倉井華子：途上国帰りの下痢．*medicina* 46：628-631, 2009
16) 品川邦汎：食品製造の高度衛生管理に関する研究，厚生科学研究費補助金　健康安全確保総合研究分野　生活安全総合研究事業（2001）
17) Kaplan JE, et al：The frequency of a Norwalk- like pattern of illness in outbreaks of acute gastroenteritis. Am J Public Health 72：1329-1332, 1982
18) 具芳明：ノロウイルス抗原．細川直登（編）：感度と特異度からひもとく感染症診療の Decision Making, p234-236, 文光堂, 2012
19) Stuart H, et al：Clinical Practice Guidelines for Clostridium difficile Infection in Adults：2010 Update by the Society for Healthcare Epidemiology of America（SHEA）and the Infectious Diseases Society of America（IDSA）. Infect Control Hosp Epidemiol 31：431-455, 2010
20) Cohen SH, et al：Society for Healthcare Epidemiology of America；Infectious Diseases Society of America. Clinical practice guidelines for Clostridium difficile infection in adults：2010 update by the society for healthcare epidemiology of America（SHEA）and the infectious diseases society of America（IDSA）. Infect Control Hosp Epidemiol 31：431-455, 2010
21) Onwuezobe IA, et al：Antimicrobials for treating symptomatic non-typhoidal Salmonella infection. Cochrane Database Syst Rev 11：CD001167, 2012
22) Ternhag A, et al：A meta-analysis on the effects of antibiotic treatment on duration of symptoms caused by infection with Campylobacter species. Clin Infect Dis 44：696-700, 2007.
23) Gruenewald R, et al：Relationship between human immunodeficiency virus infection and salmonellosis in 20- to 59-year-old residents of New York City. Clin Infect Dis 18：358-363, 1994
24) Probiotics for treating acute infectious diarrhea Cochrane Database of Systematic Reviews 2010, Issue 12 http://www.cochranejournalclub.com/probiotics-acute-infectious-diarrhoea-clinical/pdf/CJC12-10_abstract.pdf

10 腹腔内感染症のマネジメント

大路剛

1. 腹腔内感染症を疑う時
―― 診断の3要素からみる腹腔内感染症

　ここでは腹腔内感染症をいつ疑うか，疑うべきかについて考えてみます．そもそも，腹腔内感染症としてみなさんが思いつくのは虫垂炎や憩室炎，急性胆管炎，急性胆嚢炎や肝膿瘍などだと思います．ERにおいて虫垂炎や憩室炎は腹痛の鑑別診断のトップに挙がる疾患です．しかし，患者によっては認知症や意識障害などを有しており，良好なコミュニケーションがとれない，またはとりにくい状態であれば，はたして虫垂炎を疑えるでしょうか．なかなか疑いにくいですよね．

　このように腹腔内感染症は自覚症状が訴えられないときには，鑑別診断に挙げること自体が非常に難しいのです．それぞれの腹腔内感染症において，自分がどのような自覚症状を診断の鍵としているかを自覚しておくことも大切でしょう．

　筆者は患者の診断に使う要素を3つに分類しています．すなわち患者やその周囲から得られる「1) 病歴や自覚症状，2) 身体所見，3) 臨床検査と画像検査」などです．それぞれの要素についてさまざまな腹腔内感染症においてどのように診断の鍵となるか考えてみます．

a. 腹腔内感染症の自覚症状や病歴

　自覚症状の異常は腹腔内感染症を疑う強いきっかけになります．例えば，以下は代表的な例です．

> ・腹痛→虫垂炎，憩室炎
> ・胆石陥頓に伴う右季肋部痛→急性胆管炎/急性胆嚢炎

　逆にこれらの自覚症状が意識状態のしっかりした患者でなければ，疑いは下がるかもしれません．しかし，前述したようにあくまで意識状態がしっかりしていることが前提です．また後述しますが，急性胆管炎では意識がはっきりしていても右季肋部痛を伴う割合は高くはないとされます．

　またそれぞれの疾患に対する自覚症状の特異度は当然低いものです．右季肋部痛

では上記のように，胆石の総胆管嵌頓や胆嚢管嵌頓から急性肝炎に伴う肝腫大によるものなどさまざまなものが挙がります．また特に腹痛の鑑別診断においては，虫垂炎や憩室炎など感染症以外にも，上腸間膜動脈血栓症，上腸間膜静脈血栓症や血行障害のあるイレウスなど消化管の虚血をきたす疾患を鑑別に挙げることも大切です．また，いうまでもありませんが，消化器疾患以外に急性冠症候群（不安定狭心症や心筋梗塞）や大動脈解離など緊急性の高い循環器疾患を忘れてはいけません．また，変わったところでは糖尿病特に1型糖尿病に伴うケトアシドーシスも緊急性が高い腹痛の原因として心に留めておいていいでしょう．

b. 腹腔内感染症と身体所見

　身体所見は種類によって患者の意識状態に左右されるものとされないものがあります．また，身体所見は術者の技量にも左右されます．特に腹部の身体所見の中でも筋性防御の有無は個人的にはレベルの差が激しい身体所見の1つだと思います．実際に汎発性腹膜炎で緊急手術になる患者がいれば，必ず腹部所見をとり，できれば手術にも入り，術中所見と身体所見を比較すると上達が早くなります．また術者の技量に左右されない身体所見としてヒールパッドサインなどは覚えておいて損はないでしょう．筆者は腹痛患者にはジャンプしてもらい，「どの程度お腹に響くか」を腹膜刺激徴候の参考にしています．

　また，身体所見の解釈にはどのようにしてその身体所見の異常所見が引き起こされているかの理解が重要です．例えば，国家試験のレベルでは肋骨脊椎叩打痛（CVA tenderness）＝腎結石，腎盂腎炎となりますが，右のCVA tendernessでは子宮骨盤腹膜炎で右横隔膜直下に炎症が波及している場合でも同様の所見が認められます．筆者自身も「23歳女性，39℃の発熱と右CVA tendernessで腎盂腎炎と診断したところ，解熱しないので腎膿瘍を疑い，腹部超音波検査を施行したところ，肝膿瘍破裂だった」という経験もあります．

c. 腹腔内感染症と画像検査・臨床検査

　筋性防御のような身体所見の技量が術者に依存するように，画像検査も術者に依存します．

　腹部超音波検査は術者の手技と読影能力の双方に依存します．また腹部CTはきちんとした放射線技師がいれば，手技についてはあまり必要とされませんが，読影能力が要求されます．夜間の救急外来でいつでも緊急に放射線科専門医に読影してもらえる環境の病院は日本ではほとんど存在しないでしょう．本来，超音波検査もCT読影もきちんとトレーニングを受ける必要があります．これらの検査を活用する場合の自分自身の感度についても冷静に自覚しておいた方がいいでしょう．実際，虫垂炎や憩室炎の最終的な除外には造影CTを撮影せざるをえないことも多く，頼りになる検査ではあります．

　腹腔内感染症において，臨床検査はいろいろな局面で参考にされることが多いと思います．実際，自覚症状・病歴と身体所見で鑑別診断に挙がってこない，「いき

なり白血病」や「急性肝炎」などは臨床検査に頼らざるをえません．しかし，病歴や身体所見から重症の腹腔内感染症が鑑別に挙がっている時に，白血球，CRPやCPKなどで除外するのは危険です．個人的にも「心窩部痛から進行した腹部全体の圧痛と発熱で受診，歩くと腹部に響く腹痛があるが，白血球は6,300個/μLなので重症感染症ではないと診断された汎発性腹膜炎」や「繰り返す術後イレウスで腹痛はいつものことで，CPKが正常範囲内であったが，free airを認め，緊急開腹手術を行ったところ，腸管が真っ黒に壊死していた絞扼性イレウス」など，怖い目に遭ってきています．

2. 症例へのアプローチ

a. 症例を3つの情報源から分析

増強してくる腹痛を訴える80歳の男性
【病歴】外傷性腸穿孔で20年前に開腹術の既往がある．今回，癒着性腸閉塞で入院し，絶食・輸液・胃酸抑制剤で経過をみていた．入院後も排便がなく，3日目になり痛みが増強し，39℃の発熱が出現した．呼吸困難や咳嗽はない．入院時からセフメタゾールの点滴を受けていた．
【身体所見】血圧104/66mmHg，脈拍120/分，体温39℃，呼吸数20/分
　全身状態：苦悶状でうずくまって動けない
　頭目耳鼻喉：特に所見なし，胃管留置側の副鼻腔圧痛なし
　心臓：Ⅰ・Ⅱ音正常，雑音なし，胸部：ラ音なし
　腹部：腹部全体に著明な圧痛あり，筋性防御あり，反跳痛あり，肝脾腫なし
　四肢：皮疹なし，下肢痛なし，冷汗あり
【臨床検査】白血球数6,000/μL（分葉好中球72％，桿状球19％，単球6％，リンパ球3％），Hb 9.7g/dL，血小板数4.5万/μL，電解質・BUN・Cre正常，CRP 2.5mg/dL，肝酵素上昇なし，PT-INR 1.45，APTT 34秒，AT-Ⅲ 58％，フィブリノーゲン694mg/dL，FDP 37μg/mL，尿検査異常なし
【画像検査】胸部レントゲン浸潤影なし

b. この患者をどうするか

　すでに主訴が「激烈な進行性の腹痛」という地雷主訴ですので，まずは腹痛という主訴からのアプローチになると思います．単純に「**腹痛**」という主訴のみですと実はさまざまな地雷が潜んでいるので後述します．ここでは身体所見でも決定的な「**筋性防御**」という所見があるのでこの時点で腹直筋に炎症が及んでいると判断できます．この時点で鑑別診断の最上位に汎発性腹膜炎が挙がります．先ほど述べた

表1 腹痛のVIDICATEPP

・V	(Vascular)	→	ACS，大動脈解離
・I	(Infection)	→	腹腔内感染症
・N	(Neoplasia)	→	腫瘍
・D	(Degenerative)	→	これはなさそう
・I	(Intoxication)	→	鉛中毒
・C	(Congenital)	→	SMA症候群？
・A	(Auto immune)	→	Henoch-Schönlein紫斑病，SLE
・T	(Trauma)	→	脾損傷など
・E	(Endocrinology)	→	1型糖尿病
・P	妊娠		

ように，CRPが2.5 mg/dLであっても，白血球が6,000/μLであっても決して汎発性腹膜炎は除外できないし，決して除外してはいけません．他の鑑別診断の可能性が低く，今後，急激に状態が悪化されることが予想されます．したがって消化器外科医への相談（消化器外科医に迅速に自病院内で相談できない場合は，他院に紹介することも考慮）が必須だと考えます．

3. 腹腔内感染症の診断の落とし穴

a. 腹痛の鑑別診断

　腹痛は，日常よくみかける主訴ですが，病歴を聞き，身体所見をとり始める前に鑑別診断を挙げておいた方が，見落としが減ります．鑑別診断を立てる際には臓器別に行う場合とVINDICATEPP（表1）など疾患の領域別ごとに挙げていく方法の2通りに大別されると思います．

　それぞれ一長一短ありますが，腹痛の鑑別診断においてはまず，VINDICATEPPの後に臓器別の鑑別診断を考えていく方が，致命的な疾患を見落としにくいでしょう．腹痛のVIDICATEPPでは特に「V：血管系の疾患」として**急性冠症候群（ACS：acute coronary syndrome）**や**大動脈解離**を念頭に置いておきましょう（表1）．

> **Infection**：感染症は虫垂炎など臓器別に挙げると抜け落ちが出にくいです．
> **Intoxication**：中毒では鉛が有名ですが，日本国内では蓄電池工場くらいでないと鉛に大量に曝露する現場はないのでまれになってきているのではと思います．
> **Autoimmune disease**：緊急性は少ないもののSLEやアレルギー性紫斑病〔Henoch-Schönlein（ヘノッホ・シェーンライン）紫斑病〕などの膠原病血管炎症候群や家族性地中海熱（FMF：familial Mediterranean fever），TNF

receptor-associated periodic syndrome（TRPS）などの自己炎症症候群は病歴と合わせて鑑別していく必要があるでしょう．

　また，わかりにくい腹痛の中では**ケトアシドーシス**は時に緊急性が高いにもかかわらず，なかなか鑑別診断に挙げることが難しいので覚えておいた方がいいでしょう．特に劇症1型糖尿病は急激なインスリンの枯渇から重篤な代謝性アシドーシスを起こすので緊急性が高い腹痛の1つです．また，決して忘れてならない緊急性の高い腹痛としては**子宮外妊娠**があります．尿中 hCG 陰性のみで完全に否定できないのですが，悩ましい緊急性の高い疾患の1つです．

b. 緊急性の高そうな腹腔内感染症の情報

　上記のように腹痛という主訴からさまざまな緊急性の高い鑑別疾患が想起できますが，腹腔内感染症に絞って焦らなければいけない病歴，身体所見と臨床検査／画像検査について述べます．それぞれ臨床検査で緊急性が高い値（パニック値）に準じて「パニック○○」とよんでみます．

（1）パニック病歴

　古典的ですが，腹腔内感染症において最も危険な病歴は「ずっと痛かったが，急に楽になった」だといわれます．これは急性虫垂炎や胆嚢炎など炎症により管腔臓器の内圧が高まっていたものが穿孔したことにより急に減圧され，楽になったと感じるもので腹膜炎を起こし始めている状態と考えられます．

（2）パニック身体所見

　腹腔内感染症のパニック身体所見の筆頭は，やはり筋性防御です．たとえ自信がなくても「筋性防御があるかも？」と感じたら上級医や専門科の医師に相談するべきです．夜間の病棟当直で「筋性防御を認めるため明日，主治医に連絡」などとカルテに記載して経過観察するのは論外です．

（3）パニック値（臨床検査）とパニック画像所見

　通常の臨床検査におけるパニック値は各医療機関で定められていると思うのでここでは省略しますが，急性肝炎における AST／ALT は自覚症状や身体所見で拾い上げられない貴重な情報源です．腹腔内感染症におけるパニック画像所見はやはり CT で見つかる free air でしょう．また，腸管の血行障害の有無が造影 CT である程度見分けられるようにしておかなければ，重篤な感染症の前段階の非閉塞性腸管虚血（NOMI：Non-Occlusive Mesenteric Ischemia），上腸間膜動脈血栓症や絞扼性イレウスを拾い上げられません．特に腸管虚血の所見は造影剤投与後に適切な条件で撮影しなければ，偽陽性（早すぎる撮影で腸管虚血と誤診してしまう）になることもあります．

4. 腹膜炎と膿瘍

ここからそれぞれの腹腔内感染症ごとに述べていきます．王様としてまず，腹膜炎から述べます．腹膜炎は大別して原発性の腹膜炎と消化管穿孔や子宮骨盤腹膜炎に伴う2次性腹膜炎に大別されます．

a. SBP

原発性腹膜炎は過去には低栄養の小児において症例は多かったそうですが，日本をはじめ多くの国でほとんどみられません．成人においては腹水貯留に伴うSBP（特発性細菌性腹膜炎：spontaneous bacterial peritonitis）がほとんどすべてでしょう．SBPと腹膜透析に伴うCAPD腹膜炎がほとんどでしょう．まずSBPについて概説します．

SBPは腹水貯留がある患者で感染症を疑う場合は鑑別疾患の臓器に必ず入れるべきものです．診断の特徴を以下に簡潔にまとめます．

・臨床症状に乏しいことが多い
・肝硬変患者の発熱では必ず考えて，腹水穿刺を考慮する
・腹水中の多核白血球が $250/mm^3$ 以上（時にまだ上昇していない場合はこれ以下）
・グラム染色の感度は大変低い（low sensitivity）が特異度は高い（high specificity）
・腹水培養は感度が低いが血液培養ボトルを使用することで感度が格段に上がる[1,2]

SBPの原因微生物としては *E. coli* や *Klebsiella* 属などの腸内細菌属が多いのは当然でしょうが，*Streptococcus pneumonia* が上位に位置しているのが不思議なところです．偏性嫌気性菌が原因となることはほとんどないとされます．これらをカバーするためにempiric therapyとしては通常第3世代セファロスポリンのセフォタキシムなどを選択します．セフトリアキソンは肝硬変に伴う腹水であることが多いため，使用しにくいでしょう．また医療関連であれば**ブドウ糖非発酵菌**や**耐性傾向の強い腸内細菌科細菌**も考慮すべきとされます．治療期間は一般的に5〜7日間程度とされます．この場合は *S. pneumoniae* をカバーするためにはセフェピームなど第4世代セフェム系などを使用すべきでしょう．またSBPにおいては最初のSBPのエピソード以後にシプロフロキサシンの予防投与で発症が予防可能とされています[3]．症例によっては考慮してもいいでしょう．ただ，当然，キノロンの長期投与の腱断裂などの合併症や腸内細菌科細菌がキノロン耐性になるリスクとの兼ね合いになります．

b. CAPD腹膜炎

CAPD（chronic ambulatory peritoneal dialysis）の患者に起こる腹膜炎は，CAPD

の主要な合併症の1つです．CAPD腹膜炎もSBPと同様自覚症状がはっきりしないことが多いです．発熱や血圧低下などバイタルサインの異常があり，感染症を疑う場合には必ずCAPD腹膜炎を疑うべきでしょう．CAPD腹膜炎でも腹水培養と細胞数の増加などはSBPと同様に診断のカギとなります．原因微生物は腹腔内感染症の例外で腸内細菌属はあまり関与しないとされます[4]．主な原因微生物はStaphylococcus aureusやPseudomonas aeruginosa，ときに真菌（Candida属）です[5]．これは透析カテーテルからの感染が大半であるためです．Empiric therapyはこれらを標的としてバンコマイシンとセフタジジムなどを併用で使用することが多いです．菌血症を起こしていない症例であれば腹腔内投与も可能です．

c. 消化管穿孔に伴う腹膜炎

消化管穿孔に伴う腹膜炎の診断には病歴，身体所見が前述してきたように鍵となります．また造影CTはfree airの発見，原因となった消化管穿孔（虫垂炎，憩室炎，胆嚢炎，腸管壊死からの破綻）の発見に役立ちますが，読影力が必要となります．治療は腸内細菌属を中心としたグラム陰性桿菌と横隔膜より下の偏性嫌気性菌を標的としてピペラシリン・タゾバクタムなどをempiric therapyとして開始しますが，全身状態が悪ければEnterococcus faeciumなどβラクタム系が無効なEnterococcus属やCandida属のカバーも検討していいでしょう．開腹してしっかりと洗浄ができていれば総投与期間は1週間程度でもよいとされています[6]．これは手術に入った外科医と相談した方がいいと思います．

d. 骨盤内炎症性疾患

骨盤内炎症性疾患（PID：pelvic inflammatory disease）は子宮外妊娠と同様，すべての女性の腹痛で鑑別診断に挙げるべき疾患です．性交渉を持つ可能性のある女性ではすべての年齢層で可能性があります．帯下の増加と性交渉歴などは疑うきっかけになりますが，帯下がなくてもPIDの否定はできません．PIDの身体所見に関して日本では内診を行うのは**産婦人科医**が大半なので，**産婦人科医**以外の医師が救急外来などで直接行うことは少ないでしょう．内診においてカギとされる子宮頸部の可動痛も全例に認められるわけではありません．また腹膜炎なので進行すれば他の腹膜炎と同様腹膜刺激症状が出現します．経腟エコーでも除外はできず，腹部造影CTも炎症が広がればその炎症自体は所見として認められます．やはり，診断は病歴が鍵となるでしょう．

治療は，原則的には腹膜炎なので入院して抗菌薬の経静脈投与が望ましいと個人的には考えます．原因となる微生物は黄色ブドウ球菌を含むグラム陽性球菌と腸内細菌属を中心としたグラム陰性桿菌（緑膿菌カバーの必然性は低いでしょう）と横隔膜より下の偏性嫌気性菌に加え，性感染症であるため淋菌とクラミジアをカバーします．empiric therapyとしては「セフメタゾール＋ドキシサイクリン」または「スルバクタム/アンピシリン＋ドキシサイクリン」などを投与します．もちろん，腹膜刺激症状が強い場合は診断目的も含め開腹または腹腔鏡による観察や洗浄など

表2 急性胆管炎の特徴

		病歴＋自覚症状	身体所見	臨床検査	画像検査
閉塞性胆管炎	・突然の閉塞	突然の右季肋部痛	・発熱 ・右季肋部の圧痛	AST/ALT上昇 T-Bil上昇	胆管拡張（過去と比較したらbetter）
	・がんやPSCなどでゆっくり閉塞	なし〜軽度	・発熱	AST/ALT上昇 T-Bil上昇	
閉塞無胆管炎（EST後や胆管空腸吻合術後）		なし〜軽度	発熱	AST/ALT上昇	何もなし

も考慮すべきでしょう．

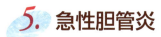

急性胆管炎

　胆管炎は胆管において細菌が逆行性に感染する感染症です．その原因としては，1) 胆石やがんなどによって胆道が閉塞する場合，2) Vater乳頭のバリア機能が内視鏡的乳頭括約筋切開術や胆道空腸吻合術などによって失われていたりステントが挿入されている場合——に大別されます．閉塞によるものでない場合は非常に診断が難しくなり，尿路感染症からの菌血症と区別がつかないこともままあります．個人的にも血液培養と尿培養からまったく異なる細菌が培養され，胆管炎だったのだろうとわかることもよく経験します．

　胆管炎の自覚症状としては発熱と腹痛が最も一般的で80％程度で認められるとされますが，黄疸は60％程度とされています[7]．これもどこまで診断を詰めているかによって実はかなり胆管炎を見逃しているのではないかという感も受けます．最も感度が高いのは臨床検査のAST/ALT，ALPなどとされます．また胆道の拡張は閉塞をきたしている胆管炎では当然認められますので腹部超音波検査や腹部CTでこれらを認めれば可能性は非常に高くなります．しかし，上記「2)」の「Vater乳頭のバリア機能の破壊による胆管炎」では胆道拡張は病態生理上認められなくてもまったくおかしくないことにも注意が必要です．**胆道拡張が画像検査で認められなくても胆管炎を否定することはできないのです．**また，血液培養は必ず採取しておきましょう．ちなみにTokyo guideline 2013では主に胆道閉塞のある胆管炎を対象にしているようです．また，腹痛の原因精査のためでしょうが，KUB（Kidney 腎臓，Ureter 尿管，Bladder 膀胱）の撮影をまず推奨しています（詳細はp158）．急性胆管炎の特徴について表2に簡単にまとめました．

　治療の基本は閉塞が明らかな場合は当然，ERCP（内視鏡的逆行性胆道膵管造影：endoscopic retrograde cholangiopancreatography）を考慮します．できる限り早く施行した方がいいのですが，施設の問題もあり，なかなか難しいところです[8]．逆に胆道がまったく拡張しておらず，当然直接ビリルビンの上昇も認められていない場合はリスクを考えると緊急ERCPの適応にはならないと思います．empiric therapyの抗菌薬については意見が分かれるところです．標的微生物は他

の腹腔内感染症と同様，腸球菌を主とした腹部グラム陽性球菌と腸内細菌科細菌を主としたグラム陰性桿菌が中心と考えられます．旧来の「アンピシリン＋ゲンタマイシン」という処方に比較してベータラクタム薬単剤の方が副作用の観点からも優れているとされています[9]．一方，近年改訂された Tokyo guideline 2013 では市中発症の胆管炎ではセファロスポリンベースの empirc therapy を推奨しています．個人的には腸球菌（*Enterococcus faecalis*）を含み，一般的な腸内細菌科細菌と横隔膜下の嫌気性菌をカバーできるスルバクタム/アンピシリンがベストチョイスに思われます．しかし，同ガイドラインでは市中発症胆管炎であっても，原因微生物の代表である大腸菌の同薬剤への耐性株が増加していることから推奨しないというスタンスだそうです[10]．このあたりは病院ごとの外来腸内細菌科細菌の耐性傾向によって異なると思います．

6. 急性胆嚢炎

　胆嚢炎というとすぐに胆石を連想されるかもしれません．しかし，急性胆嚢炎には以下の2種類があることは必ず知っておいてほしいと思います．

- ・急性胆嚢炎＝結石胆嚢炎
- ・無石胆嚢炎

　また，慢性胆嚢炎という概念もあります．急性胆嚢炎を繰り返すことによって胆嚢壁の線維化や肥厚をきたした状態です[11]．が，このこと自体に病的意義（発がん率の上昇など）がどれほどあるかは謎です[12]．
　（結石）胆嚢炎は，胆嚢内部の胆石が胆嚢管に嵌頓して胆嚢が腫脹，感染症を起こす疾患です．多くは胆石発作に続発して起こります．結石胆嚢炎の発症には胆嚢管への胆石の嵌頓が特徴ですが，胆石発作との違いとしては以下が病歴としての鍵です．

1. 胆石発作より持続時間の長い右季肋部痛か心窩部痛（6時間以上）
2. 発熱

　身体所見では Murphy 徴候（右季肋部を圧迫しながら吸気してもらうと疼痛が増強して吸気できなくなる）が決め手とされます．しかし，Murphy 徴候と同様の身体所見の異常は急性肝炎，虫垂炎，胃十二指腸潰瘍穿孔，PID，右下肺肺炎などさまざまな疾患で認められます．日本の医療現場では少なくとも胆嚢の腫脹を超音波検査で確認しながら行った方がよいでしょう．
　胆嚢炎の臨床検査で最も重要なのは何らかの原因（胆嚢管の結石嵌頓からの炎症が総胆管に波及するなど）で胆道閉塞を起こさない限り，**総ビリルビンの上昇が認められない**ことです．また，白血球上昇や CRP の上昇などの炎症所見はもちろん認められます．胆石発作との鑑別に個人的には参考にしています．

胆嚢炎の画像所見では超音波検査での**胆嚢が腫大しているかどうか**の確認が最も一般的です．胆嚢壁の肥厚は経過とともに認められますが，ACSの初期でトロポニンが陰性であるのと同様，初期は肥厚の目安とされる5mm以下であるのはよく経験します．感度が最も高いとされる99mTc-HIDAを使用したシンチは日本では緊急で行いにくいこともあり，あまり実施しません．CTは通常，胆嚢炎を強く疑う時は必要ではないでしょうが，他の疾患との鑑別では使用してもいいかもしれません．

胆嚢炎の治療は原因の除去，すなわち胆嚢摘出術が望ましいです．しかし，手術のリスクが高い患者の場合は，手術を待機的に行う場合もあります．米国では急性胆嚢炎の手術リスクの評価はASA score（American Society of Anesthesiologists）で行っています．ここでASAのリスク1，2の段階の急性胆嚢炎の患者は緊急での胆嚢摘出術が勧められています．これは入院期間の短縮などだけではなく，後遺症が少なくなることにもつながるとされているからです[13]．日本では病院，地方によってこのあたりの手術適応はあいまいになっているかもしれません．手術ができない場合はPTGBD（経皮経肝胆嚢ドレナージ：percutaneous transhepatic gallbladder drainage）を行います．ドレーンを留置しない胆嚢穿刺も行われますが，これは前述のTokyo guidelineでもcase seriesのみのエビデンスとされています[14]．

待機的な手術はドレナージ＋抗菌薬投与を行い，4～7日間後に行うのがいいでしょう．抗菌薬は急性胆管炎と同様，腸球菌を含むグラム陽性球菌と腸内細菌科細菌を含むグラム陰性桿菌と偏性嫌気性菌をカバーします．腸球菌のカバーは外れますがTokyo guideline 2013では「セフェム系＋メトロニダゾール」などのメニューなどが推奨されています．例えば，市中ではセフメタゾール単剤，医療行為関連ではピペラシリン・タゾバクタムなどが代表的です[10]．このあたりは地域や院内のアンティバイオグラム（細菌ごとの抗菌薬感受性率表）にもよると思います．

7. 虫垂炎

急性虫垂炎は，腹部の感染症の中でも診断の難しさで古今東西トップクラスでしょう．虫垂は解剖学的には回盲部に位置するのですが，その大きさやその先端の位置はさまざまな場所に移動しえます．代表的なのは腸管の裏側や腹部正中部や骨盤内などさまざまな場所で「虫垂炎」を起こします．個人的にもさまざまな部位の虫垂炎を診てきましたが，一番印象的だったのは「右季肋部痛」で来院した虫垂炎です．Murphy徴候は陰性でしたが超音波でも胆嚢はまったく腫大しておらず，CTで腸管の裏側に巨大な虫垂が伸びてその先で糞石を認めたという症例でした．このような症例ではやはり診断が遅れる傾向があるのは国を問わないのではないでしょうか[15]．急性虫垂炎は嘔気，下痢といった非常に些細な主訴から始まることも多く，鑑別診断に挙げることすら困難なことが少なくありません．特に骨盤内に先端が位置している虫垂炎の場合，尿意の切迫感など膀胱炎症状をとりうることもありえます．

虫垂炎の身体所見としては上前腸骨棘のすぐ内側に圧痛を認めるMcBurney徴候，左下腹部を触診することで右下腹部に疼痛が生じるRovsing徴候などがありますが，いずれも感度・特異度ともばらつきがあり，除外する決め手になりにくい身体所見です．腸管の裏側に回り込んだ虫垂炎の診断には，Psoas徴候が有用です．Psoas徴候はもちろん腸腰筋膿瘍でも誘発されます．が，後腹膜の疾患に対する身体所見としては虫垂炎に限らず，「何か異常がある」という意味での特異度はやや高いと感じます．しかし，また骨盤内の虫垂炎の診断にはobturator徴候があります．身体所見の感度・特異度はSteven McGeeの『Evidence-Based Physical Diagnosis』でも言及されているように検査前確率が各種臨床検査と同様重要です．それぞれ「虫垂炎」の診断のための特異度としてではなく，活動性炎症性病変があることを示唆する身体所見としてとらえると感度・特異度はそこそこ使えるレベルではないかと思います．すなわち，psoas徴候は「腸腰筋に活動性炎症性病変があること」，obturator徴候は「骨盤内に活動性の炎症性病変があること」と解釈するといいと思います．

虫垂炎の治療において穿孔例，特に腹膜炎を起こしている場合は外科的手術であることには異論はないと思います．しかし，初期の合併症のない，虫垂炎の場合，抗菌薬投与でも治療成績に遜色はないとする臨床研究が少なくありません[16,17]．個人的にも「初期の合併症のない虫垂炎」ならば抗菌薬投与で治療可能であることについて異論はありませんが，虫垂炎の原因として時に虫垂根部の腫瘍性病変によるものがあることに注意が必要です．

開腹であれ内視鏡的手術であれ，切除した場合，腫瘍性病変であれば通常，病理診断に提出されますので診断がつきます．しかし，抗菌薬を投与した場合は最低でもその後に大腸内視鏡で虫垂根部を確認する必要があります．また消化器内視鏡医の立場からは程度によりますが，周囲と癒着が予想される虫垂炎後の大腸内視鏡は少なくとも急性期にはやりたくないものです．抗菌薬の投与メニューとしては合併症のない市中発症の虫垂炎であれば，日本では，スルバクタム/アンピシリンが妥当ではないかと思います．ただ，これも地域の腸内細菌科細菌のアンティバイオグラムによって変わってくると思います．

抗菌薬の投与期間としてはさまざまな臨床研究があります．手術された症例であれば，5～6日間どころかベッドサイド判断でもよいかもしれない[18]というものから，さらに非穿孔症例であれば，術後の抗菌薬投与は感染症合併症例を減らさないという意見もあります[19]．少なくとも非穿孔例においては術後に漫然と抗菌薬投与を行うことにまったくメリットはなさそうです．穿孔して腹膜炎になった症例では前述の腹膜炎の項（p146）をご参照ください．

8. 憩室炎

憩室炎とは主に大腸に存在する憩室に起こる炎症です．病理学的には小さな穿孔性腹膜炎と考えられます．憩室が存在する場所に起こるため，古典的には欧米では

S状結腸が中心，アジアでは右側結腸が中心とされます[20]．もっとも大腸内視鏡検査をしていると日本の高齢者もS状結腸に憩室を有する症例の方が多い気もするので，現在の日本の憩室炎の疫学をきっちりと検討し直したらこのあたりは欧米と同様になるかもしれません．

憩室炎を鑑別に挙げる主訴としては，局所の腹痛と発熱が基本ですが，虫垂炎と同様，**嘔吐や嘔気**なども挙げられます．また進展すると膿瘍形成や汎発性腹膜炎も合併しえます[21]．そもそも病態としては大網がうまくカバーした（穿通）限局性腹膜炎ですのでカバーしきれなければ汎発性腹膜炎になるのは当然かもしれません．

臨床検査では，一般的な炎症所見（白血球の上昇，左方偏移やCRP上昇）程度で，時にはうまく大網にくるみこまれてしまった場合などは，これらすら認められないこともあります．アミラーゼ，リパーゼなどは急性膵炎が鑑別に入ってくることが多いので個人的には検査してもいいのではないかと思います．

画像検査では造影CTがカギとなります[22]が，憩室炎と思っていたら実は大腸がんだったという場合もあるので注意が必要です．また，消化管超音波検査が得意な施設ではもちろん使用可能で，低エコーになっている膿瘍部や圧痛のある部位の壁が4mm以上になっているなどの所見が認められます．憩室炎後の大腸内視鏡は癒着があり，個人的には穿孔リスクがあるのでやりたくはないのですが，一度も全大腸内視鏡検査を施行したことがなければ，大腸がんからの「憩室炎」でないことの確認のために6週間程度空けて大腸内視鏡を施行したほうがいいでしょう[23]．個人的にはひどい憩室炎後に大腸内視鏡をオーダーする際には穿孔のリスクを通常よりしっかりと説明しておいた方がいいと思います．これらの検査を行っていっても，やはり急性虫垂炎，感染性腸炎から非感染症の大腸癌や虚血性腸炎まで現場では鑑別しきるのは困難だと思います．

治療の基本は膿瘍形成や汎発性腹膜炎では外科的に洗浄することになります．合併症のない急性憩室炎では腸管の安静（絶食）と抗菌薬投与のみでの治療可能で再発率も高くはないとされます[24]．腸管安静が保て，基礎疾患などがない患者では外来治療も可能です．この場合は，急激な腹痛の悪化や高熱が出るなどバイタルサインの悪化のサインがあればすぐに再来院できる環境であることが必須条件です．抗菌薬としては地域のアンティバイオグラムを考慮した上で腸内細菌科細菌と横隔膜より下の嫌気性菌を標的に「フルオロキノロン＋メトロニダゾール」などがリーズナブルです．入院して点滴治療を行えるならスルバクタム/アンピシリンなどでしょう．投与期間は腹痛などの自覚症状の改善を目安に10日から14日間程度です[25]．

take home message

- 腹痛でも必ず心筋梗塞など血管疾患を鑑別に挙げる
- 本当の筋性防御を自分の手で覚える
- 胆嚢炎は通常黄疸は出現しない
- 腹痛女性をみればPIDと子宮外妊娠を鑑別に挙げる

臨床で悩みがちな Q&A

Q1 虫垂炎術後について，抗菌薬をいつオフにするべきでしょうか．

A1 上述したように 5〜7 日程度でいいでしょう．もちろん，術後 SSI を起こしていたりしたら，話は別です．

Q2 肝硬変で入院中の患者で SBP を疑った時にセフトリアキソンにするか緑膿菌までカバーするかどうやって使い分ければいいですか．腹水のフォローはした方がいいですか．

A2 理論的には院内発症や医療行為関連であれば緑膿菌のカバーをしてもいいのかもしれません．しかし，経過のゆるやかな SBP であれば，腹水培養を提出してセフォタキシムなど緑膿菌をカバーしない第 3 世代で開始することも考慮します．腹水のフォローは一般的には必要ないと考えますが，なかなか解熱しないなど治療効果の判断に迷う時はフォローしてもいいでしょう．

Q3 SBP の治療期間は？

A3 菌血症をきたしていなければ 5〜7 日間程度でよいでしょう．

Q4 憩室炎の治療は内服の場合，何日間がスタンダードですか．

A4 上記のように症状が改善していれば 10〜14 日間程度でよいと思います．

Q5 虫垂炎診断のスコアリングの有用性はどうですか．

A5 重症度診断のスコアリングシステムだと思いますが[26]，この臨床研究からは治療方針の決定に役立ちそうですが，今後の検討が待たれると思います．

Q6 虫垂炎の初期症状としての心窩部痛は関連痛だと理解しているのですが，だとすると心窩部に圧痛があるのは変なのでしょうか．

A6 個人的には変な気がします．明らかな圧痛であれば，その局所に炎症を起こすような疾患を考えるべきではないでしょうか．

Q7 絞扼性イレウスではない腸閉塞における抗菌薬投与について教えて下さい．

A7 知る限りでは，抗菌薬投与によって bacterial translocation による 2 次性菌血症を予防できうるという臨床研究はありません．したがって腸内細菌叢で耐性

グラム陰性桿菌をセレクトして残してしまうリスクを考えるとお勧めしにくいと思います.

文献

1) Bobadilla M, et al：Improved method for bacteriological diagnosis of spontaneous bacterial peritonitis. J Clin Microbiol 27：2145-2147, 1989
2) Wong CL, et al：Does this patient have bacterial peritonitis or portal hypertension? How do I perform a paracentesis and analyze the results? JAMA 299：1166-1178, 2008
3) Terg R, et al：Ciprofloxacin in primary prophylaxis of spontaneous bacterial peritonitis：a randomized, placebo-controlled study. J Hepatol 48：774-779, 2008
4) Tzamaloukas AH, et al：Peritonitis associated with intra-abdominal pathology in continuous ambulatory peritoneal dialysis patients. Perit Dial Int 13 Suppl 2：S335-337, 1993
5) Port FK, Risk of peritonitis and technique failure by CAPD connection technique：a national study. Kidney Int 42：967-974, 1992
6) Solomkin JS, et al：Diagnosis and management of complicated intra-abdominal infection in adults and children：guidelines by the Surgical Infection Society and the Infectious Diseases Society of America. Clin Infect Dis 50：133-164, 2010
7) Mosler P：Diagnosis and management of acute cholangitis. Curr Gastroenterol 13：166-172, 2011
8) Salek J, et al：Analysis of risk factors predictive of early mortality and urgent ERCP in acute cholangitis. J Clin Gastroenterol 43：171-175, 2009
9) Gerecht WB, et al：Prospective randomized comparison of mezlocillin therapy alone with combined ampicillin and gentamicin therapy for patients with cholangitis. Arch Intern Med 149：1279-1284, 1989
10) Gomi H, et al：TG13 antimicrobial therapy for acute cholangitis and cholecystitis. J Hepatobiliary Pancreat Sci 20：60-70, 2013
11) Ahmed A, et al：Management of gallstones and their complications. Am Fam Physician 61：1673-1680, 1687-1688, 2000
12) Nahrwold DL, et al：Abnormalities in gallbladder morphology and function in patients with cholelithiasis. Ann Surg 184：415-421, 1976
13) Lahtinen J, et al：Acute cholecystitis treated by early and delayed surgery. A controlled clinical trial. Scand J Gastroenterol 13：673-678, 1978
14) Tsuyuguchi T, et al：TG13 indications and techniques for gallbladder drainage in acute cholecystitis (with videos). J Hepatobiliary Pancreat Sci 20：81-88, 2013
15) Herscu G, et al：Retrocecal appendix location and perforation at presentation. Am Surg 72：890-893, 2006
16) Varadhan KK, et al：Safety and efficacy of antibiotics compared with appendicectomy for treatment of uncomplicated acute appendicitis：meta-analysis of randomised controlled trials. BMJ 344：e2156, 2012
17) Vons C, et al；Amoxicillin plus clavulanic acid versus appendicectomy for treatment of acute uncomplicated appendicitis：an open-label, non-inferiority, randomised controlled trial. Lancet 377：1573-1579, 2011
18) Taylor E, et al：Complicated appendicitis：is there a minimum intravenous antibiotic requirement? A prospective randomized trial. Am Surg 66：887-890, 2000
19) Coakley BA, et al：Postoperative antibiotics correlate with worse outcomes after appendectomy for nonperforated appendicitis. J Am Coll Surg 213：778-783, 2011
20) Markham NI, et al：Diverticulitis of the right colon--experience from Hong Kong. Gut 33：547-549, 1992
21) Bahadursingh AM, et al：Spectrum of disease and outcome of complicated diverticular disease. Am J Surg 186：696-701, 2003
22) Hulnick DH, et al：Computed tomography in the evaluation of diverticulitis. Radiology 152：491-495, 1984
23) Jacobs DO：Clinical practice. Diverticulitis. N Engl J Med 357：2057-2066, 2007
24) Buchs NC, et al：Assessment of recurrence and complications following uncomplicated diverticulitis. Br J Surg 100：976-979；discussion 9, 2013
25) Salzman H, et al：Diagnosis and treatment. Am Fam Physician 72：1229-1234, 2005
26) Garst GC, et al：Acute appendicitis：a disease severity score for the acute care surgeon. J Trauma Acute Care Surg 74：32-36, 2013

11 胆道系感染症のマネジメント

矢野晴美

1. 急性胆道炎の歴史

　皆さんは，胆道系感染症をどのくらい経験したことがありますか．胆道感染症の歴史は，1800年代の終わり1877年にさかのぼることができます．急性胆管炎は，有名なCharcot's triad（シャルコーの3徴）とよばれる臨床症状（subjective）（＝診断基準として長く使用されてきた）「発熱＋腹痛＋黄疸＝hepatic fever」として認識されています[1]．また急性胆嚢炎については，1903年に提唱された身体所見の特徴（objective）のMurphy徴候が有名です．これは右の季肋部を押さえておいて患者に深呼吸してもらうと痛みで深呼吸しにくいという症状です[1]．

　また，1959年には，急性胆管炎の診断基準についてRaynod's pendad（レイノーの5徴）が提唱されました[1]．これは，「Charcot's triad（シャルコーの3徴）＋ショック＋意識障害」というものです．つまり，「発熱＋腹痛＋黄疸＋ショック＋意識障害」です．それ以降，2007年に国際診療ガイドラインである，Tokyo Guidelines 2007[2-4]が策定されるまで，主にこれらが現場で使用されてきた経緯があります．

　2007年にTokyo Guidelinesは，国際診療ガイドラインとして，日本がリーダーシップをとりコンセンサスをもとに策定されました[2]．その後2013年に改訂版Tokyo Guidelines 2013（TG 13）が出されました[5-8]．今回は，そのガイドラインを紹介しながら，急性胆道系の感染症のマネジメントの基本的事項についてお話しします．

2. 現場での鑑別診断のポイント

　胆道系感染症といっても，胆管炎なのか，胆嚢炎なのか，あるいはその合併なのか，さらに主訴から別の疾患なのか，などを的確に鑑別することが必要です．また鑑別診断を的確に挙げて（つまり，working diagnosisといって，可能性の高い推定診断を2, 3挙げる），それに応じたマネジメントを開始することが大切です．

　急性胆道炎でも，急性胆管炎は，致死的な疾患で，有効なドレナージ術が開発されるまでは，ほぼ100％致死的な疾患の1つでした．世界で初めて急性閉塞性胆管炎の患者を救命したのは，日本人の外科医（当時研修医3年目）であった帝京大学

外科名誉教授の高田忠敬先生が，経皮経肝胆道ドレナージ術（PTCD：percutaneous transhepatic cholangiodrainage または PTBD：percutaneous transhepatic biliary drainage）を開発して以降だったのです．現在，高田先生は米国シカゴにある国際外科学博物館（International Museum of Surgical Science）に殿堂入りされています．

3. 急性胆道感染症の診断基準と重症度

- ADL自立した80歳の女性が朝からの悪寒戦慄，悪心，右季肋部痛，発熱のため13時頃救急外来を受診した．呼吸困難や咳嗽はない．糖尿病のため食事療法を行っている．胆嚢胆石を指摘されていたが，無症状のため経過観察されていた．
- 体温39.5℃，呼吸数24/分，脈拍120/分，血圧90/60 mmHg，全身状態：きつそうである．頭目耳鼻喉：黄疸著明．心臓：Ⅰ・Ⅱ音正常，雑音なし．胸部：右下肺で呼吸音減弱し，打診上濁音，ラ音なし．腹部：平坦・軟，軽度の右季肋部痛あり，肝腫大なし，脾腫なし．四肢：皮疹なし，下肢痛なし，リンパ節触知せず
- 白血球数 14,500/μL（分葉好中球72％，桿状球19％，単球6％，リンパ球3％），Hb 12.2 g/dL，血小板数 7万/μL，電解質・BUN・Cre 正常，総ビリルビン6.0 mg/dL，AST 55 IU/L，ALT 82 IU/L，ALP 362 IU/L，CRP 34 mg/dL，胸部レントゲン：右胸水あり

　この症例では，主訴から考えられる鑑別診断をしっかりしましょう．高齢の女性で，糖尿病と胆石症の既往歴がある患者です．発熱と悪寒戦慄があり，血流感染を示唆しています．また右季肋部にも痛みがあり，既往歴である胆道系疾患から，急性胆管炎・胆嚢炎をまず鑑別に挙げるのはリーズナブルです．

　冒頭でお話ししたように，急性胆管炎の診断基準は歴史的に Charot's triad, 急性胆嚢炎の身体所見の特徴は，Murphy 徴候です．2007年，そして改訂版が2013年に出された国際診療ガイドラインである Tokyo Guidelines 2013[5]が，急性胆管炎の診断基準として策定されています．

　Working diagnosis として迅速に急性胆管炎を鑑別診断に挙げることは救命やその後のマネジメントに重要です．急性胆管炎・胆嚢炎は，「診断基準→重症度→ドレナージの適応→抗菌薬投与→手術のタイミング」という流れで臨床判断します．

　また急性胆管炎の臨床上の診断基準であった Charcot's triad には，感度・特異度の点で問題がありました．感度は文献により多様で，26.4～72％[5]となっています．一方，特異度は高い特徴があります．そこで，実際の症例で，Tokyo Guidelines 2007 を適応し，その感度，特異度が歴史的な Charcot's triad と比較されました．（表1, 2）[1]．この研究は，後ろ向き多施設観察研究（multicenter retrospective

表1 患者の臨床的特徴（Tokyo Guidelines 2007 の妥当性検証研究，多施設観察研究）

	急性胆管炎（n＝794）[a]	他の疾患（n＝638）
病因	総胆管結石症（n＝402） 悪性腫瘍（n＝392）	総胆管結石症（n＝178） 悪性腫瘍による閉塞性黄疸（n＝241） 急性胆囊炎（n＝219）
年齢	71.7±11.8	68.5±12.3
性別（男性：女性）	490：304	307：331
シャルコー3徴	147（18.5％）	26（4.1％）
腹痛	435（54.8％）	309（48.4％）

（Kiriyama S, et al：New diagnostic criteria and severity assessment of acute cholangitis in revised Tokyo Guidelines. J Hepatobiliary Pancreat Sci 19：548-556, 2012. を訳して引用）

表2 日本の多施設研究における急性胆管炎診断基準のレトロスペクティブな比較（Validation study of TG 07）

	シャルコー3徴（％）	TG07（％）	胆管・胆囊の病歴と腹痛がある場合の，診断基準草案（％）	TG13（％）
感度	26.5	82.6	95.1	91.8
特異度	95.9	79.8	66.3	77.7
急性胆囊炎における陽性率	11.9	15.5	38.8	5.9

（Kiriyama S, et al：New diagnostic criteria and severity assessment of acute cholangitis in revised Tokyo Guidelines. J Hepatobiliary Pancreat Sci 19：548-556, 2012. を訳して引用）

observational study）で，国内複数施設の急性胆管炎の臨床診断のついた症例を集積し，診断基準を当てはめて，各診断基準の妥当性を評価しました．表1では，患者の年齢と性別および古典的な Charcot's triad を示した症例，腹痛のあった症例の割合が示されています．表2のように新しく策定された Tokyo Guidelines 2013 は，感度・特異度ともに Charcot's triad の弱点を克服したより精度の高いものとなりました．

急性胆管炎の診断は，TG 13 の診断基準では，「全身性の炎症」「胆汁うっ滞」「画像所見（胆管の拡張と結石）」です．また重症度の判定基準は「臓器サポートが必要」「ドレナージ適応あり」「上記不要」〔順に Grade Ⅲ（重症），Grade Ⅱ（中等症），Grade Ⅰ（軽症）に相当する〕です．重症度により，「重症の症例では臓器サポートが必要，中等度ではドレナージ適応が迅速・至急を要する，軽症ではそれらが不要で内科的治療が可能という状況」ということを意思決定する仕組みになっています．

さて，この患者をみてみましょう．

表3 診断（TG13を当てはめてみる）

・全身性の炎症：発熱あり
・胆汁うっ滞：身体所見で黄疸＋
・画像：胆管の拡張と結石．総胆管拡張，肝内胆管拡張あり．胆嚢結石あり

表4 TG13の重症度判定

・血圧が低い，昇圧薬の必要性は記載なし．
・腎臓機能は正常
・血小板が 7万（基準10万）
→ Grade Ⅲ 重症

症例1のつづき

【身体所見】
　BP 90/60，HR 120，RR 24，T 39.5℃
　一般所見：きつそう
　頭頸部：黄疸著明
　心臓：S1/S2 正常，雑音なし
　肺：右肺下で呼吸音減弱し，打診上，濁音，ラ音なし
　腹部：平坦・軟，軽度の右季肋部痛あり，肝腫大なし，脾腫なし
　四肢：皮疹なし．下肢痛なし．リンパ節触知せず
【検査所見】
　WBC 14,500　N 72%，Band 19%，M 6%，L 3%　Hb 12.2，PLT 70,000
　電解質，BUN/Cr 正常，総ビリルビン 6.0，AST 55，ALT 55，ALP 362
　CRP 34
　胸部X線：右胸水あり
【画像所見】
　腹部エコー：総胆管拡張，肝内胆管拡張あり．胆嚢結石あり

　TG 13の診断基準を当てはめてみると，表3になります．つまり，確定診断がつきます．
　診断がついたら，重症度の判定になります．表4の通り，この患者は，重症Grade Ⅲの患者になります．
　重症度が決まると，治療の流れを決める必要があります．図1のフローチャートから，この患者に行うマネジメントをまとめると，1）迅速な胆道ドレナージ（urgent biliary drainage），2）臓器サポート（organ support），3）抗菌薬治療（antimicrobial therapy）の3点になります．この患者は，臓器サポートをしながら，迅速な胆道系ドレナージが必要です．どのような手技によるドレナージを施行するかは，内視鏡専門医や胆道系外科医との相談が必要です．そして迅速に抗菌薬を開始する必要があります．
　この場合に重要なのは，微生物学的な検査をしっかりと行うことです．胆道系のドレナージを行う場合には，胆汁検体を提出します．血液培養は，Surviving Sep-

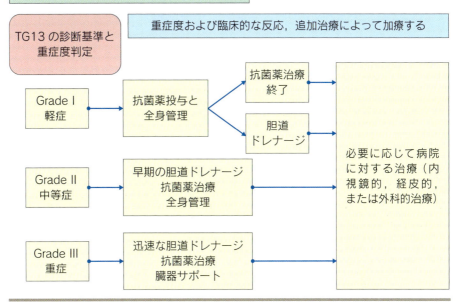

図1 TG13における急性胆道炎マネジメントのフローチャート
(Miura F, et al：TG 13：Flowchart for the management of acute cholangitis and cholecystitis. J Hepatobiliary Pancreat Sci 20：47-54, 2013. を訳して引用)

sis Campaign 2012 ガイドライン[9]でも2セット採取が推奨されているように，中等症や重症の胆管炎・胆嚢炎の症例では採取する必要があります．ただし，軽症の胆嚢炎では，血液培養の採取が必ずしも必要でない場合もあり，胆道系感染症における血液培養の有用性・妥当性は今後のエビデンスの構築が必要な点です．

4. 抗菌薬による治療

　抗菌薬の治療では，初期治療と最適治療の2段階があります．TG 13[6]では，初期治療として，培養結果と感受性結果が出るまでの間に使用する抗菌薬を重症度別に提示して推奨しました．注意しなければならない点は，本来，抗菌薬の選択は，重症度ではなく，想定する微生物により決まることです．重症患者でも，微生物が特定され感受性がよければ，より狭域な標準的な抗菌薬へと変更（de-escalation）できます．

　TG 13[6]では，腸内細菌の初期治療薬で難渋した点として，良質の最新のエビデンスが乏しいこと，世界的な規模でグラム陰性桿菌の耐性化が蔓延してきていることが挙げられます．

　そのため，本来，腹腔内感染症に対して広く世界的にも使用されていたスルバクタム/アンピシリンの単剤推奨を見送ることになりました．耐性化の蔓延により，米国感染症学会 IDSA の複雑性腹腔内感染症ガイドライン 2010[10]でスルバクタム/アンピシリンが削除されたことは衝撃に値する状況でした．

表5 血流感染を伴う胆道感染の患者の胆汁から検出された微生物

	胆汁から検出された微生物	割合(%)
グラム陰性菌	Esherichia coli	31-44
	Klebsiella spp.	9-20
	Pseudomonas spp.	0.5-19
	Enterobacter spp.	5-9
	Acinetobacter spp.	—
	Citrobacter spp.	—
グラム陽性菌	Enterococcus spp.	3-34
	Streptococcus spp.	2-10
	Staphylcoccus spp.	0[a]
嫌気性菌		4-20
その他		—

(Gomi H, et al:TG 13:Antimicrobial therapy for acute cholangitis and cholecystitis. J Hepatobiliary Pancreat Sci 20:60-70, 2013. を訳して引用)

表6 血流感染を伴う胆道感染の患者の血液から検出された微生物

	血液培養から検出された微生物	割合(%)	
		市中感染	医療関連感染
グラム陰性菌	Esherichia coli	35-62	23
	Klebsiella spp.	12-28	16
	Pseudomonas spp.	4-14	17
	Enterobacter spp.	2-7	7
	Acinetobacter spp.	3	7
	Citrobacter spp.	2-6	5
グラム陽性菌	Enterococcus spp.	10-23	20
	Streptococcus spp.	6-9	5
	Staphylcoccus spp.	2	4
嫌気性菌		1	2
その他		17	11

(Gomi H, et al:TG 13:Antimicrobial therapy for acute cholangitis and cholecystitis. J Hepatobiliary Pancreat Sci 20:60-70, 2013. を訳して引用)

　TG 13[7]では，単剤でのリスクを考慮し，アミノグリコシド系抗菌薬との併用を推奨しています．ただし，地域のアンチバイオグラムにてスルバクタム/アンピシリンの感受性が腸内細菌に対して維持されている場合には，単剤使用も現場判断で使用可能です．また高齢者や腎機能障害のある患者に対してのアミノグリコシド系抗菌薬使用は現場での判断によります．患者の安全性の確保が最重要です．これは国際診療ガイドラインで提示できる内容の限界ともいえます．

　GradeⅢ重症患者の場合の抗菌薬選択のポイントは，1) 抗緑膿菌作用薬の使用，2) 腸球菌のカバー，3) 嫌気性菌（胆管・腸管吻合にある患者にのみ推奨，recommendation 2, level D) のカバーです．腹腔内感染症に共通する抗菌薬選択の際のジレンマは，「腸球菌と嫌気性菌のカバーを，どのような場合に，どのような患者に対して行うのが最適なのか」という点でした．

　TG 13[7]では，米国感染症学会IDSA2010年版ガイドライン[10]も検討し，臨床現場での利便性を考慮した上で，策定されました．

　表5, 6は，胆汁および血液培養から検出された微生物のまとめです[7]．

　胆道感染の原因微生物は，胆管炎，胆嚢炎でほぼ共通しています．腸内細菌である大腸菌，Klebsiella，Proteusなどは想定される微生物の代表です．それ以外に，免疫不全や医療に関連しているなどの患者背景から，緑膿菌，Acinetobacter，腸内細菌で日和見感染を起こすことが知られるEnterobacter，Serratia，Citrobacterなども検出されることがあります．グラム陽性菌では，腸球菌，連鎖球菌が検出されることがあります．注目に値するのは，市中感染では，黄色ブドウ球菌が胆管炎や胆嚢炎の原因になることはほとんどない点です．医療関連感染では，黄色ブドウ球

表7　TG13の代表的な推奨薬

Grade Ⅰ	アンピシリン・スルバクタム＋アミノグリコシド
Grade Ⅱ	ピペラシリン・タゾバクタム セフトリアキソン，セフォペラゾン・スルバクタムなど
Grade Ⅲ	ピペラシリン・タゾバクタム セフェピム＋メトロニダゾール メロペネム

表8　TG13推奨の抗菌薬による治療期間

- 軽症の市中急性胆嚢炎は，術後24時間で終了可能
- 市中の急性胆管炎は，感染源コントロール後，4-7日は継続する．
- 感染源コントロールができなければ，継続
- 血流感染がある場合，腸球菌，連鎖球菌などのグラム陽性菌による場合，最低2週間継続．

菌を考慮する必要がありますが，割合はほかの微生物に比べ相対的に少ない状況です．また胆汁検体から嫌気性菌が検出される割合も少ない状況です．これは，検体の採取方法にもよると考えられますが，データが少ないため，詳細はわかっていない点のひとつです．

表7では，TG13で推奨されている代表的なβ-ラクタム系薬を提示します．この症例では，どのような抗菌薬の選択ができるでしょうか．

処方例を挙げます．

> ピペラシリン・タゾバクタム　1回4.5gを6時間ごと
> ＋バンコマイシン　1回1gを24時間ごと（高齢者のため調整）

5. 抗菌薬の最適化

患者の胆汁および血液培養の結果，幸いこの患者の原因微生物は，大腸菌でした．感受性も良好でした．

感受性の良好な大腸菌の標準薬は，静脈注射では何でしょうか．

一般には，アンピシリンまたはセファゾリンです．β-ラクタム系抗菌薬に重篤なアレルギーがある場合は，ニューキノロン系抗菌薬，アミノグリコシド系抗菌薬などを使用します．

さて，この患者の抗菌薬を最適化しましょう．最適抗菌薬は，セファゾリンなので，セファゾリン1回1～2gを8時間ごと（1日3～6g）使用できます．

6. 抗菌薬の治療期間

これまで胆道感染症の治療期間について，あまり明確に記載したものはありませんでした．TG13[7]では，エビデンスは乏しいものの，胆道系感染症の治療期間の目安を提示しました．

詳しくは，TG13[7]そのものをご覧いただくのがよいですが，表8は市中発症の胆嚢炎，胆管炎の治療期間のポイントをまとめています．

市中の急性胆嚢炎で，軽症例は，術後 24 時間以内に中止可能です．また急性胆管炎の場合には，胆道ドレナージがしっかりと行われ，感染源コントロール（source control）ができているかどうかが治療期間に影響します．感染源のコントロールができるまで抗菌薬は必要です．感染源のコントロールがしっかりできてから，その後さらに 4～7 日間の治療をします．合計の治療期間が 4～7 日間ではなく，感染源コントロール後 4～7 日間となりますので注意してください．

take home message

- 急性胆道炎では，診断後，重症度判定を行い，臓器サポートの有無，胆道ドレナージの適応，抗菌薬治療などのマネジメントプランを迅速に決定することが重要である
- 胆道ドレナージの際には，胆汁・胆嚢組織などの検体を必ず提出する
- 抗菌薬の初期治療では，腸内細菌を中心にカバーし，腸球菌と嫌気性菌のカバーをするかどうかの意思決定が必要である
- 培養結果の判明後は，最適治療薬へ変更する
- 治療期間は，胆道ドレナージなどによる感染源コントロールの有無により決まる

臨床で悩みがちな Q&A

Q1 急性胆道系感染症の治療のポイントは何ですか．

A1 感染症全般にいえることですが，特に急性胆道系感染症では，感染源のコントロール，つまり胆道ドレナージと抗菌薬の治療が重要です．

Q2 腸球菌のカバーはいつすべきでしょうか．

A2 腹腔内感染症のときに，腸球菌までも含めた初期治療を行うかどうかは議論を呼びますが，一般論として，重症例ではカバーします．TG 13 では，重症例の市中急性胆管炎・胆嚢炎，医療関連胆管炎・胆嚢炎ではカバーします．腸球菌は，カバーできる抗菌薬が限られていますが，セフェム系抗菌薬，カルバペネム系抗菌薬では十分カバーできないことを認識しておくことが必要です．感受性があれば，標準薬はアンピシリン，アンピシリン耐性の場合には，バンコマイシン，バンコマイシン耐性の場合にはリネゾリドまたはダプトマイシンになります[7]．

Q3 嫌気性菌はいつカバーするのでしょうか．

A3 議論を呼ぶ点ですが，胆道系感染症については，TG 13[7] では，腸管・胆管吻合術をした患者については推奨しています．

Q4 内服ができない場合，メトロニダゾールの静注薬が販売されていないため，クリンダマイシンを胆管炎に使用することは妥当でしょうか．

A4 日本では，静脈注射のメトロニダゾールが未承認（執筆時点）のため，クリンダマイシンを使用することになります．そのほかの嫌気性菌の作用薬には，スルバクタム/アンピシリン，ピペラシリン・タゾバクタム，カルバペネム系抗菌薬などがあります．セフメタゾール，セフォペラゾン・スルバクタムも嫌気性菌への活性はあります．注意した方がよいのは，バクテロイデスなどの嫌気性菌では，クリンダマイシン，スルバクタム/アンピシリン，セフメタゾール，ピペラシリン・タゾバクタムなどに対して耐性化が進んでいることです．

注：2014年10月，静脈注射のメトロニダゾールが承認されました．

Q5 偏性好気性菌の緑膿菌が嫌気環境の胆道感染症を起こすことはどれくらいあるのでしょうか．

A5 緑膿菌が胆道系からどのくらい検出されているかですが，表5，6で示したように5～20%程度の検出が各報告で見られています[11-14]．

Q6 TG 13診断基準の画像検査で胆道の拡張や狭窄は具体的な数字の定義はありますか．

A6 難しい点ですね．TG 13では，拡張や狭窄の数字の定義はありません．もし患者の過去の検査記録があればそれとの比較になります．数字のみでなく，総合的な画像評価と判断をお願いします．

Q7 胆管炎の時，多くは当日にENBD（経鼻胆道ドレナージ：endoscopic nasal biliary drainage）かPTCD（経皮経肝胆道ドレナージ：percutaneous transhepatic cholangiodrainage）を行っているのですが，ドレナージできていても結石が未処置であれば，ソースコントロールができていないと考えるのでしょうか．

A7 結石が残っており，胆汁がうっ滞するリスクがある場合には，胆管炎の再発のリスクになりますので，抗菌薬を中止するのは難しくなります．ただし，胆管に結石が残存していても胆汁が流れているかどうかが重要です．この点は，胆道系外科医や消化器内視鏡専門医と相談になります．

Q8 全身状態的にERCP（内視鏡的逆行性胆道膵管造影：endoscopic retrograde cholangiopancreatography）などによるコントロールができない場合，どの程度抗菌薬を継続すべきでしょうか．

A8 患者個別による判断になります．胆汁がうっ滞して胆管炎のリスクが持続する場

合には抗菌薬を継続せざるを得ません．ただし，急性期を乗り越えた後，どのくらい抗菌薬を継続すべきかは，患者の状態，免疫状態，既往歴などを加味して臨床判断することになります．

Q9 胆道感染症の血培陽性率は高くない気がしますがいかがですか．

A9 血液培養の陽性率に関する最近のデータは乏しいのですが，胆管炎では，約20〜70%（TG 07），胆嚢炎では，最大15%程度[1-5]と報告があります．胆汁の陽性率はこれよりも高く，胆管炎では59〜93%の報告があります[7]．

Q10 TG 13の急性胆管炎の診断基準に全身の炎症所見としてCRP（C-reactive protein）の上昇があるのはなぜですか．

A10 TG 13改訂委員会で施行した国内での後ろ向き観察研究で検証・分析された症例コホートで項目になっていました．そのため含まれています．

Q11 胆道感染でセフォペラゾン・スルバクタムは腸球菌をカバーしないのであまり好ましくないということでしょうか．他によくない点はありますか．

A11 セフォペラゾン・スルバクタムは，腸球菌をカバーしなくてよい軽症や中等症の胆道感染症に初期治療として使用することはできます．腸球菌のカバーはありません．データが少なく薬物動態に基づいた投与量，投与間隔があまり明確になっていない状況です．国内での使用は1回1〜2gを12時間ごと（保険適用量は最大4gまで）です．

Q12 TG 13の代表的な推奨薬で重症度によって推奨薬が異なる（スペクトラムが広がる）のは，重症な場合は外してはいけないという理由ですか．あるいは重症化をきたしやすい原因菌がある程度傾向があるという理由ですか．

A12 TG 13で，重症度によって抗菌薬のスペクトラムが広がるのは，重症患者の場合，抗菌薬が不適切な場合，救命困難になりうる，状態が悪化するためです．重症化をきたす原因菌があるかどうかですが，患者の免疫状態や既往歴によっても異なるため一般化することは困難です．

Q13 本症例でピペラシリン・タゾバクタムにバンコマイシンを併用するのは何を狙っているのですか？

A13 本症例は市中発症の重症胆管炎の患者です．ピペラシリン・タゾバクタムにバンコマイシンを併用するのは，主に腸球菌でペニシリン系薬耐性の株を対象にする

ためです．市中の胆道系感染症で黄色ブドウ球菌は原因微生物としてはほとんど報告がない状況です．保菌している患者などで，医療関連の胆道感染症ではメチシリン耐性黄色ブドウ球菌（MRSA）も考慮すべき場合があります．

Q14 急性胆嚢炎の手術のタイミングについて教えて下さい

A14 TG 13 に胆嚢摘出術のタイミングも掲載されています．軽症例 Grade I 急性胆嚢炎は，早期の腹腔鏡下の胆嚢摘出術が推奨されています．一般に発症から時間が経過するにつれて（発症後 72 時間以降），胆嚢周囲の炎症がひどくなり手術が困難になります[15]．

Q15 ESBL（Extended spectrum β-lactamase）産生大腸菌はどれくらいカバーしたらよいですか．また，その際の抗菌薬は．

A15 TG 13 では，地域での ESBL 産生グラム陰性菌の蔓延率が 20％を越えている場合には，ルーティンで ESBL 産生株を想定した初期治療を推奨しています．
カルバペネム系抗菌薬は推奨薬です．

Q16 腹腔内感染症では培養から嫌気性菌が生えなくてもカバーすると習っていましたが，TG13 では吻合がなく，ドレナージ良好であれば不要ということでしょうか．胆汁のグラム染色は役に立ちますか．

A16 嫌気性菌がどのくらい胆道感染に関与しているか議論になりますが，ガイドライン策定に際しては，腸管・胆管吻合術の既往歴がある患者には積極的に初期治療から嫌気性菌をカバーすることが推奨されています．ドレナージを施行し，胆汁検体のグラム染色で複合菌感染であることがわかり，嫌気性菌も想定する場合にはカバーするのは妥当です．いつ，どのような患者に嫌気性菌カバーをすべきかはエビデンスが少ない状況です．

Q17 GPC グラム陽性球菌の菌血症では 2 週間治療ということですが，GNR グラム陰性桿菌の菌血症では 4～7 日間でよいのですか．

A17 血流感染では，一般に 14 日間程度の治療が望ましい状況ですが，胆道感染症の場合，感染源のコントロールが血流感染の持続・リスクと関連していますので，胆道ドレナージが適切に行われているかどうかも重要な因子です．ドレナージが十分になされた後さらに 4～7 日間の治療ということを推奨しています[7]．合計治療期間が結果として 10～14 日になることもあります．

Q18 Grade I の推奨薬のアミノグリコシドは具体的に何を使うことが多いですか．

A18 標準的なアミノグリコシドのゲンタマイシン，トブラマイシンが中心になります．アミカシンも使用できます．

Q19 セフトリアキソンやセフォペラゾン・スルバクタムは腸球菌がカバーできていないので，菌が同定される前に最初に使うのはよくないのではないかと思うのですが，Grade Ⅱでは許容されるのでしょうか．

A19 市中の急性胆管炎・胆嚢炎では，重症例のみ腸球菌はカバーする方が安全です．セフトリアキソンやセフォペラゾン・スルバクタムでは，Grade Ⅰ，Ⅱ（軽症，中等症）の市中急性胆管炎・胆嚢炎では腸球菌のカバーはなくてもよい状況です．また合わせて症例ごとの判断をお願いします．

Q20 腸球菌カバーを考えた時は，第1選択薬はバンコマイシンにすべきでしょうか．

A20 国内での初期治療では，バンコマイシンが第1選択薬になります．ただしバンコマイシン耐性腸球菌が蔓延している国外などではリネゾリドやダプトマイシンになる場合もあります．感受性が判明し，第1選択薬であるアンピシリンに感受性があれば，アンピシリンを使用します．

Q21 TG13の診断基準における「全身性の炎症」というのは発熱，ラボデータ以外にはありますか．

A21 TG 13では，「全身性の炎症」として発熱（体温38℃以上と定義），白血球異常（<4,000／mm^3 or >10,000／mm^3 と定義），CRP上昇（>1 mg／dLと定義）を，TG 13改訂委員会で施行した国内での後ろ向き研究で検証・分析された症例コホートの項目によって定義しています[1]．これ以外の項目は定義していません．

文献

1) Kiriyama S, et al：New diagnostic criteria and severity assessment of acute cholangitis in revised Tokyo Guidelines. J Hepatobiliary Pancreat Sci 19：548-556, 2012
2) Mayumi T, et al：Results of the Tokyo Consensus Meeting Tokyo Guidelines. J Hepatobiliary Pancreat Surg 14：114-121, 2007
3) Tanaka A, et al：Antimicrobial therapy for acute cholangitis：Tokyo Guidelines. J Hepatobiliary Pancreat Surg 14：59-67, 2007
4) Yoshida M, et al：Antimicrobial therapy for acute cholecystitis：Tokyo Guidelines. J Hepatobiliary Pancreat Surg 14：83-90, 2007
5) Kiriyama S, et al：TG 13 guidelines for diagnosis and severity grading of acute cholangitis（with videos）. J Hepatobiliary Pancreat Sci 20：24-34, 2013
6) Miura F, et al：TG 13：Flowchart for the management of acute cholangitis and cholecystitis. J Hepatobiliary Pancreat Sci 20：47-54, 2013
7) Gomi H, et al：TG 13：Antimicrobial therapy for acute cholangitis and cholecystitis. J Hepatobiliary Pancreat Sci 20：60-70, 2013
8) 第Ⅶ章　急性胆管炎・胆嚢炎に対する抗菌薬療法．急性胆管炎・胆嚢炎診療ガイドライン改訂出版委員会，他（編）：急性胆管炎・胆嚢炎診療ガイドライン2013，医学図書出版，2013

9) Dellinger RP, et al : Surviving Sepsis Campaign : International Guidelines for Management of Severe Sepsis and Septic Shock : 2012. Critical Care Med 41 : 580-637, 2013
10) Solomkin JS, et al : Diagnosis and management of complicated Intra-abdominal infection in adults and children : Guidelines by the Surgical Infection Society and the Infectious Diseases Society of America. Clin Infect Dis 50 : 133-164, 2010
11) Kuo CH CC, et al : Septic acute cholecystitis. Scand J Gastroenterol 30 : 272-275, 1995
12) Melzer M, et al : G. Biliary tract infection and bacteraemia : presentation, structural abnormalities, causative organisms and clinical outcomes. Postgrad Med J 83 : 773-776, 2007
13) Lee CC, et al : Epidemiology and Prognostic Determinants of Patients with Bacteremic Cholecystitis or Cholangitis. Am J Gastroenterol 102 (3) : 563-569, 2007
14) Sung YK, et al : The Clinical Epidemiology and Outcomes of Bacteremic Biliary Tract Infections Caused by Antimicrobial-Resistant Pathogens. Am J Gastroenterol 107 (3) : 473-483, 2012
15) Yamashita Y, et al : TG 13 : Surgical management of acute cholecystitis. J Hepatobiliary Pancreat Sci 20 : 89-96, 2013

12 尿路感染症のマネジメント

織田錬太郎

1. 症例提示

40歳女性．仕事は接客業．既往に膀胱炎あり．2日前からの頻尿・排尿時痛があり，様子をみるも改善しないため内科外来を受診した．高熱，悪寒戦慄はなし．アレルギーなし，内服なし．

70歳女性．既往に急性腎盂腎炎，糖尿病，高血圧がある．以前より無症候性細菌尿を指摘されている．3日前からの頻尿・排尿時痛あり，2日前から発熱，本日になり悪寒・戦慄を伴う高熱となり外来受診．バイタルサインは40℃の発熱以外は特に異常なく，診察上左腰部に叩打痛あり．アレルギーなし．内服はアムロジピン，シタグリプチン（ジャヌビア®）．

　このようなケースにみなさんはどのようにアプローチしますか．尿路感染症（UTI：urinary tract infection）は救急外来や病棟において最も多く遭遇する感染症のうちの1つではないでしょうか．「最も多く遭遇する」ということは科を問わず多くの人にとってマネジメントできた方がよい病気ということです．
　ところで，皆さんは尿路感染症を正確に診断し，治療することはできるでしょうか．自信を持って「はい，できます」と答えることができる人は意外に少ないのではないでしょうか．もちろん，症例1のような基礎疾患がなく，妊婦でもない成人女性の膀胱炎などは比較的容易に自信をもって診断できるかもしれません．このような典型的な症例を多く経験し，正確に診断できる能力は重要です．しかし，求められるのはこのような典型的な症例の診断だけではありません．コモンディジーズの非典型的な症例を正確に診断できるかどうかも重要な臨床力の要素の1つです．実際に，違う病気だと思ったら尿路感染症であったり，さらに尿路感染症であると思ったら違う病気であったり，その診断には総合的な内科的アプローチが求められます．「この患者は急性腎盂腎炎なのか，それとも他の病気なのか……」と悩んだ経験がある先生は，診療に自信がないのではなく，しっかりとした臨床診療をして

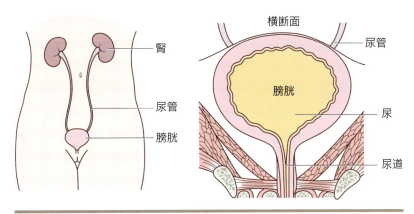

図1　尿路の解剖

いるのかもしれません．

　本章では市中感染の尿路感染症のマネジメント，特に膀胱炎と急性腎盂腎炎にフォーカスを当てて解説します．

2. 分類

　まずは，尿路感染症の一般的な分類を知っておく必要があります．主に分類には「解剖学的分類」と「単純性（uncomplicated）/複雑性（complicated）」で分ける分類があります．前者はどの部分に感染を起こしているかを，後者は主に尿路が尿路自体または異物などによる障害があるかどうかを分類しています．

a. 上部尿路と下部尿路

　図1[1)]に尿路の解剖を示しました．腎（kidney）と尿管（ureter）を上部尿路，膀胱（bladder）と尿道（urethra）に加えて男性であれば前立腺（prostate）を下部尿路とよびます．それぞれの場所に感染を起こすと上部なら腎盂腎炎，下部なら膀胱炎，尿道炎，前立腺炎とよびます．

　臨床ではよく「尿路感染症」という単語を使いがちですが，本来はこの分類を用いて「膀胱炎」「腎盂腎炎」「前立腺炎」などのように使用すべきです．この分類は「標的臓器」が明確になるので，話す相手にも「どの臓器に感染が起こっているか」が伝わりやすくなります．

b. 単純性と複雑性

　以下の3つの条件，1）若い女性，2）妊婦以外，3）尿路の解剖学的異常がない──を満たした場合に単純性尿路感染症と呼びます．

　単純性以外はすべて複雑性尿路感染症と呼び，男性や妊婦は全例が該当します（先天的尿路異常，前立腺肥大，腫瘍，結石，異物，神経因性膀胱など）．

　複雑性尿路感染症で重要なのは，原因への介入が必要な場合が多いことです．

3. 症状とリスクファクター

病歴聴取では1つでも症状がある場合には，その他の症状の有無についても聞くことが重要で，リスクファクターについても探るべきです．また高齢者では，典型的な尿路症状に乏しく，意識障害，食欲不振，倦怠感，元気がない，動けなくなったなど非典型的な主訴で受診する患者もいることに注意しましょう．

a. 症状

それぞれ臓器から生じる症状と考えると，症状は考えやすいと思います．

> ・上部尿路症状：発熱，悪寒戦慄，側腹部痛，背部痛，嘔気・嘔吐など
> ・下部尿路症状：排尿時痛，頻尿，残尿感，尿意切迫，恥骨上部痛，下腹部痛，血尿など

上部尿路症状をみてみましょう．発熱，腹痛，嘔吐など，いずれもその症状だけでは尿路感染を連想しにくい症状が並んでいます．下部尿路症状を欠く場合や，日常的に頻尿，残尿感，尿意切迫があったり，失禁の高齢者の場合では上部尿路症状のみや前述の非典型的な主訴のみで受診したりする可能性があり，尿路感染症の判断が難しくなることを覚えておいて下さい．

また，下部尿路症状で膀胱刺激症状（頻尿，排尿時痛，残尿感）があり，さらに性交時痛，帯下の増加，会陰部違和感などがある場合には尿道炎（クラミジア，淋菌，単純ヘルペス）や腟炎（トリコモナス，カンジダ）を鑑別に挙げる必要があります．

b. リスクファクター

表1をみてみましょう．この表では年齢，性別でリスクを分けて挙げています[2]．おおまかにまとめると，以下がリスクファクターとして挙げられます．

> ・尿路感染症の既往
> ・sexual activity
> ・職業，習慣（トイレにあまり行かない，水を飲まないなど）
> ・尿路の解剖学的異常・異物
> ・妊娠
> ・糖尿病，慢性肝・腎疾患などの易感染性
> ・前立腺肥大

表1 尿路感染症のリスクファクター

年齢	女性	男性
全年齢	尿路感染の既往 泌尿器科手術 尿道カテーテル留置 結石などによる尿路閉塞 神経因性膀胱 腎移植	包茎 その他全年齢女性と同様
成人	性交渉 性交後に排尿しない 殺精子剤使用 ペッサリー使用 妊娠 貧困層 糖尿病 妊婦の鎌状赤血球	アナルセックス パートナーの腟に大腸菌定着
高齢者	機能障害や認知症 エストロゲン低下（ラクトバシラスの欠如） 膀胱脱	機能障害や認知症 コンドームカテーテル使用 前立腺肥大

(Chapter 69 Urinary tract infections. In Mandell GL, et al：Mandell, Douglas, and Bennett's Principles and Practice of Infectious Diseases, 7th Edition. より引用)

4. 身体診察のポイント

a. 急性腎盂腎炎に対するCVA叩打痛

　症例2をみてみましょう．「診察上左腰部に叩打痛あり」とあり，CVA叩打痛を指しています．この症例ではこの時点で急性腎盂腎炎と診断できるでしょうか．実際に，研修医が筆者のところにやって来て，「CVA叩打痛があるので腎盂腎炎だと思います」「CVA叩打痛がなかったので腎盂腎炎ではないと思います」というプレゼンテーションをすることがあります．これは正しいのでしょうか．

　表2に1つのデータを示します[3]．これをみてみると，CVA叩打痛の陽性尤度比は1.7，陰性尤度比は0.9と単独で尿路感染の診断の決定打といえる所見ではありません．例えば，意外にも再発性UTIの自己診断の方がCVA叩打痛よりもよい所見といえそうです（陽性尤度比は4.0，陰性尤度比は0.1）．

　CVA叩打痛は，「陽性であれば腎盂腎炎の可能性が少し上がるかもしれない，しかし陰性でも腎盂腎炎の除外はできない」ものなのです．CVA叩打痛だけで腎盂腎炎の有無は判断できません．陽性であればあくまでも「急性腎盂腎炎の診断のための1つの参考となる所見」として使用するのがよいでしょう．

b. 直腸診

　直腸診は前立腺炎の診断において，重要な役割を担っています．男性の尿路感染

表2 症状・所見と単純性UTI

	LR＋	LR－
排尿障害	1.5（1.2〜2.0）	0.5（0.3〜0.7）
頻尿	1.8（1.1〜3.0）	0.6（0.4〜1.0）
血尿	2.0（1.3〜2.9）	0.9（0.9〜1.0）
発熱	1.6（1.0〜2.6）	0.9（0.9〜1.0）
側腹部痛	1.1（0.9〜1.4）	0.9（0.8〜1.1）
下腹部痛	1.1（0.9〜1.4）	0.9（0.8〜1.1）
腟分泌物	0.3（0.1〜0.9）	3.1（0.8〜1.1）
腟刺激症状	0.2（0.1〜0.9）	2.7（1.0〜9.3）
背部痛	1.6（1.2〜2.1）	0.8（0.7〜0.9）
再発性UTI患者による自己診断	4.0（2.9〜5.5）	0.0（0.0〜0.1）
診察時の腟分泌物の確認	0.7（0.5〜0.9）	1.1（1.0〜1.2）
CVA叩打痛	1.7（1.1〜2.5）	0.9（0.8〜1.0）

（Bent S, et al：Does this woman have an acute uncomplicated urinary tract infection? JAMA 287：2701-2710, 2002 より抜粋）

表3 尿路感染症の診断と検査

検査	検査結果	感度（％）	特異度（％）
尿沈渣	＞5 WBCs/HPF	72〜95	48〜82
	＞10 WBCs/HPF	58〜82	65〜86
白血球エラスターゼ	陽性	74〜96	94〜98
亜硝酸塩	陽性	35〜85	92〜100
亜硝酸塩＋白血球エラスターゼ	ともに陽性	75〜84	82〜98
グラム染色	＞細菌が1個/HPF	93	95

（Ramakrishnan K, et al：Diagnosis and management of acute pyelonephritis in adults. Am Fam Physician 71：933-942, 2005 より抜粋）

症が疑われる患者をはじめとして，発熱患者では直腸診は欠かせません．

5. 尿路感染症を疑ったらどのような検査をするのか

a. 尿定性・沈渣

表3をみてみましょう．尿沈渣で膿尿がない場合には尿路感染の確率が下がり，尿定性で白血球エラスターゼ，亜硝酸塩が陽性の場合には尿路感染の確率は上がります．しかし，「この人には尿中白血球エラスターゼと亜硝酸塩が陽性だから尿路感染」とか，「膿尿がないから尿路感染ではないのでグラム染色は不要」……となると，あまりよい診療ではありません．検査の精度は報告によってバラツキもありますし，偽陽性や偽陰性は起こりえます．あくまでも患者の病歴，患者背景，身体所見を踏まえた上での検査のうちの1つですので，これらの検査は尿路感染症の診

表4 市中UTIの原因微生物

	急性膀胱炎	急性腎盂腎炎	複雑性UTI	CAUTI
大腸菌	68	89	32	24
S.saprophyticus	8	0	1	0
Proteus	6	4	4	6
Klebsiella	4	4	5	8
Enterococci	3	0	22	7
緑膿菌	0	0	20	9
混合感染	3	5	10	11
Yeast	0	0	15	8

（数字は％）

(Ramakrishnan k, et al：Diagnosis and management of acute pyelonephritis in adults. Am Fam Physician 71：933-942, 2005 より抜粋)

断のための重要な情報の一部として他の情報と組み合わせて使用するのがよいでしょう．

　グラム染色はお勧めです．熟練までには時間と適切な指導が必要ですが，比較的簡便で表3のように検査としての信頼性もあります．何より視覚的に細菌や白血球の有無を確認できるだけでなく，後述するように抗菌薬選択に有用であることがよい点です．

　いずれにしろ情報は多い方がよいので，尿路感染を可能性として考えている場合には，ぜひ尿検査は沈渣まで提出し，可能な環境であれば積極的にグラム染色を行うことを心がけましょう．

b. 尿グラム染色・培養

　市中尿路感染症における原因微生物は何が多いのでしょうか．表4をみてみましょう[5]．市中の尿路感染症ではほとんどが腸内細菌科で，さらにその中で大部分を大腸菌が占めています．このデータのように一般的には大腸菌が占める割合は約75～95％ともいわれています[3]．その他にはKlebsiellaやProteusなどの他の腸内細菌科や腸球菌，若い女性ではStaphylococcus saprophyticusなどが挙げられます．

　一方，医療関連感染での原因微生物はこれらに加えて，緑膿菌をはじめとするいわゆるSPACE（Serratia, Pseudomonas, Acinetobacter, Citrobacter, Enterobacter）と呼ばれる菌や耐性菌（ESBL産生菌，AmpC過剰産生菌など）の関与を考える必要があります．

　一般的な尿路感染症の原因微生物のグラム染色を図2に示します．尿のグラム染色を行う目的は上記の原因微生物を推定し，より適切かつ狭域な抗菌薬選択につなげるためです．この作業をしなければ原因微生物に迫ることなく，考えられる菌を広域にカバーした抗菌薬選択にならざるをえません．また，治療効果をみるためにもグラム染色は1つの所見として用いることができます．

　カンジダや黄色ブドウ球菌，嫌気性菌は尿路感染症の原因微生物としてはまれな

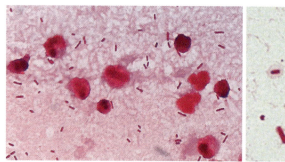
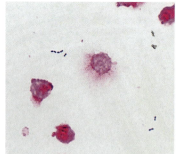
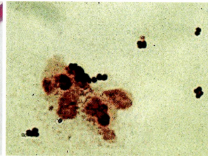
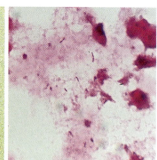

図2 市中感染症で原因となる微生物のグラム染色

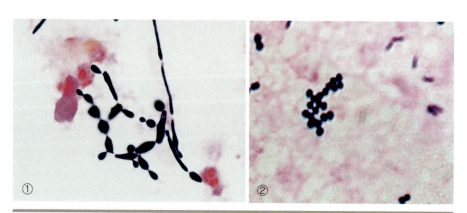

図3 尿中の① *Candida albicans*(カンジダ)と② *Staphylococcus aureus*(黄色ブドウ球菌)のグラム染色

微生物といわれています．そのため，尿のグラム染色で酵母様真菌やグラム陽性球菌を認めたり，培養からカンジダや黄色ブドウ球菌が検出された場合には，一般的には初期治療の対象とはしません（図3）．

しかし，菌血症の結果，腎臓を介して二次性に尿中に検出されることがあるので，特に尿にグラム陽性球菌が確認できてブドウ球菌が想定される場合には，鑑別

診断として，感染性心内膜炎などの血流感染症の可能性も頭の片隅に入れる必要があります．

【細菌尿と無症候性細菌尿】

> 細菌尿は一般的に 10^5 CFU/mL (colony-forming units/mL) を越える場合をいいます．イメージが湧かないかもしれませんが，顕微鏡を強拡大でのぞいて1視野に1個，細菌をみることができるぐらいの量です．
> 無症候性細菌尿とは尿路感染症を示唆する所見がなく，尿培養で女性であれば2回続けて同一菌の細菌尿が検出され，男性では1回でも細菌尿が検出されることを言います[6]．
> 無症候性細菌尿は若年成人女性では数％ですが，高齢者では女性の25〜50％，男性の15〜40％に認めるともいわれ，決して珍しいことではありません．それゆえ，高齢者が発熱した場合にはしばしば診断に悩まされることが多く，こちらは後ほど診断のポイントの項で説明します．

c. 血液培養

報告にもよりますが，血液培養は市中の急性腎盂腎炎では約20〜30％で陽性になるといわれています[7),8)]．症例2のように，菌血症を示唆する悪寒戦慄がある場合はもちろん，急性腎盂腎炎を疑っている場合には2セットの血液培養の提出が望ましいと考えます．

d. 画像検査

急性腎盂腎炎において，非常に議論のあるところです．そもそも腎盂腎炎で画像検査を施行する目的は閉塞機転や膿瘍の有無を検索することであり，診断をつけることではありません．ですから，「全例でルーチンに画像検査は施行せず，それぞれの症例で検討する」というはっきりしない答えをすることしかできません．

具体的には以下のような，いわゆる複雑性を疑わせるような場合に施行を検討します．

> ・尿閉の場合
> ・尿管結石が臨床的に疑わしい場合
> ・基礎疾患として尿路腫瘍，前立腺がんなどがある場合
> ・急性腎障害がある場合
> ・「典型的な急性腎盂腎炎」とはいえない場合

急性腎盂腎炎でのCT所見としては，腎周囲の脂肪織濃度の上昇，腎実質の楔状の低吸収域，腎皮膜の肥厚などが知られていますが，あくまでも尿路感染症は病

歴，身体所見，検査から総合的に考えるのであって，画像のみで診断するものではありません．

CTでこのような所見があった場合は，急性腎盂腎炎があるかもしれない（またはあったかもしれない），くらいにとどめておくのがよいでしょう．治療効果判定にも適さないといわれています．

以上，検査をまとめると，

> ・膀胱炎では尿定性・沈渣，尿グラム染色，尿培養
> ・急性腎盂腎炎では上記に加えて血液培養を追加
> ・画像検査は膀胱炎には不要．急性腎盂腎炎では悩ましいが，複雑性が疑われる場合に検討．ルーチンでのCTは施行しない

6. 診断のポイント

繰り返しになりますが，典型的な単純性膀胱炎など比較的診断がわかりやすいものは別ですが，急性腎盂腎炎・前立腺炎の診断は注意して診療にあたるとよいでしょう．特に高齢者は気をつけた方がよいでしょう．診断のポイントを以下にまとめます．

> ・尿路感染症は病歴，身体所見，検査を総合的に判断して診断する
> ・「発熱＋膿尿または細菌尿＝尿路感染症」と決めつけてはいけない
> ・複雑性尿路感染症を除外する

安易に「発熱＋膿尿または細菌尿＝尿路感染症」ではいけないのはなぜでしょうか．例えば，症状を訴えられない高齢女性が発熱で受診したとします．前述したように，高齢者は2, 3人に1人は無症状でも細菌尿がみられます．

そして実際，診察時に細菌尿があった場合には，それが以前からなのか，新規の所見なのかはわからないことも多いです（直近の尿検査のデータがあればわかりますが，常にあるとは限りませんし，むしろない方が多いのでその場で判断が迫られるのではないかと思います）．

つまりわれわれは「発熱＋細菌尿がある」かつ「その他の症状がない，わからない」患者を目の前にすることになります．するとみるみるうちに，その患者は「腎盂腎炎にみえてくる」わけです（本当は発熱の原因が別にあっても）．そしてそのまま「何てことない，腎盂腎炎だな……」なんていうプラクティスが生じかねません．

これは非常に危険なことで，病歴聴取や身体診察がおろそかになったり，鑑別診断の狭域化につながり，判断を誤ることになります．

実際は関節が腫れていて，翌日に偽痛風と診断されたり（非感染性の疾患だっ

た……），黄色ブドウ球菌が翌日に血液培養2セットから検出されて，再度診察すると心雑音や眼瞼に点状出血があり感染性心内膜炎だった……ということもあるのです．そのため，典型的な尿路症状を欠く場合は特に，初期に腎盂腎炎だと考えられる症例でも，その他の疾患の可能性を捨てないことが重要です．

　「最初は腎盂腎炎も考慮したが油断せずに除外に除外を重ねて後に別の病気が見つかる」ことと，「発熱＋膿尿＝腎盂腎炎であろうと念じて抗菌薬投与をしてみて，後で別の病気がみつかる」ことは同じようにみえて大きく異なります．このように尿路感染症，特に急性腎盂腎炎は他の疾患を除外してからやっと診断できる除外診断の要素が大きいのかもしれません．

　腎盂腎炎では発熱，嘔気・嘔吐，側腹部痛，背部痛，腰痛，CVA叩打痛，膿尿などの症状・所見が出現します（化膿性椎体炎などでは病変部の痛みでCVA叩打痛が陽性になりうるし，骨盤内や腸管からの炎症波及で膿尿を呈することがあります）．急性腎盂腎炎の鑑別診断としては急性胆嚢炎，急性膵炎，急性虫垂炎，憩室炎，消化管穿孔，PID（骨盤内炎症疾患），腸腰筋膿瘍，化膿性椎体炎，下葉肺炎，帯状疱疹などが挙げられます．

7. 尿路感染症に入院は必要か

　治療を開始する前には，外来治療か入院治療かの判断が必要になります．これは診断によって方針が異なります．まず単純性膀胱炎では入院不要で外来治療でよいでしょう．これには異論がないと思います．

　また複雑性尿路感染症や膿瘍形成（腎膿瘍や腎周囲膿瘍）の場合には原因の治療が必要なことが多いため，入院が必要で，これも異論はないでしょう．あとは診断のポイントでも言及した「この患者は本当に腎盂腎炎なのだろうか」というような診断に必ずしも自信がもてない場合も入院の方が安全でしょう（翌日，他の医師が診ると，違う鑑別診断が出てきて診断がついたりすることもあります）．

　単純性急性腎盂腎炎の場合は，さまざまな意見があると思います．筆者は基本的に入院加療というスタンスをとるのをお勧めします．特に悪感戦慄など菌血症を疑う病歴のある人はもちろん，高齢者や基礎疾患のある人，独居などの場合には強く勧めます．入院中は状態が悪くなればすぐに対応できますし，腎盂腎炎は比較的菌血症を起こす病気なので外来で治療して，血液培養が陽性になれば結局また入院です．逆に血液培養が陰性であれば経口抗菌薬にスイッチして1週間以内に多くは退院できます．軽症の成人で，基礎疾患もなく，どうしても希望が強いという人には致し方なく外来通院で治療を行うこともありますが，基本的には入院を検討していただいた方がよいでしょう．

8. 尿路感染症の治療

　治療はいずれの場合もグラム染色所見やLocal factorを参考にしながら初期治療

を選択します．

a. 無症候性細菌尿

基本的に治療は不要です．一般的に成人において治療が必要な無症候性細菌尿は，「妊婦と泌尿器科処置前」の場合です．

b. 膀胱炎

膀胱炎は経口抗菌薬で治療します．治療期間は計3日間，βラクタムは3〜7日間です[8]．65歳以上，糖尿病患者，1週間以上持続する症状，避妊具が入っている場合，妊婦などでは7日間治療した方がよいとされています．

> 処方例：
> 　アモキシシリン（サワシリン®）1回500 mg　1日3回
> 　セファレキシン（ケフレックス®）1回500 mg　1日3回
> 　ST合剤（バクタ®）1回2T　1日2回
> 　シプロフロキサシン（シプロキサン®）1回300 mg　1日2回など

c. 急性腎盂腎炎

治療期間は基本的に14日間です．菌血症であれば静注抗菌薬で14日間，菌血症でなければ症状改善を確認し，経口抗菌薬に変更し計14日間，複雑性であれば14日間とされています．培養結果を見て，de-escalationを行うことも忘れてはなりません．

> 処方例：
> 　セフォチアム（パンスポリン®）1〜2 g　8時間ごとで開始

9. 治療効果判定

ここでは主に急性腎盂腎炎に関して説明します．解熱は効果判定の1つとして用いられますが，一般的に腎盂腎炎での発熱は72時間程度持続するといわれています[9]．これは腎に微小膿瘍を形成するために解熱まである程度時間が必要だからと考えられています．

ですから，入院して次の日に解熱しなくても，焦って抗菌薬を変更することはしなくてもよいのです．全身状態や熱以外のバイタルサインが落ち着いていて，入院時に存在した尿路感染症に関連する自覚症状（例えば頻尿，排尿時痛，背部痛など）が改善傾向にあり，グラム染色でも細菌を認めない場合は，そのまま経過をみてよいでしょう．

しかし，発熱が3日経過しても持続する場合や，それ以前でも症状が悪くなっていたり，バイタルサインが乱れたりした際には，評価が必要になります．具体的には，以下を検討します．

> ・複雑性の要素や膿瘍形成がないか
> ・培養結果の確認（菌名や感受性）
> ・抗菌薬の投与量，投与間隔の確認
> ・診断は急性腎盂腎炎でよいか（他の感染症や非感染症）

10. 再発予防

生活習慣の指導（十分な水分摂取をする，排尿を我慢しない，排便時の清拭は前から後に向けて行うなど）や性行為の関連が疑われる場合には性交後に排尿をすることなど，強いエビデンスのあるものはないですが，それほど負担がかからず簡単にできることなので，予防できる可能性があるのであれば指導をしてもよいのではないかと筆者は考えています（症例1のような接客業でトイレから足が遠ざかりがちな職業の場合には，意識してこまめにトイレに行くようにしてもらうなど）．

また，例えば症例2では糖尿病がありますが，血糖コントロールが悪ければ専門家にコンサルトし内服の検討や栄養指導などの介入を行うなど，リスクファクターとなる基礎疾患の管理も重要だと考えます．

take home message

- 発熱患者に膿尿や細菌尿があれば必ず尿路感染症であるわけではない．特に高齢者に尿路感染症の診断をする場合には注意が必要である
- CVA叩打痛があれば腎盂腎炎，CVA叩打痛がなければ腎盂腎炎ではないとはいえない
- 男性の発熱患者では直腸診を忘れずに
- 尿のグラム染色は抗菌薬選択や治療効果判定に有用である
- 治療後も生活指導や基礎疾患の管理の継続を行うことも大切である

臨床で悩みがちな Q&A

Q1 尿中亜硝酸塩はどう解釈すればよいでしょうか．

A1 硝酸塩は正常の状態で尿中に含まれている成分です．これが細菌により（主に腸内細菌科のグラム陰性桿菌）還元されて亜硝酸塩になったものを検出する検査です．本来尿中には亜硝酸塩はないので，陽性になれば間接的に尿路に細菌が存在していることを示唆します．

尿中亜硝酸塩の感度は35〜85％，特異度は92〜100％という報告もあり（表3，p172参照）[12]．確かに陽性であれば尿路感染である確率は高そうです．逆に陰性であっても，尿路感染症の可能性を否定できるものではなさそうです．実際，グラム陽性球菌（腸球菌など）が原因微生物の場合，尿貯留時間が短い場合（4時間未満），アスコルビン酸投与時などでは偽陰性となりうることが知られています．

くどいようですが，尿路感染症は病歴，身体所見，検査の結果を総合的に考慮して診断するものです．つまり，尿中亜硝酸塩の検査も細菌尿という尿路感染症「らしさ」を間接的にはかるツールの1つに過ぎませんし，単独では尿路感染症の有無は判断できるものではありません．尿中亜硝酸塩が陽性であることも重要な所見の1つではありますが，その結果単独で一喜一憂するよりも，さらに追加で尿沈渣を提出して膿尿の有無をみたり，グラム染色をして細菌や多核白血球を確認したりする方が，より臨床判断に有用でしょう（グラム染色の際には尿中亜硝酸塩が陽性であれば，「尿のグラム染色でグラム陰性桿菌がみえるかも？」なんていう想像をしながらグラム染色をするのもよいかもしれません）．

Q2 腎膿瘍・腎周囲膿瘍のドレナージは全例必要でしょうか．また，治療期間はどれくらいになるでしょうか．

A2 この質問は非常に悩ましいですね．腎膿瘍と腎周囲膿瘍についてまずお話ししましょう．

最初聞くと，腎膿瘍も腎周囲膿瘍も場所が少し違うだけで，ともに腎臓の近くにある膿瘍で原因も同じであるように思えます．

しかし，実際は厳密には少し原因や治療のアプローチが異なります．原因に関してですが，一般的に腎膿瘍は黄色ブドウ球菌などの菌血症から二次的に起こることが多く（腎盂腎炎からも起こりえます），腎周囲膿瘍は尿路感染症が原因で起こることが多いといわれています．

治療に関しては，腎膿瘍は抗菌薬のみで治療することが多く，腎周囲膿瘍は抗菌薬とドレナージ併用が必要となることが多いです．腎膿瘍は一般的に抗菌薬に反応がよいのと，ドレナージが技術的に難しいという理由から初期は抗菌薬投与のみで治療を開始します．5 cmを超える大きな膿瘍やそれ以下でも臨床症状や画像所見に改善がみられない場合にはドレナージが検討されます[13), 14)]．

一方，腎周囲膿瘍では抗菌薬投与に加えて，診断と治療両方の側面からCTまたは超音波ガイド下に穿刺，ドレナージすべきであるとされています．抗菌薬の選択は重症度やグラム染色・培養結果にもよりますが，腎膿瘍のように黄色ブドウ球菌を原因微生物として考える場合にはセファゾリン（MRSAの関与を考える場合にはバンコマイシン）を，腎盂腎炎が原因であると考える場合には腸内細菌科をターゲットに第2，3世代セフェムを使用します．

治療期間に関しては明確な基準がなく，臨床経過や患者背景に合わせて個々の症例で対応するしかありません．目安としては最低4週程度で，最終的には画像

で膿瘍の消失を確認するまで治療した方がよいと考えます．

文献

1) Torpy JM, et al：JAMA Patient Page. Urinary tract infection JAMA 307：1877, 2012
2) Chapter 69 Urinary tract infections. In Mandell GL, et al：Mandell, Douglas, and Bennett's Principles and Practice of Infectious Diseases, 7th ed., Churchill Livingstone, 2009
3) Bent S, et al：Does this woman have an acute uncomplicated urinary tract infection? JAMA 287：2701-2710, 2002
4) Ramakrishnan k, et al：Diagnosis and management of acute pyelonephritis in adults. Am Fam Physician 71：933-942, 2005
5) Hooton TM：Clinical practice. Uncomplicated urinary tract Infection. N Engl J Med 366：1028-1037, 2012
6) Nicolle LE, et al.：Infectious Diseases Society of America guidelines for the diagnosis and treatment of asymptomatic bacteriuria in adults. Clin Infect Dis 40：643-654, 2005
7) Velasco M, et al：Blood cultures for women with uncomplicated acute pyelonephritis：are they necessary? Clin Infect Dis 37：1127-1130, 2003
8) Coburn B, et al：Does This Adult Patient With Suspected Bacteremia Require Blood Cultures? JAMA 308：502-511, 2012
9) Behr MA, et al：Fever duration in hospitalized acute pyelonephritis patients. Am J Med 101：277-280, 1996
10) Gupta K, et al：International clinical practice guidelines for the treatment of acute uncomplicated cystitis and pyelonephritis in Women：A 2010 update by the Infectious Diseases Society of America and the European Society for Microbiology and Infectious Diseases. Clin Infect Dis 52：e103-e120, 2011
11) 青木眞：レジデントのための感染症診療マニュアル 第2版．pp547-584, 医学書院, 2008
12) Ramakrishnan K, et al：Diagnosis and management of acute pyelonephritis in adults. Am Fam Physician 71：933-942, 2005
13) Siegel JF, et al：Minimally invasive treatment of renal abscess. J Urol 155：52-55, 1996
14) Dembry LM, et al：Renal and perirenal abscesses. Infect Dis Clin North Am Sep；11：663-680, 1997

13 PID・STIのマネジメント

本郷偉元

1. 症例提示

それでは，さっそく症例から入ってみましょう．

【症例】22歳　女性
【主訴】3日前からの下腹部痛
【受診場所】ER
【現病歴】悪臭を伴う帯下が下腹部痛発症前後から出現．2週間以内に性交渉あり
【既往歴】クラミジア感染
【社会生活歴】独身
【内服薬】なし
【アレルギー】なし

本郷：この症例提示だと，情報が少ないですよね．どんな追加情報が欲しいでしょうか．
会場：一般的な腹痛の病歴を聞いて，他には最終月経についても聞きたいなと思います．
本郷：なるほど，大事な情報ですね．他には何かないですか．
会場：既往のクラミジア感染のときに，パートナーの治療をしっかりしたかを聞きたいです．
本郷：素晴らしい！

2. 女性の腹痛

　この症例は，女性の腹痛です．当直や救急外来をしていたら，女性の腹痛を診ることがあると思います．鑑別を挙げる時に「産婦人科の疾患から考える」人は少ないかなと思いますが，このやり方は見逃しを少なくするには結構よい方法ではないかと思っています．

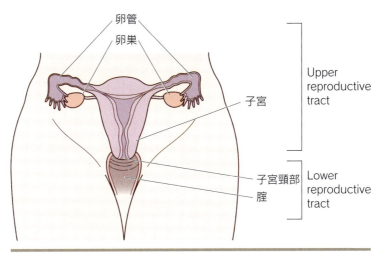

図1　女性生殖器

逆に，男性の腹痛だったら「泌尿器科の病気から考える」と結構よいと思います．産婦人科の病気でも泌尿器科の病気でも，腹痛で診断が遅れたり，見逃したりするとリプロダクティブヘルスに影響することがあります．だから大事なんです．

3. PIDとは？

では，PID（骨盤内炎症性疾患：pelvic inflammatory disease）の話です．PIDとは，女性の upper reproductive tract infection と考えるとわかりやすいと思います（図1）．

下から，腟があって，子宮頸部になって，それより上の所全部が上部の reproductive tract で，そこの感染症を PID といいます．腟と子宮のジャンクション（接合部）である子宮頸部より上の感染ならどこでも PID です．

PID って，最初に聞いたときどういうことかわかりづらいですよね．pelvic inflammatory disease を日本語訳すると，骨盤内炎症性疾患となりますが，じゃあ例えば骨盤内のどこかに膿瘍があったら PID かというと，そうじゃない場合もあります．だから「難しいな」と，筆者自身はこの言葉に最初出合ったときに思いました．PID とは何を指すかというと，日本語であえていえば上部生殖管感染症になるでしょうか．こんな日本語はないと思いますけど，PID ってこれですよね．

もう少し具体的にいうと，子宮頸部を越えて子宮内膜に炎症を起こしたら子宮内膜炎（endometritis）ですし，卵管だったら卵管炎（salpingitis）です．もし卵管卵巣に膿瘍を作ったら卵管卵巣膿瘍（tubo-ovarian abscess）です．tube というのは卵管，ovary は卵巣ですね．略して TOA ということがあります．

あとは，腹膜炎（peritonitis）までになることがありますね．女性生殖器は，外界と骨盤の中がつながっているんです（図1）．卵管から菌が出て行って，腹膜に炎症を起こすことがあるんです．

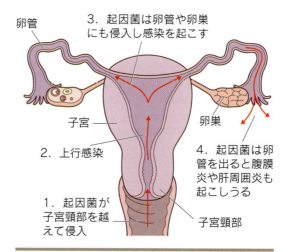

図2　PIDは上行感染による「上部生殖管感染症」

　子宮の中に膿が溜まることがありますが，それは基本的にはPIDではなくて子宮留膿腫といいます．これは，高齢の寝たきり女性に多い疾患で，読んで字のごとく，子宮内に膿が溜まります．PIDの場合は，性感染症のイメージが強く感染部位も比較的はっきりしています．一方，子宮留膿腫は子宮内容物がちゃんと排出されなくて，子宮内の空間に膿として溜まったというイメージです．

4. 発症機序

　発症機序を図2に示します．PIDは下部生殖管（図1参照）の防御システムの破綻から始まります．

　妊娠の場である子宮にはそもそも精子以外のものが入らないようにする防御システムがありますよね．腟では *Lactobacillus* などが腟内を酸性に保って菌の増殖を防いでいます．子宮頸管は，排卵期には精子も侵入しやすいですが，それ以外の時期は精子さえも侵入しにくい．そして解剖学的には，子宮頸部がジャンクション（組織学的には squamous-columnar junction）になって，バリアになっているわけです．

　こういうバリア機構が破綻すると微生物が通りやすくなります．そして，子宮内膜に炎症を起こせば子宮内膜炎だし，卵管に行ってそこで炎症を起こせば卵管炎だし，膿瘍を作れば卵管卵巣膿瘍だし，右の上の肝臓の方に行ったら肝周囲炎です．別名 Fitz-Hugh-Curtis syndrome といいます．

　つまり腟内の細菌が，子宮内膜から卵管，卵巣，骨盤腹膜へと感染していく．上行性なんです．UTI（尿路感染症：urinary tract infection）も理論上，上行性といわれていますから，「UTIと似ているかな」という感じです．

　そうすると，バリアの所，ここを菌が通りやすいときがポイントになります．その1つが月経のときです．いろんなことが，いろんな教科書に書いてありますが，

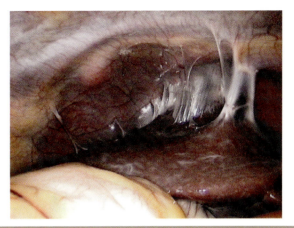

図3 Fitz-Hugh-Curtis 症候群による violin strings
（沖縄県立中部病院 産婦人科 三浦耕子先生のご厚意による）

75％に上る症例が月経の7日以内に起こる，という記載もあります[1]．

それ以外に下部生殖管の防御システムが破綻するのは，例えば手術でもいいし，外傷でもいいし，腟炎など他の炎症があるときでもいいです．

図3がさっき言ったFitz-Hugh-Curtis症候群です．これは感染が卵管から肝表面に及んで，その対側の腹膜と索状癒着を形成するものです．こういうのを実際に手術でみたことがあるといいですよね．この索状癒着をviolin stringsといいます．

5. PIDがなぜ大事か

今まではPIDの定義や発症機序を話してきましたけれども，PIDがなぜ大事かわかりますか．物事って「どうして大事か」がわかったら，やっぱりそれに対する気合いが違ってきます．あるいは，教育がしやすくなります．研修医の教育でもよいし，患者に対しては教育というのはおこがましいかもしれませんが，大事さを伝えやすくなります．

BMJ（British Medical Journal）の2008年のclinical evidenceによれば，例えばPIDに1回かかると不妊になる率が20％です．子宮外妊娠を起こすのが1％，慢性の骨盤痛を起こすのが40％です[2]．

不妊とか，慢性骨盤痛がこんなにすごい数字で起こるわけだから，これは大変なことです．だから，「ならない方がいい」ということです．

かつ「治療は速く！」ということです．薬を処方して治療ができるのは医師だけです．PIDは治療開始が3日以上遅れると，不妊や子宮外妊娠の確率が3倍に上がるというようなデータもあります[3]．これを知っているとギクッとして，「PIDを私は見逃さない」と思うのが人情です．

6. 起因菌

　では，その起因菌は何かということですが，淋菌とクラミジアが 2 大代表選手で，もし知らなかったら，今日これを絶対に覚えて帰って下さい．いいですか．淋菌とクラミジアが代表選手です．けれども，それ以外にも PID を起こす菌があります．

　もう 1 つ，基本的に PID というのは polymicrobial infection といって，複数菌が悪さをするのです．例えば「髄膜炎で肺炎球菌が悪さをしている」という場合，起因菌は単一ですが，PID はそうではないのです．基本的には polymicrobial の infection で，腟の細菌叢を構成する腸内細菌や嫌気性菌，インフルエンザ菌，それから *Streptococcus agalactiae*（A 群溶連菌）なども PID を起こします[4]．なので，こういう知識をもっていて，PID の人が来たら，こういう菌を殺す抗菌薬を投与しましょうということになるわけです．

7. リスクファクター

　患者が目の前に来たときに，どんな病気でもそうですが，そのリスクファクターを知っておく．「この人はこの病気になりやすいですよ」と知っていたら，またちょっと見方が変わってくるわけです．

　PID のリスクはいろいろなことがいわれていますけれども，代表選手は年齢，複数のパートナー，特に有症状のパートナー，PID の既往です．まず年齢です．性行為をしたことがない人には，STI としての PID は起こらないですよね．そして，若い女性ほど PID の確率は高いです．あと，複数のパートナー．それはそうですね．感染するチャンスが多いわけですから．そして，特に有症状のパートナー．相手の尿道から何か出ている．そんな人と性行為をしたとか．あと PID の既往．なので，こういうことを問診では必ず聞くことが大事です．

　また，エビデンスはないのですが，最近見聞きするのが，子宮内膜症や子宮筋腫がある人に，子宮内膜の細胞診や組織診をしたり，子宮卵管造影や不妊治療の採卵をした後に PID になる症例です．そして，内膜症や筋種がない症例でも見聞きします．

8. sexual history のとり方

　患者が 1 人になったときに聞きましょう．家族，夫，パートナーなどの前では本当のことを話してくれません．声が外に漏れず，外からみられない，プライバシーが守られるスペースで問診します．ドアやカーテンは閉めるべきです．もし，付添いの人がずっとついている場合には診察を始める時に，「診察するのでちょっと出てもらえませんか」といって出てもらい，患者を診察しながら問診しましょう．あ

と，声が通ってプライバシーを保てない状況の時は，筆談で聞いてもよいかもしれません．

質問を始めるときには，

「セックスについて少し込み入ったことも聞きますが，大事なことなので皆さんに聞いています．聞いたことは誰にもいいません」

「答えたくない質問があったら，『ちょっと…』とかいってもらえばそれ以上は聞きません」などというとよいと思います．これらをいえば，その後は単刀直入に聞いても答えてもらえることがほとんどです．

私自身はまず最初に，

「今までセックスかそれに似たようなことをしたことがありますか」と聞きます．というのは，性経験がないのにあるように話を作ったり，あるのにないようにいったりする人がいるからです．

もし性経験があると答えられたら，

「相手は男性ですか，女性ですか，両方ですか」と聞きます．そして具体的にどのようなセックスをするかを聞きます．このとき，具体的に聞くようにします．例えば，オーラルセックスをセックスと思っていない人も中にはいるんです．

次にセックスの相手について聞きます．人数，どうやって知り合ったか，性風俗ではないか，名前を覚えているか，などです．

妊娠歴やSTIの既往に関しても聞きます．STIの既往を聞くときは，

「性病にかかったことがありますか」などと聞くのではなく，具体的に1つひとつ，「A型肝炎にかかったことはありますか」「B型肝炎は？」という感じで聞いていきます．ウイルス性肝炎をSTIと思ってない人たちもいますから．それから，STIの検査を受けたことがあるかどうかも聞き，受けたことがある場合はどうして受けたのか，最後に受けたのはいつかも聞くようにしています．

それと，避妊をしているかどうか，そして避妊をしている場合はどうやってしているかも聞きます．このとき，例えば，「コンドームを使っていますか」と聞くと，患者によっては性の相手によってコンドームを使ったり使わなかったりのことがあり，答えに窮して本当のことをいってくれないことがあります．なので，"Yes/No" questionより，「コンドームはどう使っていますか」のような "Tell me about…" questionを使うこともあります．

症状を聞く場合は，上記のような質問をした後なら，多くの場合ちゃんと答えてもらえると思いますが，「こういった症状がPIDの時にみられることがあるのですが，思い当たりませんか」という感じで聞くのもよいと思います．

全体として，偏見なく，中立的に聞き，自分の言葉でなるべく答えてもらいます．「○○なようなことをする患者もいますが，あなたはどうですか」という感じで患者自身を際立たせないようにすることも大事です．患者から率先してsexual historyを話してくれることなんてほとんどないんです．なので，答えてもらった時には，「そういって下さったので正しい検査ができます」などのように感謝の気持ちを伝えるとよいでしょう．実際，具体的で正確なsexual historyをとれたら，

8. sexual historyのとり方

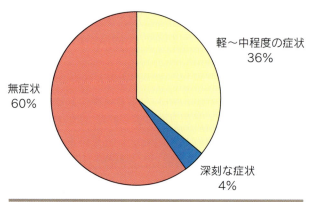

図4　PIDの症状
(CDC：PID Classification, http://www2a.cdc.gov/stdtraining/self-study/pid/pid4.asp accessed on 2/8/2014)

より適切な診断や検査につながるし，その後の患者教育にも役立ちます．

9. 症状

症状に関して，これは非特異的なことが多いです．下腹痛が一番多いのですが，熱はそんなに多くなくて50％ぐらいだといわれることもあるし[5]，PIDというのは本当に症状が少ない場合もあるし，あとはいろんな症状が出るので，なかなか一筋縄ではいきません……．帯下の増量，排尿時痛，右上腹部痛（肝周囲炎のとき）も出ることがあります．

つまり，PIDというのは，病歴，症状のどれをとっても診断は難しいのです．

図4はCDCのデータですけれども，40％が有症状で，シビアなのは4％．軽症から中等症が36％で，あとは症状は「ほとんどない」か「なし」なのです[6]．症状が本当に薄い人の方が，むしろ多いのです．なので，こういうことも知っておくとよいと思います．

10. 診断と治療開始

診断は難しいです．一番いいのは，経験ある内科医と，産婦人科医が協働して診断することだと思います．大事なことは，女性のQOLに大きな影響をもつ疾患ですから，診断あるいは検査オーダーへの閾値を低くもち，なるべく診断しようとすることです．女性の腹痛では，「とりあえず帰ってもらっていいや」ではなくて，粘る．PIDがないかどうかを，なるべく詰めるということです．

「それらしいかな」と思ったら，治療を始めてしまってもいいですよね．私が普段からよくいっているのは，「診断なくて治療なし」なんですが，例外はあります．目の前で息が止まりそうな人には，とりあえず挿管するでしょう．それと同じで，PIDも治療の閾値を低くもつ．そういう疾患群のうちの1つです．

表1 CDCによるPIDの特異的診断基準(2015)

・子宮内膜生検による組織病理学的な子宮内膜炎の証明
・経腟超音波またはMRIによる卵管肥厚・卵管留水腫，または一塊となった卵管卵巣
・ドップラー検査による骨盤内感染の示唆(卵管血流増加など)
・腹腔鏡でのPIDに矛盾しない所見

(Workowski KA, et al：Sexually transmitted diseases treatment guidelines, 2015. MMWR Recomm Rep. 64(RR-03)：1-137, 2015)

表2 CDCによるPIDの治療開始基準(2015)

性活動のある若年女性またはSTIのリスクのある女性に，
骨盤痛または下腹部痛があり，
PID以外の原因が明らかではなく，
以下のminimum criteriaのうち1つ以上が内診で認められる
・子宮頸部他動痛
・子宮圧痛
・付属器圧痛

では，どうやって診断するのかという話です．

表1が2010年のCDCのSTIのtreatment guidelines[4]に書いてある診断基準ですが，子宮内膜生検やドップラー検査は実臨床では一般的にあまり行わないし，腹腔鏡もなかなか閾値が高いんじゃないかと思います．

検査が比較的簡単にできて，その特異度がすごく高い場合を除くと，どんな疾患でも，疫学，病歴，身体所見，検査結果の組み合わせで診断することが多いと思います．

表2が治療開始の基準です[4]．上から順に，疫学，病歴があって，minimum criteriaは身体所見です．minimum criteriaで大事なことは，これは基本的には内診で確認するものということです．子宮頸部の他動痛は直腸診でわかることもありますが，他の2つは内診しないと難しいですよね．なので，例えば夜にPIDかもしれないと思う人を診たら，夜間に産婦人科医がいる医療機関であれば呼んだ方がいいと思います．

それと，こういうminimum criteriaを実感として理解するためにも，何科の医師になるにしても，産婦人科は回っておいた方がいいと思いますよ．別にこれは産婦人科に限ったことではなくて，いい臨床医になろうと思ったら各科をローテートして，内科医になるんだったら，初期研修の後に総合診療科や総合内科の後期研修を3年くらいやってから専門に進むのがよいでしょう．

「他に原因が明らかではない」というのも大事ですね．常にPID以外の疾患の可能性を考えながら診療しなきゃいけない．虫垂炎も否定しないといけないし，腎盂腎炎も否定しないといけない．一般的なもので，「これはあってもおかしくないかな」と思うものは，否定しにいかないといけません．そして時には否定できないかもしれない．なので内科医としての力量が試されますし，検査オーダーの閾値も低めにもつことになります．

表3 CDCによるPID診断のadditional criteria（2015）

- 体温（口腔温）>38.3℃（101°F）
- 子宮頸部の異常な膿粘液性分泌物または子宮頸部のfriability
- 腟分泌物の生食鏡検でWBCが多数
- 血沈高値
- CRP高値
- 子宮頸部の淋菌またはクラミジア・トラコマティスによる感染の検査による確認

　他にも，診断の可能性を上げるために，いくつか追加のクライテリアがあります（表3）．熱や異常な帯下です．腟分泌物を顕微鏡でみるというのはとても大事です．CDCのクライテリアには生食鏡検しか記載されていませんが，グラム染色もぜひやっていただきたいと思います[7]．

　淋菌またはクラミジア・トラコマティスの検査ですが，この2つの微生物のRNAの同時同定が今では保険が通っているので，PIDを疑ったら産婦人科医に必ず提出してもらって下さい．淋菌に関しては培養も大事です．というのは，最近，淋菌の耐性化が進んでいるからです．恥ずべきことに日本からセフトリアキソン耐性淋菌が報告されています．抗菌薬感受性は培養検査をしないとわかりませんから，淋菌の疫学を知るためには培養が必須なのです．

　淋菌の培養で大事なことは，検体を採取したらすぐに細菌検査室に持って行き，淋菌も疑っていることを技師さんに伝え，培養を開始してもらうことです．すぐに培養を始めることができない場合は，淋菌は低温では死滅するといわれていますので，検体は室温保存することが大事です．

　培養やRNA検査で淋菌，クラミジアのどちらか一方しか陽性にならない，あるいは両方とも陰性だったとしても，子宮頸部からの検体は上部生殖管を表しているとは限らないので，両方ともありうるものとして治療することが大切です．

　治療開始のタイミングですが，表2の開始基準を満たせば，なるべく早く治療を開始します．治療開始が3日以上遅れると不妊や子宮外妊娠の確率が3倍上がる，ともいわれています．なので，可及的早期の治療開始が大事です．

11. 入院

　入院適応ですが，これもCDCのガイドラインに推奨基準が書いてありますが，その基準の前に書いてあるのが，「担当医の判断」です．まずは担当医が判断し，その際にその推奨されている基準も考慮に入れる，ということです．

　入院のいい点は，患者と時間をとって関係を作っていって，例えば「PIDになったら不妊になりやすいんですよ」とか，「パートナーの人も治療をしないといけないんですよ」とか，「パートナーはどんな人？」と聞いたりしてカウンセリングや教育につなげることができることです．例えば，過去2か月以内にセックスした相手全員に連絡してもらい，「私，性感染症にかかったから，あなたも保健所や病院とかに行って検査をして」といってもらったりする[4]．そういうことをするには，

表4 CDCによるPIDに推奨される治療（2010）

セフォテタン　2g 12時間ごと　点滴静注　または セフォキシチン　2g 6時間ごと　点滴静注 　＋ ドキシサイクリン　100 mg 12時間毎　点滴静注または経口

時間がかかるんですね．ちなみに過去2か月以内にセックスをしていない場合は，最後にセックスした相手に連絡をとってもらいます[4]．

PIDは繰り返すと，さらに不妊率が上がりますから，次は絶対に起こらないようにしたい．そういうことも考えると，入院してもらってその人とよく話して，いい関係を作るといいんじゃないかなと思います．

12. 治療レジメン

治療はセファマイシン系のCefotetan，Cefoxitinにドキシサイクリンを併用します（表4）．セファマイシンで嫌気性菌とグラム陰性桿菌をカバーし，ドキシサイクリンでクラミジアをカバーします．このレジメンは，本当に古くからあって，1982年のCDCのガイドラインにもすでに記載があります[8]．そして，妥当性の確認はしっかりとは行われていない印象をもっています．

セフォテタンやセフォキシチンは，昔は日本にもあったのですが，今ではなくなってしまいました．そのため，仕方なくセフメタゾールを使いますが，これには「Cefotetan，Cefoxitinとセフメタゾールは違うだろう」という議論と，もう1つは「淋菌の場合，耐性の可能性も考えた方がよいのではないか」という議論があります．日本での淋菌のセフメタゾールに対する耐性率は，地域によっても異なりますがかなり進んできており，例えば沖縄では大変な状況のようです[9]．各地域や国レベルでサーベイランスを行うことが大事だと思います．

PID患者を診たとき，その人の起因菌が淋菌かどうかを予測することはとても難しいと思います．ですので，淋菌によるPIDでは重症化することもある[7]ので，重症なのでカバーをしっかりしたいという面も合わせて，重症なPIDの時には，「セフトリアキソン＋ドキシサイクリン＋メトロニダゾール」でもよいかもしれません．ただしメトロニダゾールも日本には経口剤しかなく*，重症PIDで腸管にも炎症がおよび腸管からの薬剤吸収が信頼できないときには，注射薬で嫌気性菌をカバーした方がよいかもしれません．

あとはドキシサイクリン（Doxycycline）です．ドキシサイクリンがない病院が結構あるので，ない場合は採用してもらうといいと思います．ドキシサイクリンの注射剤も残念ながら日本にはありません．

当たり前ですが，治療は主要な起因菌名を固有名詞で挙げてカバーします．すな

*本レクチャー開催時．2014年9月に静注発売

わち，淋菌とクラミジア．これは必ず両方治療して，嫌気性菌とかグラム陰性桿菌も治療する．ただし，嫌気性菌を駆逐する必要があるかどうかは，何ともいえない部分もあります．

治療に関しては他の感染症でも同様ですが，起因菌として可能性のある菌すべてをカバーするとなると，際限なく多数の抗菌薬を併用することになります．なので，抗菌薬選択に関しては，完璧な答えというのはもちろんなく，症例ごとに現場で医師が clinical judgment で決めるべきことだと思っています．ただし，そのためには臨床感染症の知識と経験が必要です．

13. 経過フォローと治療期間

どんな病気でも，回復パターンは知っておくべきです．これを知っていたら，フォローするのは怖くありません．だって予想しながら経過を追っていくわけですから．PID は，適切な治療を開始してだいたい 3 日以内によくなります[4]．これは上行感染による上部尿路感染症である腎盂腎炎と似ています．治療経過でフォローするのは，症状，バイタルサイン，婦人科を含めた診察です．3 日以内で改善しなければ，PID だったら TOA などの膿瘍系も考えます．もともと診断の閾値が低くて，「たぶん PID だろうな」と思って治療している場合もあるわけですから，そういう場合は逆にいうと PID ではない可能性も高いわけです．なので，他の疾患や併存疾患の可能性以外にも，場合によっては腹腔鏡なども考えるということです．

治療期間は，一般的には 14 日間です．そして治療後 3〜6 か月後に淋菌とクラミジアの再検査を行います[4]．

14. 他に留意すべきこと

STI では留意すべきことがあります．まず，その患者本人に他の STI がないか．梅毒とか，HIV とか，A 型肝炎，B 型肝炎，C 型肝炎などですね．あと，ワクチンも考慮する．B 型肝炎ワクチンとかは STI の人には接種した方がいいし，A 型肝炎もアナルセックスをする場合には接種した方がいいですね．あるいは，ウイルス性肝炎の抗体を調べて，陰性だったらワクチンをお勧めして，本人が OK だったら接種を考えます．

そして，パートナーも病院に来てもらって治療する．いわゆる「ピンポン感染」といって，自分が治っても相手が STI をそのまま治療せずにもっていたら，また自分が感染してしまうわけですから，必ずパートナーも治療して，パートナーにも他の STI がないかを調べます．ちなみにパートナーも，1 人とは限りません．

HIV 陽性だったらエイズ拠点病院に紹介します．あと，地域の保健所などで，「何曜日の何時から何時までなら無料で STI をチェックできる」という状況がありますから，そういう場所の案内のリーフレットを渡すといったことをするのもよいでしょう．

PIDには体系的かつ包括的に臨みます．ある程度の知識が自分の中でまとまっていないと，PIDらしき人が来たときに，パートナーのことも，ワクチンのことも，不妊のことも，喋れません．どんな病気でもそうですが，特にPIDにはそういう態度をもっていただければと思います．発症機序から理解して，診断・治療の閾値は低くする．そして，治療開始基準やレジメンは，最初は覚えなくても，テキスト参照でもよいでしょう．

　そして，STIは，1つあったら他にもありうるんです．あとは，パートナーも治療するし，パートナーは1人とは限らない．あるいは異性とは限らないということです．

take home message

- PIDには体系的かつ包括的に臨む
- PIDは発症機序から理解する
- 診断・治療の閾値は低く
- STIは1つあったら他にもありうる
- STIはパートナーも治療する

臨床で悩みがちな Q&A

Q1 PIDの診察に直腸診は有用ですか．

A1　有用です．直腸診で子宮頸部他動痛がわかることがあります．直腸診のことをよく理解しておくことは医師として重要だと考えます．

Q2 PIDの患者にいつから性生活を再開していいか聞かれたらどう答えたらいいでしょうか．

A2　2015年のCDCガイドラインでは，患者自身とパートナーが治療を完遂し，有症状でPIDと診断された場合にはその症状が消失するまでは性交渉は控える，と記載されています．ただし，症状は治療を完遂しても消失しない場合もあるので，判断はケースバイケースになるかと思います．また，例えば，実際上は治療終了直後の再開は控えてください，と言うと思います．エビデンスや教科書上の記載はないかと思いますが，再開したくなったときに淋菌とクラミジアの再検をして陰性ならば再開可能，としてもよいのかもしれません．

Q3 PIDと子宮頸管炎を区別することで治療法は変わるのでしょうか．

A3　はい．治療法は変わります．詳細はCDCの2015年の治療ガイドラインを参照してください[4]．

Q4 産婦人科当直医の常駐していない施設で夜間に PID の可能性がある患者が来たとき，内診を行ったことがない医師はどうしたらいいでしょうか．抗菌薬を開始しておいて，翌日婦人科診察とするか呼び出してでも婦人科にその場で診てもらった方がいいでしょうか．

A4 基本的には婦人科医を呼んだ方がよいとは思いますが，それができない場合は，sexual history を含む詳細な病歴，直腸診を含めた腹部を中心とする丁寧な身体所見，腹部超音波や腹部骨盤造影 CT などの画像検査，外科医へのコンサルトなどを行い，PID の可能性の有無を最大限アセスメントし，それでも PID の可能性がそれなりに残れば，抗菌薬は開始してもよいかもしれません．病院ごと，症例ごとに変わってくると思います．

Q5 治療薬で院内にドキシサイクリンがないときはミノサイクリンやクラリスロマイシンで代用してもよいでしょうか．院内にドキシサイクリンを置くようにした方がいいでしょうか．

A5 基本的にはガイドラインに従った方がよいので，可能であれば院内にドキシサイクリンを置いてもらった方がよいと思います．

Q6 PID を疑ったとき，帯下のグラム染色はやりますか．

A6 有用であり，行っている病院はそれなりにあると思います．80％を超える施行率の病院もあります[7]．

文献

1) Eschenbach DA：Acute pelvic inflammatory disease：etiology, risk factors and pathogenesis. Clin Obstet Gynecol. 19：147-169, 1976
2) Ross JD：Pelvic inflammatory disease. Clin Evid (Online). 2008 Mar 10, pii：1606, 2008
3) Hillis SD, et al：Delayed care of pelvic inflammatory disease as a risk factor for impaired fertility. Am J Obstet Gynecol 168：1503-1509, 1993
4) Workowski KA, et al：Sexually transmitted diseases treatment guidelines, 2015. MMWR Recomm Rep 64 (RR-03)：1-137, 2015
5) Chacko MR, et al Clinical features and diagnosis of pelvic inflammatory disease. UpToDate®, 2014
6) CDC：PID Classification, http://www2 a.cdc.gov/stdtraining/self-study/pid/pid4.asp accessed on 2/8/2014
7) 尾身牧子，他：当院における淋菌性骨盤内感染症の検討．日本産科婦人科学会沖縄地方部会雑誌 30：24-27, 2008
8) CDC：Sexually transmitted diseases treatment guidelines 1982. MMWR Morb Mortal Wkly Rep 31 Suppl 2：33S-60S, 1982
9) 徳嶺辰彦，他：当院における多剤耐性淋菌感染症．日本産科婦人科学会沖縄地方部会雑誌 24：57-61, 2002

14 皮膚・軟部組織感染症のマネジメント

法月正太郎

　皮膚・軟部組織感染症は外来でもよく診る疾患の1つで，多くの方が経験したことがあると思います．「皮膚がおかしい」と気づいた多くの患者は皮膚科を受診します．一方，皮膚の変化に気づいていない患者や発熱など全身症状が強い患者の多くは，内科外来や救急外来を受診します．非皮膚科医は，まず皮膚・軟部組織感染に気づくことが大切です．その上で，日常診療でもよく遭遇する皮膚・軟部組織感染をどのようにマネジメントしていくべきか，写真や症例を中心に明日から役に立つ知識を目に焼き付けて身につけていただければと思います．

1. 皮膚・軟部組織感染症を理解するためのポイント

　多くの診断名がある皮膚・軟部組織感染症を理解するためには，解剖学的部位と重症度の2つの視点から考えることが大切です．上皮，皮下組織，筋肉のどの部位に炎症があるのか．表皮に近ければ，より発赤が強くなり，境界が鮮明になり，硬結も強くなります．逆に筋膜や筋肉などの深い部分であれば，皮膚表面の所見が乏しい割に痛みが強くなります．図1に解剖学的な部位と疾患をまとめました[1]．
　次に考えるべきは，「待てる」か「待てない」かを判断する重症度からみた分類

解剖学的深さ	疾患
上皮	丹毒
	膿痂疹
	毛包炎
	膿瘍
	せつ（癤）
	よう（癰）
皮下組織　筋膜，動静脈，血管，脂肪	蜂窩織炎
	壊死性筋膜炎
筋肉	筋壊死

図1　解剖学的深さからみた，皮膚・軟部組織感染症の分類
（Green RJ, et al：Necrotizing fasciitis. Chest 110：219-229, 1996）

表1 重症度からみた皮膚・軟部組織感染症の分類

「待てる疾患」	せつ（癤），よう（癰），丹毒，蜂窩織炎
「待てない疾患」	壊死性筋膜炎，toxic shock syndrome，ガス壊疽，Ludwig angina，眼窩蜂窩織炎

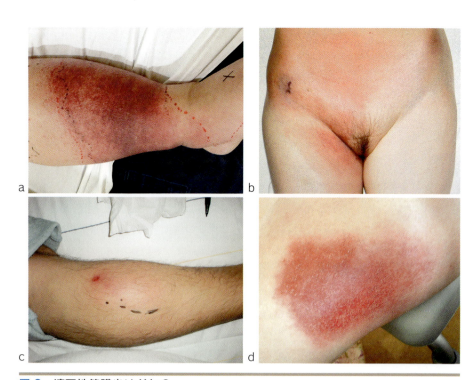

図2 壊死性筋膜炎はどれ？

です（表1）．日常診療において頻度の高い「待てる」疾患と「待てない」緊急度の高い疾患を明確に判断し，除外していくことが大切です．外科的な介入が必須の予後不良な疾患が隠れています．壊死性筋膜炎，ガス壊疽，Ludwig angina，眼窩蜂窩織炎，toxic shock syndrome などをきちんと除外していくことが重要です．

2. 見た目だけで判断できるのか

　ここでクイズを出しましょう．図2をご覧ください．重症な皮膚・軟部組織感染症の1つである壊死性筋膜炎を鑑別できるでしょうか．見た目だけで判断できるでしょうか．このような患者を目の前にした時にどのようにマネジメントすべきなのでしょうか．このレクチャーで学んでいきましょう．答えは最後に提示します．

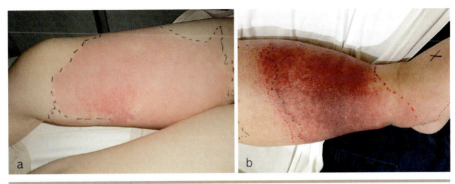

図3 丹毒（a）は境界明瞭だが蜂窩織炎（b）は境界が不鮮明

3. 丹毒や蜂窩織炎は common だが要注意

a. 頻度

　丹毒や蜂窩織炎は，皮膚・軟部組織感染症の代表格といっていいほどよく遭遇する疾患です．米国ロチェスターでの年間10万人あたりの下肢蜂窩織炎発症率は199症例ということですので，common disease といっていいでしょう[2]．後述する注意すべき蜂窩織炎を除き，予後は良好です．

b. 丹毒と蜂窩織炎の診断と特徴

　丹毒は，表皮に炎症の首座があるため，図3a のように境界が明瞭で発赤が鮮明です．わずかに盛り上がることがあります．顔面や四肢に多く，小児や高齢者に好発します．これに対して蜂窩織炎は，上皮，皮下組織に感染の首座があるため，図3b のように境界がやや不鮮明になります．中年から高齢者に多い疾患です．

c. 症状

　局所部位に発赤，熱感，腫脹，疼痛が出現します．特に高齢者では発熱などの全身症状が主体になることもあります．「熱だけ型のかぜ症候群」で来院し，診察の結果，蜂窩織炎と診断できた症例も多く経験しています．全身をくまなく診察することが大切です．

d. リスク

　表2 に蜂窩織炎のリスクファクターを挙げました．1つ目は皮膚バリアの障害です．白癬や虫刺され，外傷，咬傷，手術部位，放射線治療後，静脈注射などがこれに当たります．2つ目に浮腫．肝硬変や腎機能障害，腋窩リンパ節や骨盤内リンパ節切除後のリンパ浮腫などが原因です．また，糖尿病患者では，peripheral vascular disease の合併や神経障害により糖尿病足病変につながります．

表2 蜂窩織炎のリスクファクター

皮膚バリア障害	白癬，虫さされ，外傷，咬傷，手術部位，放射線治療，静脈注射
浮腫	リンパ節郭清後（腋窩，骨盤内），肝硬変，腎機能障害，心不全
原疾患	免疫不全，糖尿病，肝硬変，腎不全，peripheral vascular disease

表3 蜂窩織炎の鑑別診断

感染症	壊死性筋膜炎，ガス壊疽，帯状疱疹，リンパ管炎，皮下膿瘍
非感染症	深部静脈血栓症，痛風，偽痛風，うっ滞性皮膚炎，接触性皮膚炎，薬疹

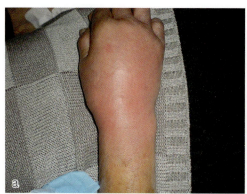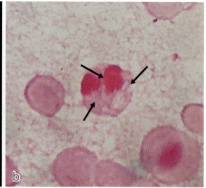

図4 右手首を中心とした発赤，腫脹（a），グラム染色では好中球のピロリン酸結晶貪食像（矢印）を認め（b），偽痛風と診断した

e. 鑑別診断

蜂窩織炎の鑑別診断は**表3**のとおりです．この中で必ず除外しなければならない疾患は壊死性筋膜炎などの重症皮膚軟部組織感染症です．

図4aは右手の蜂窩織炎が疑われるとのことでコンサルトされた70歳男性です．確かに淡い発赤はありますが，手首の関節に可動域制限があり関節炎を疑う所見でした．関節液のグラム染色で，**図4b**のように貪食されたピロリン酸結晶を認め偽痛風と診断しました．非感染症でも痛風，偽痛風，深部静脈血栓症やうっ滞性皮膚炎をよく経験します．

f. 診断，原因微生物同定のための検査

診断のための採血や画像検査は不要です．病歴と身体所見から診断すべきです．
感染症診療の基本は，必要な培養検査を提出した上でのempiric therapyと培養結果に基づくde-escalationです．丹毒や蜂窩織炎は原因微生物の同定が難しい疾

患です．血液培養の陽性率は非常に低く，2%であったという報告もあります[3]．費用対効果から血液培養は不要ではないかという意見もあります．needle aspirationやパンチ生検の培養なども試みられていますが，確立していません．

では，実際の臨床現場ではどうすべきでしょうか．悪寒戦慄など菌血症を疑う場合や静注での抗菌薬を使用する場合などには血液培養2セットを採取すべきであると考えます．「血液培養は陽性を狙いに行く」のではなく，「陰性を確認して安心する」というスタンスをとるべきです．発赤部位の穿刺やパンチ生検は，丹毒，蜂窩織炎を強く疑っている状況では行わなくてもよいと考えます．

g. 原因微生物と治療

丹毒はレンサ球菌，蜂窩織炎はレンサ球菌と黄色ブドウ球菌がメジャープレーヤーです．静注ではセファゾリンを1回1g 6〜8時間ごと，内服ではセファレキシン1回500 mg 1日4回が基本になります．ペニシリンアレルギーでは，クリンダマイシンやバンコマイシンになります．MRSAを疑う状況であればバンコマイシンを考慮します．

基本を抑えた上でオプションの検討です．罹患部位，免疫不全などのHost因子，曝露原などにより，想定する原因微生物が異なり，抗菌薬も異なります（**表4**）．ここで注意したい点は，原因微生物を同定できる手段があまりないということです．病歴と身体所見から微生物を想定し，抗菌薬を決定するという思考プロセスが他の感染症よりもより重要なのです．

抗菌薬以外の治療としては，患部の挙上や白癬の治療などの原因疾患の治療も重要です．

h. 外来フォローするか，入院させるか

静注薬で治療すべき状態であれば入院させるべきでしょう．つまり，菌血症を疑う状況や重症皮膚軟部組織感染症との鑑別のため経過観察が必要な状況が想定されます．「CRPが高い」ことが理由になることはありません．外来に通院できない，安静が保てない場合も入院でしょう．血液培養が陰性で外来フォローが可能になれば退院です．

i. 適切な経過フォローと治療期間

治療の目標は白血球数の低下やCRPの陰性化ではありません．局所所見の改善が最もよい指標です．診断したとき，マーキングすることで臨床経過が一目瞭然となります．抗菌薬投与直後に一時的に病変が広がることはありますが，通常であれば5〜10日ほどで改善してきます．発赤が消失してから3日後まで抗菌薬を続けます．血液培養が陽性になった場合には，陰性化を確認して14日間は継続します．

j. 危険な蜂窩織炎 ── 顔面は内科的エマージェンシー

顔面にある蜂窩織炎を疑ったときは，最大級の注意が必要です．頭頸部感染症

表4 蜂窩織炎で想定する原因微生物と抗菌薬

	蜂窩織炎のメジャープレーヤーは，S&S（*Streptococcus* spp.＋*Staphylococcus aureus*）！ まずは，この2つを必ずカバー （経口）セファレキシン 1回500 mg 1日4回 （静注）セファゾリン 1回1 g 1日3〜4回 （腎機能正常時） ペニシリンアレルギーでは，クリンダマイシンやバンコマイシン
頬部	・肺炎球菌，インフルエンザ桿菌（ワクチンにより減ってきている） ・セフトリアキソン
免疫不全	・臓器移植，好中球減少，肝硬変，AIDSなど．生検で診断の確定を！ ・グラム陰性桿菌 緑膿菌カバーの抗菌薬（ピペラシリン/タゾバクタム，セフェピム，カルバペネムなど）．他に，クリプトコッカス，アスペルギルス，ムコール，ノカルジアなど鑑別多数
動物咬傷	・イヌ，ネコ．咬まれたらしっかり洗って，破傷風トキソイドを忘れない ・合併症は，コンパートメント症候群，化膿性関節炎，骨髄炎，皮下膿瘍，壊死性筋膜炎 ・狂犬病が疑われる動物なら，暴露後予防 *Pasteurella multocida* ネコ＞イヌ *Capnocytophaga canimorsus* イヌ＞ネコ ・アルコール中毒，脾摘，免疫不全はリスク ・オーグメンチン 250 mg 1錠＋サワシリン 250 mg 1錠 を1日3回または，アンピシリン/スルバクタム 1回3 g 1日4回
ヒト咬傷	・口腔内の常在菌 *Streptococcus anginosus*, *Staphylococcus aureus*, *Eikenella corrodens*, *Fusobacterium nucleatum*, *Prevotella melaninogenica* ・パンチして歯が当たった時が危険 ・B型肝炎，C型肝炎，HIVも感染のリスクがある ・オーグメンチン 250 mg 1錠＋サワシリン 250 mg 1錠 を1日3回または，アンピシリン/スルバクタム 1回3 g 1日4回
海水や生牡蠣の曝露	・特に，肝硬変患者 ・*Vibrio vulnificus* ・潰瘍や水疱を伴うことも多い． ・（セフトリアキソン or セフォタキシム）＋（ミノサイクリン or シプロフロキサシン）
真水（汚染された淡水）に曝露	・特に，糖尿病，肝硬変，免疫不全 ・*Aeromonas hydrophila* ・アミノグリコシド（ゲンタマイシン，アミカシン），キノロン
水槽，プールの水	・*Mycobacterium marinum* ・生検で診断の確定を！ ・デブリが大切．クラリスロマイシン or リファンピン＋エタンブトール
生魚，生肉の取り扱い	・類丹毒 ・*Erysipelothrix rhusiopathiae* ・ペニシリンG

（8章）に出てくる，submandibular space感染であるLudwig anginaやparapharyngeal space感染はそれぞれ，下顎部と耳下腺周囲に発赤，熱感，腫脹が出現します．また，眼窩蜂窩織炎（orbital cellulitis）も眼科へ緊急コンサルトが必要です．眼筋麻痺，眼球運動による痛み，眼球突出，視力障害，複視，眼瞼を超える浮腫，神経学的所見があるときにはorbital cellulitisを疑います．疑ったときには，眼科コンサルトと造影CTやMRIをオーダーしましょう．合併症として髄膜炎，脳膿瘍，海綿静脈洞血栓症を起こします．適切な治療が遅れると視力障害や致死的にな

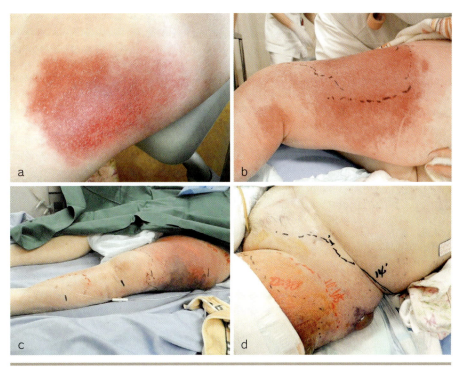

図5 Case 1 の臨床経過
a：入院 13 日目の 13 時，b：入院 14 日目の 1 時．
c：入院 14 日目の 10 時，d：入院 14 日目の 16 時 30 分．

ることがあります．

4. 重症皮膚軟部組織感染症の代表格，壊死性筋膜炎

　壊死性筋膜炎は重症皮膚軟部組織感染症の代表格です．年間 10 万人あたりの発症率は 3.5 症例ということで，感染性心内膜炎と同等かやや少ない程度の頻度です[4]．致死率は 30％ほどと非常に高い疾患です[1]．診断したことがない先生もいると思います．しかし，頻度の高い蜂窩織炎の中に混じった重症皮膚，軟部組織感染症を見つけるために，違いをきちんと知ることが非常に大切です．

a. 症例 1：Too late……時，すでに遅し

【症例】62 歳女性，微小変化型ネフローゼ症候群で PSL 20 mg 内服中で，血糖コントロール不良の糖尿病も合併していた．
【主訴】左大腿部の発赤
【病歴と経過（図5）】ネフローゼ症候群が悪化し，透析導入目的で入院中．入院 12 日目まで問題なく経過していたが…

入院 13 日目の 13 時（図 5a）　看護師が左大腿部の発赤を発見．疼痛なく自覚症状もなし．身体所見でも熱感，圧痛なし．マーキングして経過観察の方針になった．

　　入院 13 日目の 19 時　発赤の拡大を確認．

　　入院 13 日目の 21 時　自発痛が出現．

　　入院 14 日目の 1 時（図 5b）　38℃の発熱．血液培養 2 セット採取．当直時間帯であり，翌朝から抗菌薬は検討してもらうとの方針で経過観察のみ行われた．痛みのためにペンタゾシンを 2 回使用した．

　　入院 14 日目の 6 時　意識レベルの低下，血圧低下，呼吸状態が悪化し，急速輸液，昇圧剤，人工呼吸管理が開始された．この時点で壊死性筋膜炎を考え，メロペネム 0.5 g が投与された．

　　入院 14 日目の 10 時　ICU 入室（図 5c）．ドパミン 20 γ 使用下で収縮期血圧 50〜70 mmHg，脈拍 100 回/分，呼吸 30 回/分，体温 36.2℃．左大腿外側から後面にかけて虚血と発赤の所見．3 cm 大の水疱が新たに形成．採血では WBC 500/μL，Hb 7.2 g/dL，Plt 3.7 万/μL，Na 125 mEq/L，Cre 1.33 mg/dL．

　　入院 14 日目の 10 時 30 分　バンコマイシン，クリンダマイシンを追加．

　　入院 14 日目の 11 時 25 分　筋膜生検．筋膜のグラム染色と水疱から腸内細菌様のグラム陰性桿菌を検出し，アミカシンを追加．

　　入院 14 日目の 12 時 45 分　左大腿部のデブリドマン．

　　入院 14 日目の 16 時 30 分（図 5d）　発赤範囲の頭側への広がりを確認．

　　入院 14 日目の 18 時　腸骨棘レベルまでデブリドマンの範囲を広げた．

　　入院 15 日目の 2 時　死亡．

【培養結果】　血液培養：*E.coli*　筋膜の培養：*E.coli*

（1）壊死性筋膜炎の臨床経過

　まさに Case 1 の経過が壊死性筋膜炎です．発症してから 37 時間で死亡しました．壊死性筋膜炎の炎症の首座は筋膜であり，蜂窩織炎よりも深い部分の感染です．筋膜から筋肉や表皮に向かって炎症が広がります．筋膜に沿って急速に拡大していく点も特徴です．深部の筋肉や筋膜周囲の血栓による血管閉塞により，水疱が形成したり，皮膚が壊死したり，感覚鈍麻を引き起こしたりします．重症敗血症の状態になり，敗血症性ショックも必発です．

　Won らは壊死性筋膜炎の臨床病期を提唱[5]しています（図 6）．本症例では，入院 14 日目の午前 1 時までが Stage 1，入院 14 日目の朝には Stage 2 となり一気に病期が進んでいったことがわかります．その後懸命に努力しましたが，救命できませんでした．

Stage 1	Stage 2	Stage 3
痛み 紅斑 腫脹 熱感	水疱 皮膚浮動性 皮膚の硬化	出血性の水疱 皮膚の麻痺 皮膚の壊死

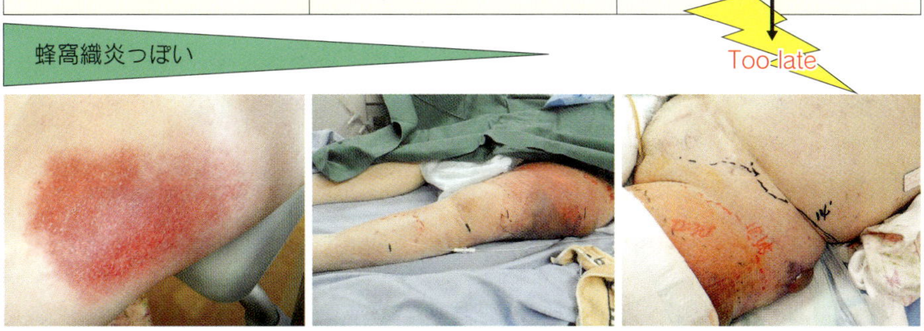

蜂窩織炎っぽい　　　　　　　　　　　　　　　Too late

図6　壊死性筋膜炎の臨床病期
(Wong CH, et al：The diagnosis of necrotizing fasciitis. Curr Opin Infect Dis 18：101-106, 2005)

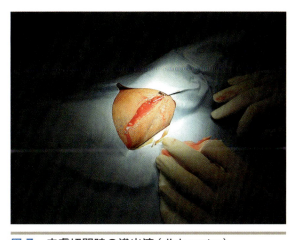

図7　皮膚切開時の滲出液（dish water）

(2) 壊死性筋膜炎の原因微生物

　単一菌としては，A群β溶連菌を筆頭にC群，G群などの連鎖球菌，黄色ブドウ球菌が挙げられます．特に糖尿病や免疫不全，入院患者などでは緑膿菌などのブドウ糖非発酵菌や，腸内細菌も原因菌になります．肝硬変患者や海水曝露でV. vulnificusも重要な微生物です．

(3) 壊死性筋膜炎の診断と原因微生物の同定

　壊死性筋膜炎の診断は，切開した皮下の所見で決まります．皮膚を切開すると淡血性の浸出液が出てきます．これを"dish water"とよびます（図7）．決して膿が出てくるわけではありません．さらに奥まで進めると筋膜に至ります．正常筋膜は白くピカピカ輝いていますが，壊死性筋膜炎では黄白色で光沢を失い，組織が崩れ

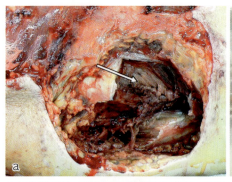
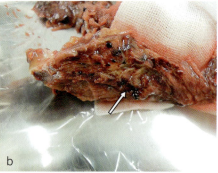

図8 デブリドマン中と後
a：デブリドマン中の組織．筋肉の色が悪く，壊死している（矢印）．
b：デブリドマン後の組織には多数の血栓（矢印）を認めていた．

もろくなります．「外科医の手」が診断根拠になります．
　原因微生物は，血液培養や筋膜の組織培養（スワブではない），dish water から同定できます．

(4) 壊死性筋膜炎の治療

　十分なデブリドマン，抗菌薬投与と全身管理です．十分なデブリドマンとは，壊死に至ってしまった組織はできるだけデブリドマンすることです．壊死部分の組織は図8のように血栓形成をしているため，あまり出血しません．出血するようなよい色の組織になるまで切除すべきです．また，1回のデブリドマンで終了することは難しく，創部は開放にして，経過フォローしながら数回にわたってデブリドマンを追加します．
　抗菌薬は，患者背景と筋膜のグラム染色の結果から選択します．ペニシリンG，スルバクタム/アンピシリン，ピペラシリン/タゾバクタム，カルバペネムなどに加え，バンコマイシン，クリンダマイシンの投与を検討します．トキシン産生抑制のために特にレンサ球菌や黄色ブドウ球菌を疑った場合にはクリンダマイシンを併用します．

(5) 本症例の教訓

　本症例は当直時間帯の午前1時に勝負がついていました．このときに血液培養だけでなく，抗菌薬を開始し，筋膜を切開していれば救命できたかもしれません．誰が診ても明らかに壊死性筋膜炎であるとわかる頃には「遅すぎた」状態でした．壊死性筋膜炎は，時間単位でどんどん悪くなっていくため，救命のためには速やかな診断と治療が必要です．

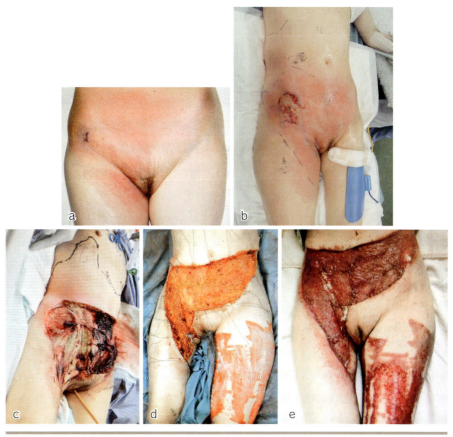

図9 Case 2の臨床経過
a：入院時，b：入院3日目
c：入院3日目．手術室でデブリドマン，d：入院8日目植皮術，e：43日目．外来にて

b. 症例2：命は助かったが……

【症例】55歳女性，11年来の関節リウマチでPSL 10 mg，メトトレキサート12 mg/week内服中．

【主訴】右鼠径部の発赤と疼痛．

【病歴と経過（図9）】入院3日前から右鼠径部に発赤が出現し，症状が悪化し，39℃の発熱を伴っていたため，緊急入院した（図9a）．

入院時のバイタルは体温39.9℃，血圧105/61 mmHg，脈拍103回/分，呼吸20回/分で左下腹部から右鼠径部にかけて均一なびまん性の発赤を認めた．熱感，圧痛も伴っていた．採血ではWBC 11,800/μL，Hb 10.9 g/dL，Plt 12.2万/μL，Na 133 mEq/L，Cre 0.83 mg/dL．蜂窩織炎と診断し，血液培養2セットを採取の上，ビアペネム1回0.3 g 12時間毎を開始した．

入院2日目，血液培養からグラム陽性菌が培養されたため，バンコマイシンを追加した．

入院3日目（図9b），水疱が出現し壊死を伴うようになった．発赤の範囲は鼠径部に広がり疼痛範囲も広がった．この日に初めて担当になった感染症科をローテーションした直後の2年目レジデントが壊死性筋膜炎を疑った．バイタルは体温34.9℃，血圧75/42 mmHg，脈拍72回/分と崩れ始めた．整形外科医をコールし，病室で水疱を伴っている皮膚を切開したところ"dish water"があり，筋膜の色が悪く脆弱で壊死性筋膜炎と診断した．筋膜のグラム染色は連鎖したグラム陽性菌（図10）で，血液培養はGroup A *streptococcus* であった．迅速病理では筋膜の構造が崩れていた（図11）．手術室へ移動し，右大腿から鼠径部にかけて皮膚を含

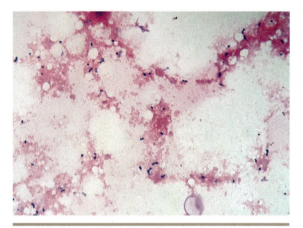

図10　筋膜のグラム染色像

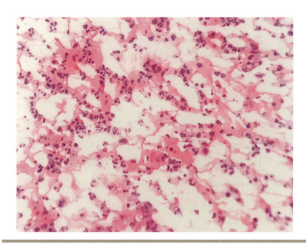

図11　筋膜生検の迅速病理像（frozen section biopsy）
筋膜への炎症細胞の浸潤を多数認めている．

> めてデブリドマンを行った（図9c）．抗菌薬は，ペニシリンG+クリンダマイシンを開始し，術後ICUで全身管理を行った．
> 入院4日目，2回目のデブリドマン．
> 入院8日目（図9d），植皮術．
> 入院34日目，退院した．

(1) デブリドマンにより救命できる

　本症例はビアペネムという超広域なスペクトラムの抗菌薬を使用していたにもかかわらず，病変が進行し，壊死性筋膜炎のStage 2（図6）まで悪化してしまいました．原因微生物はペニシリンGで治療できるA群β溶連菌であったため，どうにかCase 1のような急速な進行を食い止めるこができました．しかし入院3日目に敗血症性ショックに至ってしまいました．壊死性筋膜炎は，広範囲のデブリドマンなしでは救命できないことをこの症例は示しています．

(2) 壊死性筋膜炎を疑うポイント

　感染症科をローテーションした直後の2年目レジデントは，どこで壊死性筋膜炎を疑ったのでしょうか．蜂窩織炎として入院していましたが，「臨床経過がおかしい」と気づけたことが救命につながったわけです．

　今回のポイントは「病歴」と「身体所見」です．「病歴」からは強い痛み，進行が早い点，「身体所見」からはマーキングでの病変の広がり，水疱や皮膚壊死を見逃さなかった点，低体温やショックといったバイタルサインが，壊死性筋膜炎を想起するきっかけとなりました．

(3) 多くの人を集め，連携する

　重症皮膚軟部組織感染症はデブリドマンが必須です．本症例では整形外科に速やかに連絡することで診断し，デブリドマンできました．内科で抱え込むことは非常に危険です．普段からのコミュニケーションが役立ちます．

(4) 本症例の教訓

　病歴と身体所見から壊死性筋膜炎を疑うことは非常に大切で，命に直結します．抗菌薬のみでは治療できないこと，初期からできるだけ広範囲のデブリドマンを行うことがとても大切です．発症して2年経過しましたが，現在も問題なく外来通院されています．

　命は助かったものの，鼠径部は植皮術が必要なほどの皮膚欠損に至りました．このため退院まで34日かかりました．

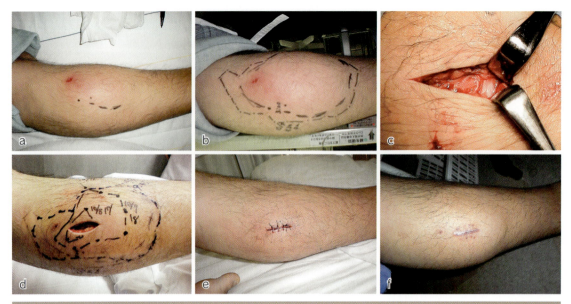

図12 Case 3 の臨床経過
a：来院時，b：来院3時間，c：筋膜生検
d：入院1日目，e：入院9日目，f：入院後40日，外来にて

c. 症例 3：目指すは早期診断．壊死の前に見つける

【症例】29 歳男性．既往歴なし．
【病歴と経過（図 12）】
　来院 11 日前に左下腿腓腹筋部をアブに刺され，その後痂皮化した．
　来院 1 日前，痂皮を掻爬した．
　来院 12 時間前，掻爬部の違和感，痛みが出現．
　来院 6 時間前，震えと嘔吐が出現．
　発熱と痛みが増悪してきたために来院した．来院時にバイタルサインは安定していた．左腓腹筋部に淡い発赤を認めていたが，同部位よりも広い範囲で強い痛みを認めていた（図 12a）．この時点で痛みの範囲をマーキングし，スルバクタム/アンピシリンを開始した．
　来院 3 時間後，痛みの範囲が広がったため（図 12b），筋膜生検を行った（図 12c）．筋膜は正常範囲内であった．筋膜のグラム染色は陰性であった．筋膜の病理では壊死の所見は認めなかったが，血管炎と筋膜への炎症細胞浸潤を認め，筋膜炎に一致する所見であった（図 13）．筋膜生検のみ行い，追加のデブリドマンは壊死所見を認めないため行わなかった．創部は開放とし，注意深く経過フォローした．
　入院 1 日目，痛みの範囲が改善（図 12d）．

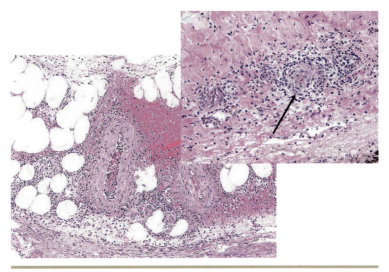

図13 筋膜の病理
血管炎と炎症細胞の浸潤を認める（矢印）．

入院　2日目，解熱．
入院　9日目，創部を縫合（図12e）．
入院14日目，抗菌薬終了．
入院15日目，退院した
【培養結果】血液培養：陰性，筋膜培養：陰性

(1) 壊死していない壊死性筋膜炎

この症例は，壊死に至る前の筋膜炎を診断できた症例です．デブリドマンを行うことなく，15日で退院できました．臨床病期ではStage 1で診断し治療できたことになります（図6）．この時期に診断できれば大きなデブリドマンは必要なく，機能予後も期待できます．皮膚を切開し，筋膜を直視し，創部を開放にしたことによるドレナージ効果と抗菌薬投与が経過良好の要因でした．

(2) 蜂窩織炎といかに鑑別するか

Stage 1の特徴は，痛み，紅斑，腫脹，熱感であり頻度の高い蜂窩織炎との違いはありません．ではどのように鑑別したらよいのでしょうか．ポイントは，マーキングと注意深く経過フォローすることです．さらに見た目よりも痛みが強い場合も注意が必要です．蜂窩織炎の中に早期の壊死性筋膜炎が混在している可能性があることを常に念頭に置くべきです．

(3) まずは小切開．壊死があればオペ室で大きくデブリドマン

早期に病歴と身体所見のみで壊死性筋膜炎を見つけようと思えば思うほど，ハズレも増えるはずです．造影CTやMRI，採血検査も早期診断には役に立ちません．

```
                          ┌ 急速に進行(マーキング)
              病歴        │ 見た目より強い痛み
              身体所見    └ バイタルが崩れてきた
      採血…早期では無効
      単純X線, CT, MRI…早期では無効
                    ↓
    壊死性筋膜炎を疑えば…外科医や経験ある医師をコール
              すぐに血培＋抗菌薬開始
        ベッドサイドで筋膜を小切開(外科的介入が必須)
                   病理(迅速)
                    ↓
    壊死していれば…手術室で大きくデブリドマン
```

図14　壊死性筋膜炎の治療戦略

最も早く，確実なのは小切開による筋膜の直視です．小切開であれば，ベッドサイドで局所麻酔により比較的簡単に行うことができます．患者の負担も最小限です．"dish water"が出ないか，「筋膜が正常か」を確認し，筋膜をプレパラートに塗りつけてグラム染色，筋膜の組織を培養，病理（可能なら迅速）に提出します．筋膜や皮下の組織が壊死しているようであれば，手術室で大きく開ければよいのです．

(4) 病理の有用性

1984年の19例の後ろ向き研究では，frozen section biopsyを行った8例と行わなかった11例を比較し，前者は1例の死亡，後者が8例死亡し有意に死亡率が低下した（$P<0.02$）ことから，frozen section biopsyの有用性を述べています[6]．壊死性筋膜炎か蜂窩織炎か迷ったとき，小切開で筋膜を直視し，病理検査を行うことは，その後のフォローをする上でも重要だといえます．

(5) 壊死性筋膜炎早期診断のための戦略（図14）

たとえ蜂窩織炎と初期診断したとしても，必ずマーキングを行い，①急速に進行，②見た目よりも強い痛み，③バイタルサインが崩れてきた――場合には，小切開による筋膜生検を行い，壊死性筋膜炎を見極めることが重要です．

これを実現するためには，チームプレーが大切です．内科医，外科医，病理医などが事前からコミュニケーションをとったり，症例を共有したりすることで早期診断が実現できると考えます．

5. 注意深く経過フォローすることの大切さ

はじめに出したクイズ（p.197参照）の正解はわかりましたか．壊死性筋膜炎はa以外のすべてになります．このクイズでいいたかった点は，ワンポイントの見た

目だけではわからないことです．マーキングをしながら，数時間毎にベッドサイドに出向き，広がりや全身状態をフォローすることで症例1のような残念な結果を防ぐことができると思います．

take home message

- 皮膚軟部組織感染は，特に病歴と身体所見が大切である
- 曝露歴や部位から抗菌薬を選択していく
- 重症な皮膚軟部組織感染をいかに除外するかが重要である
- 早期の壊死性筋膜炎は，蜂窩織炎と区別できない
- 疑ったら，速やかに小切開で筋膜を直視すべきである

臨床で悩みがちな Q & A

Q1 軟部組織感染症で病変部位をマーキングするとき，どの範囲をマーキングすればいいですか．

A1 基本的には発赤などの正常皮膚との差がある部分にマーキングをします．境界がはっきりしない部分や曖昧な時もあります．こんな時には写真も同時に残しておくと後から役立ちます．発赤と痛みの範囲に違いがある時には両方マーキングすべきです．実線と点線で区別するとよいと思います．日付と時間も忘れずに入れましょう．

Q2 軟部組織感染症でのCTの適応は．

A2 CTが最も優れているのは，ガスの検出です．ガス壊疽を疑ったときのガスはCTが最もよくわかります[7]．造影CTによる皮下膿瘍，筋間膿瘍，筋肉内膿瘍は穿刺部位を明確にするために有用です．MRIは，骨髄炎の評価に役立ちます．壊死性筋膜炎の診断にエコーやMRIが有効であるともいわれていますが，MRIのために治療介入が遅れるべきではないと考えます．

Q3 現実的に筋膜生検が無理な状況であれば，血液培養をとってすぐに抗菌薬投与，経過をみるのがいいでしょうか．

A3 最初のステップである筋膜生検を施行できない状況では，血液培養採取の上，抗菌薬を投与するべきであると思います．抗菌薬投与を待ってはいけません．その上で注意深く経過をフォローし，壊死性筋膜炎を疑う徴候があれば，デブリドマンを行うことができる施設に搬送すべきであると思います．

Q4 壊死性筋膜炎で「メロペネム＋バンコマイシン」を使っている場合にもクリンダマイシンを併用した方がいいですか．

A4 　連鎖球菌や黄色ブドウ球菌による壊死性筋膜炎を想定しているのであれば，併用すべきです．クリンダマイシンはトキシン産生を抑制する働きがあります．A群β溶連菌や黄色ブドウ球菌が原因微生物の壊死性筋膜炎は toxic shock syndrome を合併していると考えるべきで，トキシン産生抑制目的にクリンダマイシンやリネゾリドの併用が推奨されています[8]．もちろん，早期発見や全身管理，デブリドマンやドレナージなどのソースコントロールも大切です．免疫グロブリンも併用することがあります．

Q5 筋膜切開後，数日間オープンにしていた理由を教えて下さい．

A5 　第1にドレナージ目的です．筋膜周辺に貯留した浸出液をドレナージして治療期間の短縮を狙います．第2に皮下の状態を観察する目的です．時間経過で壊死が新たに出現しないかどうか開放していれば容易に観察できます．

文献

1) Green RJ, et al：Necrotizing fasciitis. Chest 110：219-229, 1996
2) McNamara DR, et al：Incidence of lower-extremity cellulitis：a population-based study in Olmsted county, Minnesota. Mayo Clin Proc 82：817-821, 2007
3) Perl B, et al：Cost-effectiveness of blood cultures for adult patients with cellulitis. Clin Infect Dis 29：1483-1488, 1999
4) O'Loughlin RE, et al：The epidemiology of invasive group A streptococcal infection and potential vaccine implications：United States, 2000-2004. Clin Infect Dis 45：853-862, 2007
5) Wong CH, et al：The diagnosis of necrotizing fasciitis. Curr Opin Infect Dis 18：101-106, 2005
6) Stamenkovic I, et al：Early recognition of potentially fatal necrotizing fasciitis. The use of frozen-section biopsy. N Engl J Med 310：1689-1693, 1984
7) Anaya DA, et al：Necrotizing soft-tissue infection：diagnosis and management. Clin Infect Dis 44：705-710, 2007
8) Lappin E, et al：Gram-positive toxic shock syndromes. Lancet Infect Dis 9：281-290, 2009

15 骨・関節感染症のマネジメント

上原由紀

　骨と関節の感染症は，感染経路や危険因子，起因菌などに共通点が多く，時に化膿性（細菌性）関節炎と骨髄炎が合併することもあります．いずれも長期の抗菌薬治療が必要な点も共通しており，それゆえに起因菌の確定が重要です．
　本項では骨髄炎と化膿性関節炎を分けて解説した後，症例を用いて実際の診断，治療について考えます．

1. 骨髄炎

a. 病態

　骨は元来感染症が起こりにくい器官と考えられますが，いったん感染症を起こしてしまうと，「病原体の増殖→免疫反応→血流障害→骨破壊→腐骨形成→周囲からの隔絶」と閉鎖された環境での悪循環に陥り，難治となります[1]．これが最初に述べたような，長期の抗菌薬治療や思い切った外科的処置が必要であることの理由でもあります．

b. 分類

　骨髄炎の分類にはさまざまな切り口がありますが，ここでは臨床像を捉えやすい2つの分類について述べます．

(1) 小児の骨髄炎と成人の骨髄炎

　まず，小児と成人という分類の仕方があります．小児の骨髄炎は急性の経過が多く，2〜4週間の経過で診断に至ることが多いとされています．また全身症状が強く，発赤や疼痛などの局所所見が明瞭であり，周囲の軟部組織にも波及しやすいこと，血流が豊富な長管骨の骨端が侵されやすいといった特徴があります．
　一方，成人の骨髄炎の一般的な特徴としては，慢性の経過が多く，数週から数か月に及ぶ経過をとること，全身症状が乏しいこと，徐々に局所の疼痛が悪化すること，といった特徴があります．もちろん例外もあり，急性血行性骨髄炎や外傷後・術後骨髄炎などは比較的経過が速いことが多いです．血流が豊富な部位が好発部位になりやすいのは小児と共通ですが，成人では長管骨よりも椎体が侵されやすい傾

向がみられます．

(2) 血行性骨髄炎と直接波及

急性血行性骨髄炎は経過が速いと前項でも少し触れたように，血行性骨髄炎は遠隔感染巣から菌血症により骨髄炎をきたすもので，経過が速いといえます．診断には血液培養で菌血症を証明することが重要です．一方，近接感染巣から直接波及により骨髄炎をきたす場合もあり，血行性骨髄炎に比較すると経過は緩慢ですが，開放骨折，手術創，針治療などから骨そのものに直達性感染をきたした骨髄炎では進行が速いです．直達性感染から2次性に菌血症となり，逆に他部位に感染巣を形成しうることもあるため，血液培養はやはり必要です．血液培養の有用性については診断の箇所でも改めて述べることにします．

c. 診断

(1) 自覚・他覚所見

たいていは骨髄炎がある部位の鈍い疼痛を自覚しており，他覚所見としては圧痛，熱感，発赤，腫脹といった局所の炎症徴候，さらには発熱や悪寒戦慄などの全身性の炎症徴候も認めることがあります．これらの他覚所見は椎体や大腿骨，骨盤骨に骨髄炎がある場合は，疼痛のみが唯一の所見であることもまれではありません．急性の経過でない骨髄炎もまた所見が表出されにくいです．

診察は好発部位を考えながら行うのが有効です．例えば成人では椎骨が好発部位なので，丁寧に頸椎から仙骨部まで叩打痛を確かめるなどします．後にも述べる関節炎を合併することもあるため，動かして痛い部位を確認し，そこを念入りに診察するのもよい方法です．一方，皮膚・軟部組織感染や深部膿瘍からの直達性感染の場合は骨髄炎の部位がわかりやすいので，診断は血行性感染よりも容易です．例えば糖尿病性壊疽の場合，骨に達するような潰瘍性病変をきたしているのであれば，骨髄炎も合併したと考えて対処するべきとされています．

(2) 検査所見

一般的な「炎症反応」と呼ばれるもの，つまりWBC，CRP，赤沈は，異常がないこともしばしばです．また，特異性も不十分という点は他の部位の感染症と同様です．骨髄炎においては，WBCやCRPと比較し赤沈に異常値がみられやすいようですが，確定診断には培養検査と画像検査を追加する必要があります．

(3) 培養検査

確定診断には，骨生検を行うのが最も確実です．検体は2個採取し，塗抹・培養検査と病理検査に供するのがよいでしょう．培養は一般細菌検査だけでなく，嫌気性培養や抗酸菌，真菌の検査も忘れずに提出します．できるだけ抗菌薬投与前に行うことが望まれますし，先行して何らかの抗菌薬投与が行われている場合にも，急激に進行する経過でなければいったん中止してから培養採取を行い，確実な起因菌

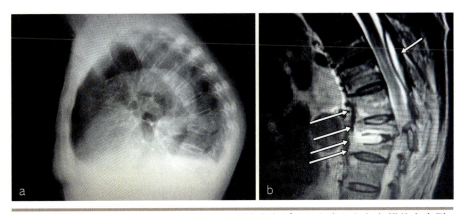

図1 *Klebsiella pneumoniae* による血行性感染が原因と考えられた椎体炎症例
80歳代，女性．a：単純X線写真，b：MRI T2強調画像．

特定を試みることもあります．
　すぐに骨生検が行えない場合，創部や瘻孔の培養のみが提出されることがあります．しかし表層の培養では真の起因菌が検出できていない場合も多く，結果の解釈は慎重に行わなくてはなりません．
　一方，血液培養の採取は有用です．血行性感染による骨髄炎はもちろんですが，その他の骨髄炎においても，血液培養で検出された菌が骨髄炎の起因菌を示唆することがあります．すぐに骨生検ができない場合でも，抗菌薬投与前に必ず血液培養2セットを採取しておくことを推奨します．

（4）画像所見

　まず，単純X線写真はいずれの医療機関でも施行可能な基本の検査です．骨皮質びらん，骨膜反応，骨硬化像と透見像の混合などが骨髄炎を疑わせる所見ですが，異常が認められるまで感染後最短でも1～2週間かかるといわれているため，症状が出現してから日が浅いと異常が検出できない可能性があります．
　CTとMRIは感度と特異度がX線より高く，最近は骨髄炎の診断に広く用いられています．周囲組織の様子をみるにも有用です．MRIでは感染後3～5日目の骨浮腫から検出できるとされ，X線よりも早期に異常が検出できることが多いです．一方，人工物を含む病変は信号が抜けてしまうなど，苦手なことがあります．
　図1に *Klebsiella pneumoniae* による血行性感染が原因と考えられた椎体炎症例の，また図2に *Mycobacterium tuberculosis* による椎体炎および腸腰筋膿瘍の画像を示します．椎体の骨髄炎では，まず椎間板炎が起こり，次いで上下の椎体が骨髄炎をきたす，という順番で炎症が広がる特徴があり，悪性腫瘍の転移性病変などと識別するポイントになります．CTでは骨の構造や骨膜反応，骨内のガス像，瘻孔形成や骨壊死などが検出できますが，MRIが撮影できない時に代替策として用いられることが多いです．
　ガリウムシンチグラフィーは，日本においてはどうしても炎症のfocusが特定で

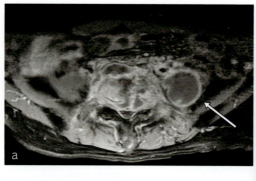
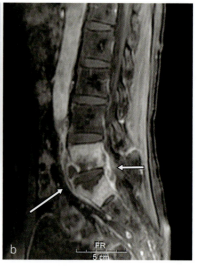

図2 *Mycobacterium tuberculosis* による椎体炎および腸腰筋膿瘍
60歳代男性. a, bともMRI T2強調画像(森信好先生のご厚意による).

きないときによく用いられる検査ですが，この検査によって思いがけない部位の骨髄炎が検出されることがあります．また，MRIやCTで異常の有無が検出しにくい人工物留置部位の感染の検出にも役立ちます．ガリウムは感度が高く，陰性であれば骨髄炎は否定できるとされますが，骨髄炎のみならず腫瘍性病変や術後の局所炎症，また骨折部にも集積がみられるため，特異性には欠ける面があります．一方，テクネシウムを用いた骨シンチグラフィーは感度がガリウムに劣るもののより骨に特異性が高いという特徴があるため，それぞれ各種の長所と短所を理解して検査をオーダーし，解釈しなくてはなりません[2]．

d. 治療

(1) 起因菌と抗菌薬治療

起因菌の頻度だけをみると圧倒的に黄色ブドウ球菌やコアグラーゼ陰性ブドウ球菌といったブドウ球菌属が多く，50％以上を占めています[3]．しかし，実際には感染経路や部位，基礎疾患によって起因菌は異なります．表1に代表的な臨床状況と起因菌について示します[1]．

実際の抗菌薬の選択は，起因菌が判明すれば難しくありません．しかし塗抹・培養検査を行わずに表1に示す菌をカバーするだけの経験的治療を開始してしまうと，広域スペクトラムの抗菌薬投与を延々と行わざるをえなくなるため，治療開始前に適切な微生物検査を行い，1例1例についてその結果に基づいた有効な抗菌薬の選択が求められます．骨への抗菌薬移行は薬剤ごと，また個人ごとに差が大きいですが，抗菌薬は投与量不足による治療効果不十分の懸念をなくすため，できるだけ最大量を使用することが推奨されています．表2に抗菌薬の選択例を示します．

(2) 外科的治療

骨髄炎の外科的治療の目的は，腐骨や血流のない壊死組織，汚染された組織の除

表1　骨髄炎の代表的な臨床状況と主な起因菌

代表的な臨床状況	主な起因菌
椎骨椎間板炎	S. aureus, M. tuberculosis, Fungi, GNRs（腰椎）
人工骨頭などへの感染	S. aureus, Coagulase-negative staphylococci, Corynebacterium sp., GNRs, Propionibacterium sp.
開放性骨折，外傷後	S. aureus, GNRs（複数微生物の混合感染）
足底部穿通創	S. aureus, P. aeruginosa, Anaerobes
動物咬傷	Pasteurella multocida, Eikenella corrodens
HIV感染症	Bartonella henselae
血液透析患者	S. aureus
糖尿病性足壊疽に伴う骨髄炎	S. aureus, streptococci, enterococci, GNRs（Enterobacteriaceae, Pseudomonas sp.）, Anaerobes
慢性感染	S. aureus, Coagulase-negative staphylococci, Anaerobes

（青木眞：レジデントのための感染症診療マニュアル，第2版，pp819-875，医学書院，2008）

表2　骨髄炎の起因菌と抗菌薬選択例

起因菌	抗菌薬選択例
S. aureus（MSSA）	セファゾリン±リファンピシン バンコマイシン，クリンダマイシン
S. aureus（MRSA），S. epidermidis	バンコマイシン±リファンピシン ダプトマイシン，リネゾリド
Streptococci	ペニシリンG，アンピシリン
Gram-negative rods	セフトリアクソン，ピペラシリン/タゾバクタム，スルバクタム/アンピシリン，シプロキサンなど，菌により異なる
Pseudomonas aeruginosa	セフタヂジム，セフェピム，ピペラシリン

※骨髄炎の点滴抗菌薬使用後に経口抗菌薬を継続する場合…クリンダマイシン，レボフロキサシン，メトロニダゾール，ST合剤，リネゾリド，ミノサイクリンなどが使用可能

去，人工物の除去などが挙げられます．一般には慢性経過の骨髄炎であるほど外科的治療の併用が必要ですが，以下のような状況では，抗菌薬治療に加えて思い切った外科的治療が必要です．

- 膿瘍や変形した骨による神経圧迫所見がみられる
- 椎体が機械的に不安定である
- 抗菌薬治療が奏効しないと判断される
- 膿瘍が大きく画像上も改善がみられない
- 骨膜下膿瘍などで疼痛が続く
- そもそも診断が不明確である

また，汚染された開放骨折のデブリドマンは受傷後5時間以内に行うのがよいとされています．

(3) 治療期間

デブリドマン後に骨が血管に富む軟部組織に包まれるまで6週間かかるとされ，治療期間が短いと再燃が多いという経験から，デブリドマンや異物除去を行った後の6週間を治療期間とするのが一般的です．最短でも4週間と言う専門家もいる一方，MRSAの骨髄炎では長めの8週間を勧める米国のガイドラインもあります[4]．もともと骨髄炎は再燃の多い感染症であり，延長こそすれ，過度の治療期間短縮は避けるべきと考えられます．

時に固定用金属器具などの異物を残したままで骨髄炎の治療を行わなくてはならないことがありますが，この場合は点滴抗菌薬加療が終了した後，完全な骨癒合までバイオアベイラビリティ（吸収率）のよい経口抗菌薬で治療を継続します．経口抗菌薬の継続は数年間に及ぶこともあります．慢性骨髄炎の場合も，デブリドマンおよび点滴抗菌薬加療が終了した後に経口抗菌薬を8週間以上継続します[1]．

2. 関節炎

a. 分類

感染症に関連する関節炎としては，細菌自体が関節に感染をきたす化膿性（敗血症性）関節炎（septic arthritis）のほか，パルボB19ウイルス，B型肝炎ウイルス，C型肝炎ウイルス，風疹などに合併するウイルス性関節炎や，細菌性下痢後やクラミジア感染後の反応性関節炎がありますが，ここでは化膿性関節炎について述べていきたいと思います．

(1) 淋菌性と非淋菌性

まず，化膿性関節炎は，大きく淋菌性と非淋菌性に分けることができます．一般に淋菌性関節炎は多関節炎，その他の非淋菌性化膿性関節炎は単関節炎あるいは少数の多関節炎を呈する傾向があります．淋菌性関節炎は独特の臨床的特徴があるので後に述べます．

(2) 血行性関節炎と直接波及

骨髄炎と同様に，化膿性関節炎も血行性感染と直接波及の2つのパターンがあります．血行性感染は感染性心内膜炎や膿瘍などの遠隔感染巣から，菌血症により2次的に関節内に感染が及んだもので，直接波及は蜂窩織炎や外傷などの近接する感染巣から直達性に関節内に感染が及んだものです．いずれも骨髄炎がオーバーラップして存在することがあります．感染性心内膜炎から2次的に化膿性関節炎をきたすこともあります．いずれのパターンにしても関節炎をみたら血液培養を施行し，菌血症がないか，元となる感染症がどこかにないか，検出するという考え方が必要です．

(3) 人工関節感染症

もう1つ重要な細菌感染による関節炎としては，人工関節感染症があります．高齢化社会となるにつれて人工関節置換術を受けた方の数も増加しており，人工関節感染症の適切な診断と治療を求められる機会も増えましたが，これは病院内/免疫不全関連感染症の範囲としてIDATENのウィンターセミナーで扱われているので，ここでは割愛します．米国感染症学会のガイドラインも参照して下さい[5]．

b. 診断

(1) 身体所見

前述のように，化膿性関節炎はたいてい，単関節炎，あるいは少数の多関節炎として表現されます．単関節の発赤，腫脹，疼痛，可動域制限は化膿性関節炎を示唆する所見ですが，単なる蜂窩織炎や関節包炎，非感染性疾患である痛風，偽痛風，変形性関節症などを鑑別しなくてはなりません．蜂窩織炎や関節包炎は細菌感染症ですが，化膿性関節炎と比較して可動域制限は軽微です．

一方，淋菌性関節炎は多関節炎をきたしやすいという特徴がありますが，典型的には，菌血症の時期に播種性淋菌感染症の3徴（非化膿性多発性関節炎＋手首や手指の腱鞘炎＋皮疹）が生じた後，1〜2日の間隔をおいて多発化膿性関節炎が出現するという臨床経過をとるので，化膿性淋菌性関節炎は播種性淋菌感染症の後半に出現する症候です．多関節炎に先行して腱鞘炎や皮疹があれば，淋菌感染症を疑う契機となります．

(2) 危険因子

非淋菌性化膿性関節炎の危険因子としては，まずもともとの関節疾患の存在が挙げられます．変形性関節症となっている関節や関節リウマチで破壊された関節に化膿性関節炎が合併した，という症例には頻繁に遭遇します．人工関節留置もある意味関節疾患といえるでしょう．外傷，直達性処置といった皮膚損傷や関節腔の汚染が起こりえるエピソードはもちろん危険因子です．その他，慢性全身性疾患，免疫不全，心内膜炎，麻薬常習などが化膿性関節炎の危険因子と考えられています．

一方，淋菌性関節炎は性的活動性が高い若年世代に多い疾患で，同性愛の男性の他，月経中，妊娠中，分娩直後の女性に起こりやすいこともよく知られています．性感染症の一環であり，具体的に感染機会がなかったかどうかを質問する必要がありますが，無症状で粘膜に保菌している状態から播種性淋菌感染症の一環として淋菌性関節炎に至るまでの潜伏期間は，数日から数か月の幅があるといわれています．

(3) 検査所見

骨髄炎と同様，血液検査にはあまり特異性の高い項目はありません．化膿性関節炎においては，関節液の検査が大変重要です．

感染性関節炎では関節液は混濁しますが，例えば結晶性関節炎など，他の原因でも混濁するため，関節液の白血球数から感染性関節炎を識別するポイントを**表3**

表3 化膿性関節炎診断における白血球数と分画の診断特性

	感度(%)	特異度(%)	尤度比（95%信頼区間）	
			陽性	陰性
白血球数＞100,000/μL	29	99	28.0(12.0〜66.0)	0.71(0.64〜0.79)
白血球数＞50,000/μL	62	92	7.7(5.7〜11.0)	0.42(0.34〜0.51)
白血球数＞25,000/μL	77	73	2.9(2.5〜3.4)	0.32(0.23〜0.43)
好中球分画≧90%	73	79	3.4(2.8〜4.2)	0.34(0.25〜0.47)

(Margaretten ME, et al：Does this adult patient have septic arthritis? JAMA 297：1478-1488, 2007)

に示します．白血球数は100,000/μLを越えれば特異度が99%とされています．関節液中白血球分画も有用で，好中球が90%を越えると化膿性関節炎の感度は73%，特異度は79%と報告されています[6]．

塗抹・培養検査を加えることで，化膿性関節炎の起因菌を特定し，使用可能な抗菌薬を決めることができます．関節液採取においては，蜂窩織炎などを伴っている場合にはその部位を避けて関節穿刺をする必要があるため，無理しないようにします．このような症例ではエコーやCTでガイドしながら穿刺するのも確実な方法です．結晶性関節炎に細菌感染症が合併することもあるので，同時に関節液の結晶分析を行うのもよいでしょう．

(4) 画像所見

単純X線においては，関節炎の初期では軟部組織の変化のみが認められ，感染後10〜14日すると骨変化も認められるようになります．人工関節感染症では置換した関節の「ゆるみ」「ずれ」が最初にみられるため，これらを検出するにも単純X線は欠かせません．

CTとMRIは骨髄炎と同様，X線より感度，特異度がよい画像検査です．関節周囲の異常も検出できることや，深部の状態も確認できることなどが利点です．黄色ブドウ球菌による化膿性関節炎および骨髄炎の画像所見を図3に示します．

(5) 原因微生物

非淋菌性関節炎の原因微生物は年齢層や基礎疾患によって異なりますが，やはり頻度が高いのは黄色ブドウ球菌や溶連菌群です．基礎疾患と代表的起因菌を表4に示します[1]．もちろんグラム染色で特徴的な形態を確認できれば，起因菌は大きく絞り込むことができますので，ぜひ施行すべきです．黄色ブドウ球菌および淋菌のグラム染色結果を図4と図5に示します．

もし関節液が採取できない場合でも，血液培養が有用な情報を与えてくれることは多いです．播種性淋菌感染症に伴う淋菌性関節炎の場合は，腱鞘炎，皮疹および菌血症を生じている時期であれば血液培養が陽性になります．その後化膿性関節炎の時期になると淋菌が関節液からも検出されるようになりますが，最初から淋菌性関節炎と断定できないことや，2つの時期は重なることもあるため，いずれにして

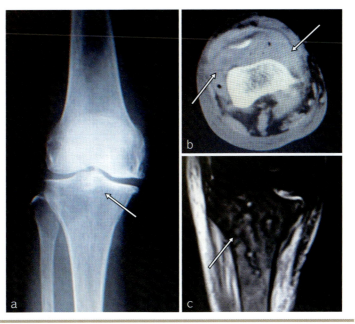

図3　黄色ブドウ球菌による化膿性関節炎および骨髄炎の画像所見
a：単純X線（80歳女性），b：単純CT，c：MRI T2強調画像．

表4　化膿性関節炎の代表的な臨床状況と主な起因菌

代表的な臨床状況		主な起因菌
関節リウマチ		S. aureus
麻薬常習者		S. aureus, Psudomonas aeruginosa
糖尿病，悪性腫瘍		S. aureus, GBS
免疫不全宿主		S. aureus, Strepotococci, enteric GNRs
線維軟骨関節		S. aureus, Psudomonas aeruginosa
咬傷	ヒト	alpha-streptococci, anaerobes, Eikenella corrodens
	イヌ，ネコ	Pasteurella multocida, Capnocytophaga sp., anaerobes

（青木眞：レジデントのための感染症診療マニュアル，第2版，pp819-875，医学書院，2008）

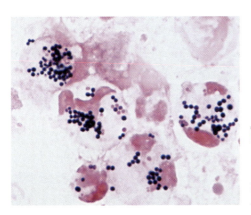

図4　黄色ブドウ球菌のグラム染色結果（×1,000）
グラム陽性球菌，集塊を形成．白血球貪食像あり（骨病変から採取された検体．三澤成毅氏のご厚意による）

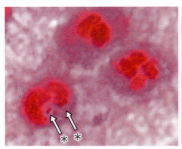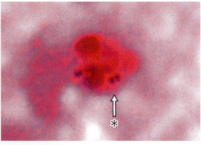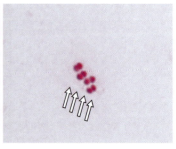

図5　淋菌のグラム染色結果（×1,000）
＊：グラム陰性双球菌，白血球貪食像あり

表5　化膿性関節炎におけるグラム染色所見と経験的治療の抗菌薬選択例

グラム陽性球菌	Staphylococcus 疑い	セファゾリン 1回 1〜2g 8時間毎
		バンコマイシン 1回 20 mg/kg 12時間毎
	Streptococcus 疑い	アンピシリン 1回 2g 6時間毎
グラム陰性球菌		セフトリアキソン 1回 1〜2g 24時間毎
グラム陰性桿菌	緑膿菌もカバーする場合	セフタジジム 1回 1〜2g 8時間毎
	緑膿菌はカバーしない場合	セフトリアキソン 1回 1〜2g 24時間毎

も血液培養は採取することをお勧めします．同時に尿道分泌物や子宮頸部，直腸や咽頭などから検体を採取し，培養や遺伝子検査により淋菌や重複感染が多いクラミジアの検出を行います．

c. 治療

骨関節破壊などの観点から，化膿性関節炎の治療は急を要します．骨髄炎で侵襲的手技による検体採取が必要な場合は検体採取が行えるまで数日抗菌薬を待つこともありますが，化膿性関節炎の場合，関節液検査，塗抹・培養検査提出，血液培養提出を行ったらできるだけ速やかに抗菌薬投与を開始します．

（1）抗菌薬治療

表4に掲載したように，基礎疾患を問わず起因菌は黄色ブドウ球菌が多いですが，やはり抗菌薬投与前にグラム染色を行い，起因菌を予測してから治療を開始することが望まれます．グラム染色結果に基づく経験的治療例を表5に示します．

（2）外科的治療

化膿性関節炎の治療として抗菌薬治療と並んで重要なことは，関節液を十分にドレナージすることです．1日1回穿刺ドレナージを行えば，排膿とともに治療効果判定を行うことができ，そのうちに穿刺しても何も排出されない，もう穿刺できないというところまで改善します．持続ドレナージを留置するのと間欠的穿刺ドレナージとどちらが優れているかは結論が出ていませんが，重要なのは確実にドレ

ナージが施行されることそのものと考えられます．時に膝や肩，股関節といった大きな関節では関節鏡や開放術によるドレナージとデブリドマンが行われることもあります．大きく穿刺が難しい深部関節では有用な治療です．

(3) 治療期間

一般には抗菌薬投与期間は4週間とされています．経過がよければ，最低2週間の点滴抗菌薬治療を行った後に2週間以上の吸収のよい経口抗菌薬による治療へ切り替えることも可能ですが，黄色ブドウ球菌やグラム陰性桿菌では点滴加療は最低4週間必要とされています．

3. 症例提示

最後に症例をみてみましょう．

64歳の女性
【現病歴】4日前に右肘に擦過傷ができ，自宅で消毒して様子をみていたが，軽快せず，前日から発赤，腫脹，熱感を伴い，40℃の発熱を訴え救急外来を受診した．
【既往歴】
・30年来の関節リウマチでNSAIDs，プレドニゾロン10 mg/日内服中．
・10年前に両膝人工関節置換術を施行されている．
・薬物アレルギーはない．
【身体所見】体温38.6℃，呼吸数20/分，脈拍120/分，血圧110/70 mmHg
全身状態：右肘を触ると痛がる．屈曲進展は痛みのために困難．頭目耳鼻喉：特に問題なし．頸部：問題なし．心臓：Ⅰ・Ⅱ音正常，雑音なし．胸部：肺胞呼吸音．腹部：肥満・軟，腫瘤なし．四肢：右肘に10 cm程度の範囲で著明な発赤，腫脹および圧痛を認める．腫脹部中心に擦過傷があり，膿性浸出液を認める．膝関節は異常所見なし．リンパ節：触知せず．

ここまででも，キーワードはいろいろとちりばめられています．

・4日前に右肘に擦過傷
・前日から発赤，腫脹，熱感，40℃の発熱
・30年来の関節リウマチ
・プレドニゾロン10 mg/日内服中
・10年前に両膝人工関節置換術を施行されている

皮膚に損傷を負い，同部位に炎症をきたしている上，発熱もあることから全身性の反応が起きていることがわかります．また基礎疾患に関節リウマチがあることや

プレドニゾロン内服中であることから，もともと関節に問題があり，免疫抑制状態にもあり，化膿性関節炎のハイリスク群であることがわかります．皮膚損傷部位から直達性に化膿性関節炎をきたしていることが懸念されます．一方両膝人工関節は今回の炎症巣とは離れていますが，血行性に 2 次感染をきたす可能性もあり，注意して診察する必要があります．

次に身体所見のキーワードを列挙してみます．

> - 体温 38.6℃，呼吸数 20/分，脈拍 120/分，血圧 110/70 mmHg
> - 肘を触ると痛がる，屈曲進展は痛みのために困難
> - 心臓：Ⅰ・Ⅱ音正常，雑音なし
> - 四肢：右肘に 10 cm 程度の範囲で著明な発赤，腫脹および圧痛を認める．腫脹部中心に擦過傷があり，膿性浸出液を認める．膝関節は異常所見なし

バイタルサイン上は，「敗血症」の可能性があることがわかります．やはり右肘周囲に明らかな感染巣があるようです．単なる蜂窩織炎なのか，化膿性関節炎になっているのかはこの段階ではわかりませんが，可動域障害があるのは化膿性関節炎が懸念される所見です．一方，新たな心雑音の出現は感染性心内膜炎を示唆する所見であるため，心雑音が聴取されないという陰性所見もきちんと確認します．人工膝関節も両側ともに問題はないようです．

以上から，血液検査と関節穿刺液検査が行われました．

> - **血液検査**…白血球 12,200/μL（分葉好中球 50％，桿状球 42％，単球 1％，リンパ球 7％），Hb 8.7 g/dL，血小板数 15.6 万/μL．
> - **関節穿刺液検査**…白血球 32,500/μL（好中球 95％，リンパ球 4％，その他 1％），結晶なし．グラム染色：グラム陽性球菌が集塊を形成する配列を示し，多数認められる．白血球も多数認められる．

血液検査では白血球数の増加と左方移動がみられますが，特異的所見ではありません．貧血の原因は現段階では不明ですが，以前の検査結果と比較する必要があります．関節穿刺液検査では白血球数は 32,500/μL であるものの好中球が 90％を越えており，化膿性関節炎を示唆する所見です．結晶成分は認められませんでしたがグラム染色ではブドウ球菌属を疑わせる所見が認められたので，この症例はブドウ球菌属による化膿性関節炎と診断されました．

続いて経験的治療を計画しました．この症例は関節リウマチや膝人工関節に関連して膠原病内科と整形外科に通院歴がありますが，入院歴はここ 10 年ほどなく，最近の抗菌薬投与歴もありませんでした．よってメチシリン感受性黄色ブドウ球菌を想定し，血液培養 2 セットを採取したのち，セファゾリン 1 回 2 g 8 時間ごとで治療を開始しました．関節穿刺も 1 日 1 回行いましたが，次第に排膿量は減少し，グラム染色でも菌は認められなくなりました．4 日目には関節液はほとんどなくな

り，穿刺できない状態まで改善しました．

　関節液の培養結果は予想通りメチシリン感受性黄色ブドウ球菌であったため，このままセファゾリンで治療を続行，合計 4 週間の治療を行いました．なお治療開始前の血液培養は陰性であり，両膝関節を含め他の部位に遠隔感染巣が出現することもなく，感染性心内膜炎もないと判断されました．

　この症例では行いませんでしたが，骨髄炎への進展の有無は抗菌薬治療の期間を左右するため，単純 X 線では異常がなくても治療途中に MRI を撮影して確認してもよいと思います．

take home message

- 骨髄炎，関節炎ともに，1）年齢，2）基礎疾患や人工物の有無，3）病歴，4）起因菌，5）感染経路，6）抗菌薬の選択，7）外科的治療の必要性 —— を丁寧に検討し，基本に忠実に診断・治療を行うことが大切である．

臨床で悩みがちな Q & A

Q1 MRI で治療効果判定はできますか．また，造影 MRI は有用でしょうか．

A1 　MRI は骨の異常を検出する感度が高いのが利点で診断には大変有用ですが，逆に骨浮腫をきたす疾患，例えば骨折や術後変化，骨挫傷などでも異常が認められるので，画像だけで骨髄炎と断定できないことも知っておく必要があります．

　抗菌薬治療中にも一時的に MRI 画像上の異常範囲が拡大してみえることがあり，また予定の治療期間が終了する時になっても MRI 上の骨の異常所見は長い間残存するのが普通です．以上のように，MRI は診断には有用ですし，異常範囲が拡大し続け，それが他の臨床像の悪化と一致していれば治療効果不十分といえるかもしれません．しかし，治療効果が十分であっても異常は残存するため，MRI 単独で治療効果を判断することはできません．

　ガドリニウム造影による MRI は単純 MRI よりも骨の瘻孔や膿瘍の検出には優れていますが，造影 MRI の結果のみを目安に骨髄炎の治療効果を判断するということは行われていません．

Q2 果たしてどのパラメーターを用いて抗菌薬投与終了を決定すればよいのでしょうか．

A2 　抗菌薬中止を判断できるよいパラメーターはありません．かつては赤沈や血清アルカリフォスファターゼ値が平常時の数値に戻るまでという判断法も使われていましたが，最近の主要な感染症の教科書には記載されていないようです．また人工物が感染巣に残っている場合などはより複雑な判断をしなくてはなりせん．まずは最低限必要な期間の治療を行い，継続するかどうかの判断は治療に関与する複数の専門家が協力して検討，決定するようにします．

Q3 抗菌薬治療中の可動域訓練や加重に制限はありますか．

A3 これも明確なガイドラインはありません．血液検査結果や画像所見も決定的なメルクマールとすることはできません．安定性や脆弱性，神経や筋への影響などを考え，整形外科医と相談しながら個々の症例に合わせて決定することになります．化膿性関節炎の場合は，治療開始後数日は安静を保ち，その後に少しずつ可動域を広げる他動運動を開始することが多いです．

Q4 内科としては骨生検やデブリドマンを行ってほしいと思うのですが，整形外科がなかなか施行してくれません．どうしたらよいですか．

A4 大変難しい質問です．実際に手術を行う整形外科の立場からみると，「内科は無理難題ばかりいう」と思われている可能性もあります．
　筆者はたいていの場合，1例1例について内科，整形外科，放射線科などの関連する科で相談しながら，できるだけ教科書に沿った方法で診断や治療を進めるようにしていますが，施設内であまりに個人の経験に頼りすぎた診療が行われている場合には，まずは患者がどういう状況であれば積極的に骨生検で検体を採取するか，外科的治療を行うか，などの最低限の条件を関連する専門科が合同で考え，施設内のマニュアルなどにしておくとよいと思います．その中で，内科の立場としてはできるだけ教科書や定評あるガイドラインに沿った標準的方法になるようにもっていきます．

Q5 日本で市中型MRSAを考慮しなくてはならないのはどういう時ですか．

A5 米国では2000年代に市中にMRSAが蔓延し，現在では院内でも市中にみられるMRSAと同じ特徴をもつMRSAが多くみられるようになりましたので，米国の教科書やガイドラインでは経験的治療の段階からMRSAを意識した記載がみられます．では日本での市中MRSA感染症がどれほどの頻度でみられるのかというと，その統計もないのが現状ですが，まだ経験的治療に全例バンコマイシンを使用しなければならない状態にはなっていないように思います．過去にMRSAが検出されたことがある方や入院中の方の他，最近抗菌薬使用歴がある，血液透析中，長期療養施設に入所中，HIV感染などの危険因子があれば，最初からMRSAのカバーを検討してもよいでしょう．その場合，必ず治療開始前に培養検査を採取しておく必要があります．

文献

1) 青木眞：レジデントのための感染症診療マニュアル，第2版，pp819-875，医学書院，2008
2) Pineda C, et al：Imaging of osteomyelitis：current concepts. Infect Dis Clin North Am 20：789-825, 2006
3) Barbari EF, et al：Osteomyelitis. In：Mandell GL, et al (ed)：Mandell, Douglas, and Bennett's principles and practice of infectious diseases, 7th ed. pp 1457-1467, Elsevier, 2010
4) Liu C, et al：Clinical practice guidelines by the infectious diseases society of america for the treatment of methicillin-resistant *staphylococcus aureus* infections in adults and children. Clin Infect Dis 52：e18-55, 2011
5) Osmon DR, et al：Diagnosis and management of prosthetic joint infection：clinical practice guidelines by the Infectious Diseases Society of America. Clin Infect Dis 56：e1-e25, 2013
6) Margaretten ME, et al：Does this adult patient have septic arthritis? JAMA 297：1478-1488, 2007
7) Berbari EF, et al：2015 Infectious Diseases Society of America (IDSA) Clinical Practice Guidelines for the Diagnosis and Treatment of Native Vertebral Osteomyelitis in Adults. Clin Infect Dis 61：e26-46, 2015

→ 本書第1刷刊行後に米国感染症学会(IDSA)から発表された脊椎炎(椎体椎間板炎)に関するガイドライン．本章の記載内容と大きく異なるところはないが，診療の際に参考にされたい．

16 髄膜炎のマネジメント

蓮池俊和

1. 細菌性髄膜炎は内科エマージェンシー

　皆さんは髄膜炎の患者の初療を担当したことはありますか．髄膜炎の中でも，今回は「内科エマージェンシー」と恐れられる細菌性髄膜炎のマネジメントについてお話したいと思います．

　一口にエマージェンシーといっても，具体的には何をどれくらい急げばよいのでしょうか．『ハリソン内科学』をみると，「ER到着から60分以内の抗菌薬投与が目標」と記載があります[1]．テキストによっては「30分以内に抗菌薬開始」とも書かれていますが，実際の診療手順はどのようなものでしょうか．筆者自身も救急外来で勤務していたときは，「30分以内に診断をつけて抗菌薬を投与するのってどうすれば可能なのかなぁ」と，頭の中であれこれシミュレーションをしていました．そんなにしょっちゅう出合う疾患ではありませんが，いざというときに適切に対応できるように一緒に勉強していきましょう．

2. 細菌性髄膜炎ってどんな病気？

a. 髄膜の解剖

　学生の頃に習った解剖の講義を思い出して下さい．髄膜は硬膜，くも膜，軟膜の3層構造からなり，くも膜下腔に脳脊髄液が存在しています．そこに細菌が侵入して，主に軟膜に炎症を起こすのが髄膜炎です（図1）．脳は血液脳関門で守られているので，本来は微生物の侵入に強い臓器です．ただし，いったん細菌が侵入してしまうと，抗体や補体も移行しにくいため感染は急速に進行してしまいます．頼みの綱である抗菌薬も通過しにくいので，移行性のよい抗菌薬を「髄膜炎用量」とよばれる高用量で投与する必要があります．

b. 疫学

　細菌性髄膜炎の罹患率は米国では人口10万人に対し2〜3人とされています．日本では2013年4月から肺炎球菌とインフルエンザ菌の髄膜炎も全数把握の対象と

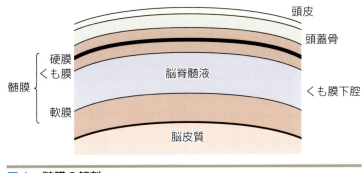

図1　髄膜の解剖

表1　細菌性髄膜炎の初診時の予後不良因子

- 意識障害
- 痙攣
- 低血圧
- 抗菌薬投与開始までの時間

(Aronin SI, et al：Community-acquired bacterial meningitis：risk stratification for adverse clinical outcome and effect of antibiotic timing. Ann Intern Med 129：862-869, 1998 より)

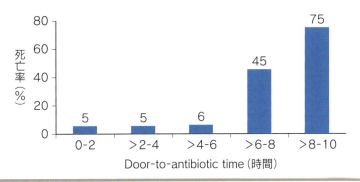

図2　受診から抗菌薬開始までの時間と死亡率との関係
(Proulx N, et al：Delays in the administration of antibiotics are associated with mortality from adult acute bacterial meningitis. QJM 98：291-298, 2005 より)

なりましたが，それ以外の菌による髄膜炎にははっきりとした統計はありません．

原因微生物別で見ると，肺炎球菌が約半数と最も多く，インフルエンザ菌と髄膜炎菌との3つを合わせると約80％を占めます[2,3]．

c. 抗菌薬開始のタイミングと予後の関係

細菌性髄膜炎に罹患すると4～5人に1人が命を落とし，生存しても約10％には神経学的後遺症を残してしまいます[2-4]．適切な治療が施されなかった場合の死亡率はほぼ100％と考えられます．予後不良因子には以下のようなものがあります[4-8]（表1）．このうち最大の予後不良因子は抗菌薬投与の遅れです．抗菌薬開始の遅れと死亡率の関連が，図2のような研究で示されています[5]．"door-to-antibiotic time" って，まるでACS（急性冠症候群）の door-to-balloon time のような表現が印象的です．わずか3時間の抗菌薬開始の遅れが死亡のオッズ比14.1にもなるという研究もあります[6]．大切なことはこれらの予後不良因子のうち，医療でどうにかできる要素は「抗菌薬の投与開始を急ぐことしかない」ということです．時間との戦いの中で見逃しなく診断をつけて，なおかつ適切な抗菌薬を開始するのは簡単なことではありません．この難題を乗り越えるためには，遅れが生じるポイントを押さえて診療にあたる必要があります．遅れの原因として，非典型的な症状と腰椎

表2 抗菌薬開始の遅れの原因

・髄膜炎の古典的3徴がないこと
・頭部CT→腰椎穿刺→抗菌薬の順番で診療

(Proulx N, et al：Delays in the administration of antibiotics are associated with mortality from adult acute bacterial meningitis. QJM 98：291-298, 2005 より)

穿刺の前に頭部CTを撮影することに相関があるといわれます（**表2**）[5,6]．このことを踏まえて，次の症例をみていきましょう．

3. 症例提示

特に既往のない，ADLの自立した76歳男性．
【主訴】発熱，頭痛
【現病歴】3日前より感冒様症状があり，受診日の朝より38.8℃の発熱があった．前頭部の頭痛と頸部痛を家族に訴えていた．夕方になりボーっとした様子で呼びかけに反応が悪くなったため，家族が救急車を要請した．
【身体所見】血圧160/82 mmHg，心拍数110/min（整），呼吸数25/min，SpO_2 99%（room air），体温40.5℃
ぐったりして少しボーっとした様子．自分の名前とここが病院であることは言えるが，日付と話している相手の職業は誤答．四肢に明らかな麻痺なし．臥位で頭部を持ち上げると顔をしかめるが頸部は固くはない．

発熱と意識障害のある患者です．いきなり頭部CTを撮影したり，詳細な神経学的所見をとったりする方はいないでしょうか．あるいは，オンコールの神経内科の先生がやって来るのを何もせずに待ったり，「首が固くないから腰椎穿刺まではしなくていいか」なんていってみたり……．これらはよくみられますが，患者の予後に直結してしまう重大な過ちです．髄膜炎を疑ったならば，迅速な抗菌薬開始を目指して診療のギア・チェンジをしなくてはなりません．

4. いつ髄膜炎を疑うか

a. 診断には腰椎穿刺が必須

髄膜炎の診断には腰椎穿刺が不可欠な検査です．しかし，実際の臨床では，腰椎穿刺をするかどうかが悩ましい症例が多いです．高齢者は原因が何であれ，発熱だけでも意識障害を伴うことがあります．感染症ですらない偽痛風でさえ意識障害を伴うことは珍しくありません．また，高齢な患者ほど抗血小板薬や抗凝固療法を受けていることが多く，腰椎穿刺のハードルがさらに高い状態です．

表3 髄膜炎の症状の感度

- 発熱　　77%
- 項部硬直　83%
- 意識障害　83%
- 頭痛　　87%

古典的3徴が揃うのは44%

(van de Beek D, et al : Clinical features and prognostic factors in adults with bacterial meningitis. N Engl J Med 351 : 1849-1859, 2004 より)

表4 髄膜炎の身体所見の感度と特異度

身体所見	感度（%）	特異度（%）
Kernig 徴候	5	95
Brudzinski 徴候	5	95
項部硬直	30	68
jolt accentuation	97	60

(Thomas KE, et al : The diagnostic accuracy of Kernig's sign, Brudzinski's sign, and nuchal rigidity in adults with suspected meningitis. Clin Infect Dis 35 : 46-52, 2002 および Uchihara T, et al : Jolt accentuation of headache : the most sensitive sign of CSF pleocytosis. Headache 31 : 167-171, 1991 より)

b. 症状は除外には役に立たない

　残念ながら「古典的3徴」といわれる，発熱，項部硬直，意識障害の3つが揃う症例は半分以下です（**表3**）[7]．頭痛を含めた4徴とすると95%の症例に2つの症状がみられます．それでも，その2つが発熱と頭痛だとすると，「頭痛は熱のせいですね」なんてうっかりいってしまいそうです．99%の症例には3徴のうち少なくとも1つの症状がありますが，逆にいうと1%はどの症状もないって，「もうどうすればいいの」って感じです．特に高齢者や免疫不全のある患者は非典型的な症状を呈する場合があることを心に留めておく必要があります．

c. 身体所見もやっぱり除外には使えない

　髄膜炎の身体所見にはいくつか有名なものがあります．所見のとり方については，成書を参考にして下さい．いまどきは無料の動画配信で勉強するのがわかりやすいかもしれません．それぞれの感度・特異度は以下の通りです（**表4**）[9,10]．有名な Kernig 徴候や Brudzinski 徴候の感度はたったの5%しかありません．項部硬直の感度もせいぜい30%で，首が固くなくとも髄膜炎を絶対に除外してはいけません．

d. jolt accentuation

　jolt accentuation についてだけ解説しますが，これは日本の内原俊記先生が1991年に報告したものです[10]．発熱と頭痛のある患者に首を水平に2～3 Hz（ヘルツ）の速さで振ってもらい頭痛が増悪するかどうかをみる身体所見で，ちょうど子供が「イヤイヤー」って首を振る感じです．感度97%というと髄膜炎の除外にとても役立ちそうですが，この研究は神経学的所見がとれないほど意識の悪い患者は除外されているのがポイントです．jolt accentuation は追試によって感度のばらつきがあり，意識障害の患者を含む研究では感度6%という正反対の結果のものもあります[11]．

　まとめると，腰椎穿刺をすべきかどうか悩ましい時に画期的なほど役立つ症状や身体所見は存在しないということです．"If you think doing a spinal tap, do one.

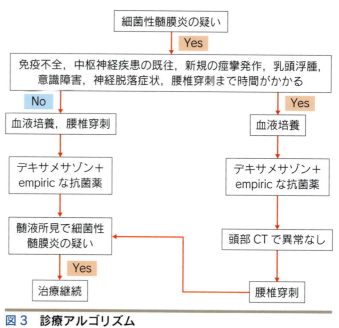

図3 診療アルゴリズム
(Tunkel AR, et al：Practice guidelines for the management of bacterial meningitis. Clin Infect Dis 39：1267-1284, 2004 より改変)

(腰椎穿刺は思いついた時がすべき時)"というパールが示す通り，髄膜炎を疑ったならば腰椎穿刺は避けては通れません．

検査

a. 血液培養

髄膜炎を疑ったならば必ず血液培養を2セット採取しましょう．50～80％の症例で血液培養から菌が発育します[4,7,12]．髄液培養が陰性でも血液培養から原因菌が明らかになることも珍しくありません[12]．転ばぬ先の血液培養とでも言えるでしょうか．

b. 腰椎穿刺の前に抗菌薬を開始してもよいか

感染症診療の原則では抗菌薬開始の前に培養を採取するのが一般的ですが，腰椎穿刺に時間がかかりそうならば，血液培養のみ採取して抗菌薬を開始して下さい．抗菌薬開始の遅れが予後に及ぼすインパクトが大きいためです．ステロイドを投与する場合は，抗菌薬投与の10～20分前か，少なくとも抗菌薬と同時に投与します(図3)[13]．「抗菌薬投与後の髄液は培養が生えないんじゃないか」と心配されるかもしれませんが，抗菌薬開始の4時間後までなら，約7割のケースで髄液培養から菌が発育します[14]．ただし，培養陰性化までの時間は菌の種類によって異なりま

表5 細菌性髄膜炎の典型的な髄液所見

パラメーター	典型的な所見（例外たくさん）
初圧	200〜500 mmH$_2$O
白血球数	1,000〜5,000/μL（＜100 to ＞10,000）
好中球の割合	≧80%
タンパク	100〜500 mg/dL
糖	≦40 mg/dL
糖の髄液/血清比	≦0.4，または血糖の2/3以下
グラム染色	感度60〜90%，特異度≧97%
培養	感度70〜85%
乳酸	＞3.8 mmol/Lで感度94%，特異度92%

（Tunkel AR, et al：Acute Meningitis In；Mandell GL, et al：Mandell, Douglas, and Benett's Principles and Practice of Infectious Diseases. 7th ed. pp1189-1229, C-L, 2010 より改変）

す．小児での研究ですが，肺炎球菌なら4時間後くらいから陰性になるケースが出てきます．髄膜炎菌の場合はかなり早くて，15分後ぐらいから陰性化し始め，2時間後には100%陰性化してしまいます[14]．

c. 髄液検査

細菌性髄膜炎の典型的な髄液所見を示します（**表5**）[16]．髄液所見が典型的なら診断に困ることはないのですが，ここでは例外に注意しましょう．

白血球数にはかなりのバラツキがあるので，初回の髄液検査で白血球数が正常でも髄膜炎は除外できません．白血球数が正常な場合もグラム染色と培養は必ず提出して下さい．

また，細菌性髄膜炎でも10%程度はリンパ球優位になるので（特にリステリアなど），リンパ球優位だからといってウイルス性と決めつけてはいけません．

グラム染色の感度は肺炎球菌90%，インフルエンザ菌86%，髄膜炎菌75%と比較的よいものもありますが，グラム陰性桿菌50%，リステリア50%以下とパッとしないものもあります[17]．先行する抗菌薬投与があれば当然これより低くなります．ただし，グラム染色の特異度は非常に高いため，菌が目視できればほとんど確定診断がついたと考えてよいでしょう．

髄液中の乳酸値がウイルス性髄膜炎と細菌性髄膜炎との鑑別に有用とする報告がありますが，それだけを頼りにマネジメントを変えるのはやめておいた方がよいでしょう[18]．CRPとプロカルシトニンも同様です．

細菌性髄膜炎を疑ったならば，髄液検査の結果を待たずに抗菌薬を開始しても構いません．髄液培養が採取できた場合も血液培養は忘れずに採取し，迅速に抗菌薬を開始して下さい．

d. 腰椎穿刺の前に頭部CTは必要か

1950年代から腰椎穿刺後に急激な転帰をたどるケースが報告され，腰椎穿刺後

表6 以下が1つもなければ頭部CTは不要

・免疫不全	・新規の痙攣発作	・意識障害
・中枢神経疾患の既往	・乳頭浮腫	・神経脱落症状

(Hasbun R, et al：computed tomography of the head before lumbar puncture in adults with suspected meningitis. N Engl J Med 345：1727-1733, 2001 より)

の脳ヘルニアを臨床家は心配していました．このため，頭蓋内圧亢進の所見の有無を確認するために，腰椎穿刺の前に頭部CTがルーチンでオーダーされるようになりました．しかし，治療開始の遅れが死亡率に直結するため，頭部CTの撮影時間による治療の遅れが一種のジレンマとなったわけです．

そこで2001年にNEJMにある研究が発表されました．それによると，**表6**の所見が1つもなければ頭部CTを撮影してもほとんどの場合で異常所見はみられず，また実際に腰椎穿刺をしても1例も脳ヘルニアは起きませんでした[19]．現在ではこの研究結果をもとに，条件を満たした患者は頭部CTを撮影せずに腰椎穿刺に進むよう推奨されています．**図3**にIDSAのガイドラインから診療のアルゴリズムを示しました[13]．このガイドラインは2004年と少し前のものですが，よくまとまっていて今でも十分な内容があるので一読をお勧めします．

6. 治療

a. empiricな抗菌薬選択

グラム染色で菌種が明らかになった場合はそれに従って抗菌薬を決定します．グラム染色で何も見えなかった場合は，患者の背景から原因微生物をある程度絞り込んで，それらをカバーする抗菌薬を選びます（**表7**）．どの感染症においてもそうですが，やはり問診や身体所見は重要です（**表8**）．症例に挙げた患者は50歳以上ですので，肺炎球菌と髄膜炎菌に加えリステリア菌とグラム陰性桿菌をカバーします．よって，バンコマイシン，第3世代セファロスポリン（例えばセフトリアキソン），アンピシリンの3剤で開始します．「髄膜炎用量」とよばれる高用量で投与する必要があるので，用量は必ずポケットマニュアルなどで確認して下さい[20]．

b. ステロイドはどう使うか

理論や動物実験の知見から，脳脊髄液中の過剰な炎症を抑えて死亡率や神経学的後遺症（特に難聴）の減少を期待してステロイドを投与します[22]．しかし，細菌性髄膜炎のマネジメントにおいて，ステロイドの使い方は最もややこしいところかもしれません．なぜなら，研究によってその効果の程度がまちまちであったり，恩恵に授かる患者背景が微妙に異なったりするからです[12,23-25]．結論の出ていないことの多い領域ですが，成人の細菌性髄膜炎にステロイドを投与する場合は，デキサメサゾン0.15 mg/kg 6時間ごとを，抗菌薬の10～20分前か少なくとも同時に投与

表7 empiric な抗菌薬選択

年齢と基礎疾患		起炎菌	抗菌薬
年齢	1か月未満	Streptococcus agalactiae, Escherichia coli, Listeria monocytogenes, Klebsiella species	アンピシリン＋セフォタキシム or アンピシリン＋ゲンタマイシン
	1～23か月	Streptococcus pneumoniae, Neisseria meningitidis, S. agalactiae, Haemophilus influenzae, E. coli	バンコマイシン＋第3世代セファロスポリン[a, b]
	2～50歳	N. meningitidis, S. pneumoniae	バンコマイシン＋第3世代セファロスポリン[a, b]
	50歳以上	S. pneumoniae, N. meningitidis, L. monocytogenes, aerobic gram-negative bacilli	バンコマイシン＋第3世代セファロスポリン[a, b]＋アンピシリン
頭部外傷	頭蓋底骨折	S. pneumoniae, H. influenzae, group A β-hemolytic streptococci	バンコマイシン＋第3世代セファロスポリン[a, b]
	穿通性外傷	・Staphylococcus aureus, coagulase-negative staphylococci (特に Staphylococcus epidermidis), aerobic gram-negative bacilli (Pseudomonas aeruginosa を含む)	バンコマイシン＋セフェピム or バンコマイシン＋セフタジジム or バンコマイシン＋メロペネム
脳外科手術後		Aerobic gram-negative bacilli (P. aeruginosa を含む), S. aureus, coagulase-negative staphylococci (特に S. epidermidis)	バンコマイシン＋セフェピム or バンコマイシン＋セフタジジム or バンコマイシン＋メロペネム
CSF シャント		Coagulase-negative staphylococci (especially S. epidermidis), S. aureus, aerobic gram-negative bacilli (P. aeruginosa を含む), Propionibacterium acnes	バンコマイシン＋セフェピム[c] or バンコマイシン＋セフタジジム[c] or バンコマイシン＋メロペネム[c]

a：セフトリアキソン or セフォタキシム
b：デキサメサゾンを投与する場合はリファンピンを加える専門家もいる．
c：幼児と小児ではグラム染色でグラム陰性桿菌を認めなければ，バンコマイシン単剤でもよい．
（Tunkel AR, et al：Practice guidelines for the management of bacterial meningitis. Clin Infect Dis 39：1267-1284, 2004 より改変）

表8 原因微生物の絞り込みに有用な問診・身体所見

・副鼻腔炎・中耳炎（肺炎球菌，インフルエンザ菌） ・渡航歴（サハラ砂漠以南の地域，髄膜炎菌の流行地） ・髄膜炎患者との接触，寮，軍隊（髄膜炎菌，インフルエンザ菌） ・皮疹の有無（髄膜炎菌）	・免疫不全（リステリア，グラム陰性桿菌） ・妊婦，細胞性免疫不全，チーズ（リステリア） ・静注薬物使用者（血流感染，ブドウ球菌） ・頭部外傷の既往（表7 を参照） ・HIV 感染症とそのリスク

するよう IDSA のガイドラインでは推奨しています．投与期間は2～4日間ですが，起炎菌が肺炎球菌以外と判明した場合はその時点で中止します[20]．

c. 起炎菌が判明したら

起炎菌と感受性が明らかになったら，最適な抗菌薬に de-escalation して下さい．肺炎球菌では，検体が髄液とそれ以外では感受性の基準値（ブレイクポイント）が異なるので注意が必要です（表9）[25]．移行性の問題から髄膜炎の方がより厳格な判定になるわけです．選択した抗菌薬で治療可能かどうかは，微生物検査室の技師

表9 肺炎球菌のMICと感受性判定（髄膜炎と非髄膜炎）

抗菌薬		Susceptible	Intermediate	Resistant
ペニシリンG	髄膜炎	≦0.06 μg/mL	--	≧0.12 μg/mL
	非髄膜炎	≦2 μg/mL	4 μg/mL	≧8 μg/mL
セフォタキシム, セフトリアキソン	髄膜炎	≦0.5 μg/mL	1 μg/mL	≧2 μg/mL
	非髄膜炎	≦1 μg/m.	2 μg/mL	≧4 μg/mL

MIC：Minimum Inhibitory Concentration
(CLSI：Performance Standards for Antimicrobial Susceptibility Testing；Twenty-Third Informational Supplement, M100-S23, Jan. 2013 より改変)

表10 起因菌と感受性検査に基づいた抗菌薬選択

起炎菌, 感受性			標準的治療薬
Streptococcus pneumonia 肺炎レンサ球菌	ペニシリンのMIC≦0.06 μg/mL		ペニシリンG or アンピシリン
	ペニシリンのMIC≧0.12 μg/mL	第3世代セファロスポリン[a]のMIC<1 μg/mL	第3世代セファロスポリン[a]
		第3世代セファロスポリン[a]のMIC≧1 μg/mL[b]	バンコマイシン＋第3世代セファロスポリン[a]
Neisseria meningitidis 髄膜炎菌	ペニシリンのMIC≦0.1 μg/mL		ペニシリンG or アンピシリン
	ペニシリンのMIC 0.1-1.0 μg/mL		第3世代セファロスポリン[a]
Listeria monocytogenes			アンピシリン[c] or ペニシリンG[c]
Streptococcus agalactiae			アンピシリン[c] or ペニシリンG[c]
Escherichia coli とその他の腸内細菌			第3世代セファロスポリン[a]
Pseudomonas aeruginosa			セフェピム[c] or セフタジジム[c]
Haemophilus influenzae	βラクタマーゼ陰性		アンピシリン
	βラクタマーゼ陽性		第3世代セファロスポリン[a]
Staphylococcus aureus	メチシリン感性		第3世代セファロスポリン[a,e]
	メチシリン耐性		バンコマイシン[d]
Staphylococcus epidermidis			バンコマイシン[d]
Enterococcus	アンピシリン感性		アンピシリン＋ゲンタマイシン
	アンピシリン耐性		バンコマイシン＋ゲンタマイシン
	アンピシリン耐性かつバンコマイシン耐性		リネゾリド

a：セフトリアキソン or セフォタキシム
b：セフトリアキソンのMIC＞2の場合はリファンピンの追加を考慮
c：アミノグリコシドの追加を考慮
d：リファンピンの追加を考慮
e：標準的治療薬である nafcillin または oxacillin を日本では使用できないため
(Tunkel AR, et al：Practice guidelines for the management of bacterial meningitis. Clin Infect Dis 39：1267-1284, 2004 より改変)

に確認するのがよいでしょう．標準的治療薬を（表10）に示します．これらは歴史的に治療経験の豊富さから推奨されるものです．感受性や副作用の問題からこれらを使用できない場合は，専門家へのコンサルトを考慮した方がよいかもしれません．

主に臨床症状を治療効果のパラメーターとします．経過がよければフォローの髄

表 11　治療期間

起炎菌	期間（日）	起炎菌	期間（日）
髄膜炎菌	7	B 群連鎖球菌	14〜21
インフルエンザ菌	7	好気性グラム陰性桿菌	21
肺炎球菌	10〜14	リステリア	≧21

(Tunkel AR, et al：Acute Meningitis In；Mandell GL, et al：Mandell, Douglas, and Benett's Principles and Practice of Infectious Diseases. 7th ed. pp1189-1229, C-L, 2010 より改変)

液検査は不要です．臨床経過が怪しい場合や起炎菌が不明の場合，耐性菌の場合は腰椎穿刺を繰り返すことを考慮します．治療期間は歴史的に大体の目安がありますが，治療への反応をみてケースバイケースで決定します（表 11）[16]．

take home message

- 細菌性髄膜炎は「内科エマージェンシー」
- 抗菌薬開始までの時間が勝負の分かれ道
- 遅れの原因は非典型的な症状と頭部 CT と心得る
- 日頃から頭の中で初療のシミュレーションをしておこう

臨床で悩みがちな Q&A

Q1 jolt accentuation は他動的にやってもいいですか？

A1　オリジナルの研究では患者に自分で首を振ってもらっています[10]．オーダーが入らないほど意識の悪い患者の首を他動的に振って痛がる様子がなかったとしても，それは何の意味もありません．jolt accentuation が髄膜炎を検出する感度は報告によって大きく異なります．腰椎穿刺の適応は，1 つの所見に頼らず総合的に判断する必要があります．

Q2 頭部 CT で脳浮腫の所見がみられたら腰椎穿刺はできないのですか．その場合はどうすればいいですか．

A2　細菌性髄膜炎の自然経過でも脳ヘルニアをきたすことがあるため，腰椎穿刺が本当の引き金となって脳ヘルニアが生じる頻度ははっきりしていません．かなり古いものになりますが，乳頭浮腫がみられる患者の 1.2％に脳ヘルニアが生じたとする報告があります[26]．頭部 CT が完全に正常でも腰椎穿刺後に脳ヘルニアで死亡したとする症例報告もあり，頭部 CT の意義はよくわかっていません[27]．頭部 CT を撮影しなくてもよい条件は表 6 の通りですが，撮影した場合の解釈はケースバイケースとなります．現実的には，脳圧亢進が疑われる患者では血液培養のみを採取し，empiric な抗菌薬を髄膜炎用量で開始すべきでしょう．脳圧亢進に対す

るグリセオールや輸液制限は，現時点では根拠に乏しくルーチンでの施行は推奨されません[28～30].

Q3 empiric な抗菌薬選択にカルバペネム系抗菌薬または第3世代セファロスポリンと書かれているガイドラインもありますが，どちらの方がよいのですか．

A3 　細菌性髄膜炎の最も重要な起炎菌は肺炎球菌ですが，肺炎球菌に対する治療経験の豊富さと感受性を考慮すると第3世代セファロスポリンが優先されます．JANIS（厚生労働省院内感染対策サーベイランス事業）の2012年の報告では，セフォタキシムの感受性が94.7%に対してメロペネムが79.6%とかなりの差があります[31]．ただし，これには非髄膜炎として感受性を判定された症例も含まれているので，自施設のアンチバイオグラムで確認することをお勧めします．緑膿菌やESBL（extended spectrum beta lactamase）産生大腸菌が起炎菌として想定されている場合はカルバペネム系抗菌薬が優先されます．

Q4 起炎菌が判明しなかった場合に治療期間はどうしたらいいですか．

A4 　一般論として定まったものはありませんが，想定している原因微生物をすべて治療しきることになると思います．例えば肺炎球菌対してはセフトリアキソンを10～14日投与し，リステリアに対してはアンピシリンを21日間まで継続します．表11 はあくまで目安なので，起炎菌が判明していない場合は治療への反応をより慎重に判定した方がよいでしょう．ケースバイケースで考えて下さい．

文献

1) Dan Longo AF, et al：Harrison's Principles of Internal Medicine, 18th ed. McGraw-Hill, 2011
2) Schuchat A, et al：Bacterial Meningitis in the United States in 1995. N Engl J Med 337：970-976, 1997
3) Thigpen MC, et al：Bacterial Meningitis in the United States, 1998-2007. N Engl J Med 364：2016-2025, 2011
4) Aronin SI, et al：Community-acquired bacterial meningitis：risk stratification for adverse clinical outcome and effect of antibiotic timing. Ann Intern Med 129：862-869, 1998
5) Proulx N, et al：Delays in the administration of antibiotics are associated with mortality from adult acute bacterial meningitis. QJM 98：291-298, 2005
6) Auburtin M, et al：Detrimental role of delayed antibiotic administration and penicillin-nonsusceptible strains in adult intensive care unit patients with pneumococcal meningitis：the PNEUMOREA prospective multicenter study. Crit care med 34：2758-2765, 2006
7) van de Beek D, et al：Clinical features and prognostic factors in adults with bacterial meningitis. N Engl J Med 351：1849-1859, 2004
8) McMillan DA, et al：Community-acquired bacterial meningitis in adults：categorization of causes and timing of death. Clin Infect Dis 33：969-975, 2001
9) Thomas KE, et al：The diagnostic accuracy of Kernig's sign, Brudzinski's sign, and nuchal rigidity in adults with suspected meningitis. Clin Infect Dis 35：46-52, 2002
10) Uchihara T, et al：Jolt accentuation of headache：the most sensitive sign of CSF pleocytosis. Headache 31：167-171, 1991
11) Waghdhare S, et al：Accuracy of physical signs for detecting meningitis：a hospital-based diagnostic accuracy study. Clin Neurol Neurosurg 112：752-757, 2010
12) de Gans J, et al：Dexamethasone in adults with bacterial meningitis. N Engl J Med 347：1549-1556, 2002

13) Tunkel AR, et al：Practice guidelines for the management of bacterial meningitis. Clin Infect Dis 39：1267-1284, 2004
14) Kanegaye JT, et al：Lumbar puncture in pediatric bacterial meningitis：defining the time interval for recovery of cerebrospinal fluid pathogens after parenteral antibiotic pretreatment. Pediatrics 108：1169-1174, 2001
15) Michael B, et al：Effect of delayed lumbar punctures on the diagnosis of acute bacterial meningitis in adults. Emerg Med J 27：433-438, 2010
16) Tunkel AR, et al：Acute Meningitis In；Mandell GL, et al：Mandell, Douglas, and Benett's Principles and Practice of Infectious Diseases. 7th ed. pp1189-1229, C-L, 2010
17) Gray LD, et al：Laboratory diagnosis of bacterial meningitis. Clin Microbiol Rev 5：130-145, 1992
18) Viallon A, et al：Meningitis in adult patients with a negative direct cerebrospinal fluid examination：value of cytochemical markers for differential diagnosis. Crit Care 15：R136, 2011
19) Hasbun R, et al：computed tomography of the head before lumbar puncture in adults with suspected meningitis. N Engl J Med 345：1727-1733, 2001
20) Gilbert DN：Eliopoulos. In：Gilbert DN, et al：The Sanford Guide to Antimicrobial Therapy 2012, Antimicrobial Therapy, 2012
21) Bhatt SM, et al：Progression of hearing loss in experimental pneumococcal meningitis：correlation with cerebrospinal fluid cytochemistry. J Infect Dis 167：675-683, 1993
22) Nguyen TH, et al：Dexamethasone in Vietnamese adolescents and adults with bacterial meningitis. N Engl J Med 357：2431-2440, 2007
23) Scarborough M, et al：Corticosteroids for bacterial meningitis in adults in sub-Saharan Africa. N Engl J Med 357：2441-2450, 2007
24) Brouwer MC, et al：Corticosteroids for acute bacterial meningitis. Cochrane Database Syst Rev：Cd004405, 2010
25) CLSI：Performance Standards for Antimicrobial Susceptibility Testing；Twenty-Third Informational Supplement, M100-S23, Jan. 2013
26) Korein J, et al：Reevaluation of lumbar puncture；a study of 129 patients with papilledema or intracranial hypertension, Neurology 9：290-297, 1959
27) Shetty AK, et al：Fatal cerebral herniation after lumbar puncture in a patient with a normal computed tomography scan. Pediatrics 103 (6 Pt 1)：1284-1287, 1999
28) Ajdukiewicz KM, et al：Glycerol adjuvant therapy in adults with bacterial meningitis in a high HIV seroprevalence setting in Malawi：a double-blind, randomised controlled trial. Lancet Infect Dis 11：293-300, 2011
29) Wall EC, et al：Osmotic therapies added to antibiotics for acute bacterial meningitis. Cochrane database of Syst Rev 3：CD008806, 2013
30) Maconochie I, et al：Fluid therapy for acute bacterial meningitis. Cochrane database of Syst Rev (1)：Cd004786, 2008
31) JANIS（厚生労働省院内感染対策サーベイランス事業）ホームページ（http：//www.nih-janis.jp/report/open_report/2012/3/1/ken_Open_Report_201200.pdf）最終閲覧 2014.1.13

17 感染性心内膜炎のマネジメント

山本舜悟

1. IE の頻度

　感染性心内膜炎（IE：infective endocarditis）の患者をみたことがある人はどれくらいいますか．

　IE の頻度って実際にはどれくらいなんでしょうか．日本の IE の頻度の報告はみたことがないのですが，ある書籍では年間 10 万人あたりの発症率が 3〜6 症例で白血病と同じくらいではないかと書かれています[1]．

　皆さん，白血病にかかった有名人って，誰か思いつきますか．渡辺謙さん，現在闘病中の「めざましテレビ」の大塚範一さん，少し昔の話になりますが，夏目雅子さん，本田美奈子さん……．少し考えただけでも数人は思いつくんじゃないかと思います．なんとカーネル・サンダースも白血病だったそうです．

　では今度は，IE にかかった有名人をどなたかご存じの方はいますか．もしご存じの方がいたら教えてほしいのですが，調べた限りでは，日本人では見つかりませんでした（本レクチャー後に改めて調べたところ，海外の有名人では作曲家のグスタフ・マーラーやオットリーノ・レスピーギ，最近ではバックストリート・ボーイズのブライアン・リトレルが IE にかかっていたそうです[2]）．有名人に白血病が多くて，IE が少ないんでしょうか．

　例えば，白血病は悲劇のヒロイン的なイメージがあって報道されやすいのかもしれませんし，可能性は低いですが，何らかの原因で有名人は白血病になりやすいという理由も考えられなくはありません．

　逆に，IE は報道されにくいのかもしれませんが，特に隠すような病名でもないと思いますからこれは可能性が低いでしょう．「芸能人は歯が命」っていう CM が昔ありましたけど，歯の手入れが行き届いているから芸能人は IE になりにくいんでしょうか．まあ，普通に考えてやっぱり IE は見逃されているんじゃないかと思います．

2. 抗菌薬がなかった時代

　抗菌薬がなかった時代の IE の死亡率ってどれくらいだったと思いますか．ほぼ

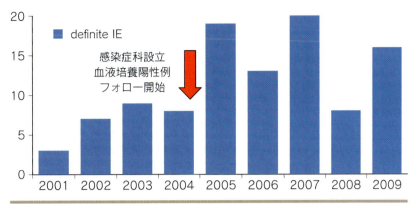

図 1　亀田総合病院における IE 確定診断例の経時的推移
(Yamamoto S, et al：Impact of infectious diseases service consultation on diagnosis of infective endocarditis. Scand J Infect Dis 44：270-275, 2012)

100％だったと考えられます．William Osler という Johns Hopkins 大学の偉い先生がいたのですが，1892 年に書かれた教科書の心内膜炎の項に"The cases usually terminate fatally."と書いています[3]．つまり，「通常，亡くなる」っていうことです．フレミングがペニシリンを発見したのが，1929 年で，臨床応用されるようになったのが 1941 年頃ですから，それよりずっと以前，すなわち抗菌薬がなかった時代に書かれた教科書の記載です．ということは，きちんと IE と診断して治療しなければ，今の世の中でも死んでしまうかもしれない，治療が遅れると予後が悪い疾患といえると思います．

3. 疑う人がいれば診断される

図 1 は亀田総合病院の IE と確定診断された症例の経時的な変化です．2004 年以降に倍近くになっていることがわかります．2004 年に何があったかというと，岩田健太郎先生（現：神戸大学）が米国から戻ってきて感染症科を設立して，血液培養陽性例を原則的に全例フォローするようになりました．

その結果，IE と診断される患者は約 1.7 倍になり，脳梗塞を合併した IE を見つける頻度も増えました（表 1）[4]．死亡率は介入後の方が有意差はないものの高くみえますが，介入前の方で IE と診断されずに適切に治療されなかった人の予後はおそらく悪いでしょうから，実際には介入前の方でもっとたくさんの人が亡くなっていたのではないかと思います．

4. 診断するには IE を疑うところから始める

疑えば診断できる．逆にいえば疑わなければ始まりません．ではどうやって疑ったらいいんでしょうか．

表1 感染症科による血液培養フォロー介入前後のIEの診断数と転帰

		介入前 (n=27)	介入後 (n=76)	リスク比 (95%信頼区間)
10万人退院患者あたりのIE数		48.7	84.8	1.7 (1.1-2.7)
人工弁心内膜炎		5 (18.5%)	1 (1.3%)	0.07 (0.01-0.6)
合併症	心不全	6 (22.2%)	23 (30.3%)	1.4 (0.6-3.0)
	脳梗塞	7 (25.9%)	38 (50.0%)	1.9 (1.0-3.8)
	塞栓症（脳梗塞以外）	7 (25.9%)	19 (25.0%)	1.0 (0.5-2.0)
転帰	手術	6 (22.2%)	11 (14.5%)	0.7 (0.3-1.6)
	6か月以内の死亡 (n=94)	6/24 (25.0)	24/70 (34.3%)	1.4 (0.7-3.1)
	6か月以内の再燃 (n=64)	4/18 (22.2%)	1/46 (2.2%)	0.1 (0.01-0.8)

（Yamamoto S, et al：Impact of infectious diseases service consultation on diagnosis of infective endocarditis. Scand J Infect Dis 44：270-275, 2012）

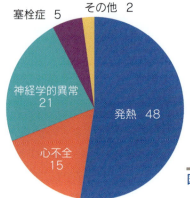

図2 亀田総合病院9年間（2001〜2009年）の市中発症IEの初診時の主訴（91例）

　図2は亀田総合病院の9年間，市中発症IE 91例の主訴の割合を示したものですが，大体半分が発熱でした．このほか，心臓の弁が破壊されたことによる心不全，あとは脳塞栓からの神経学的異常や脳以外への塞栓所見というものが多かったのです．
　これらを整理すると，1）ダラダラと熱が続く不明熱タイプ，2）脳梗塞（麻痺）や腎梗塞，脾梗塞（側腹部痛）などの症状で受診する塞栓症状タイプ，3）亜急性の経過の呼吸困難で受診する心不全タイプ——の3つに分けることができます．
　IEというのは，心臓の弁に疣贅ができて，細菌（まれに真菌）が感染する病気です．心臓の弁についた細菌が全身にシャワーのようにばらまかれ，さまざまな症状を起こしてきます．心臓の弁が破壊されて新しく逆流性の心雑音が聞こえてくるとか，原因不明の塞栓症，原因不明の菌血症，そして発熱＋αの症状があれば疑います（表2）[5]．
　IEを診断するのは，感染している微生物の証明と心臓の弁の異常の両方を証明するというのが2本柱になります．

表2 感染性心内膜炎を疑うとき

1. 新しい逆流性の心雑音
2. 原因不明の塞栓症
3. 原因不明の菌血症（特に感染性心内膜炎を起こす微生物による）
4. 発熱*（感染性心内膜炎で最もよくみられる症状）と以下があれば疑う
   a. 心臓内に人工物がある場合（例：人工弁，ペースメーカー，埋め込み式除細動器，surgical baffle/conduit）
   b. 感染性心内膜炎の既往
   c. 弁膜症の既往，先天性心疾患
   d. その他の感染性心内膜炎の素因（例：免疫不全状態，静脈薬物使用）
   e. 菌血症に関連するような最近の手技
   f. うっ血性心不全の所見
   g. 新規の伝導障害
   h. 感染性心内膜炎の典型的な微生物が血液培養陽性，またはQ熱の抗体価が陽性
   i. 血管性あるいは免疫学的現象：塞栓症，Roth斑，爪下出血，Janeway病変，Osler結節
   j. 局所的あるいは非特異的な神経学的症状，所見
   k. 肺塞栓あるいは肺浸潤影の所見（右心系の心内膜炎）
   l. 原因不明の末梢の膿瘍（腎臓，脾臓，脳，椎体）

*高齢者や抗菌薬投与後，免疫不全患者，病原性の低い微生物または非典型的な微生物による心内膜炎では，発熱がないことがある

〔Habib G, et al：Guidelines on the prevention, diagnosis, and treatment of infective endocarditis (new version 2009)：the Task Force on the Prevention, Diagnosis, and Treatment of Infective Endocarditis of the European Society of Cardiology (ESC). Endorsed by the European Society of Clinical Microbiology and Infectious Diseases (ESCMID) and the International Society of Chemotherapy (ISC) for Infection and Cancer. Eur Heart J 30：2369-2413, 2009〕

5. 症例における診断の流れ

ここで実際の症例をみてみましょう．患者は73歳男性でした．筆者が卒後3年目に経験した症例です．

【主訴】発熱，右足関節痛

【現病歴】入院の7日前，発熱と腹痛を自覚した．帰宅後に水様性の下痢と嘔吐があった．下痢はその日で治まったが，発熱と嘔気はその後も続いた．嘔気のため食事摂取量は減少していった．

入院3日前には右足関節の腫脹，発赤，疼痛が出現した．

入院2日前からは発熱・嘔吐のためまったく食事摂取できず，右足関節の疼痛で歩行も困難となったため，家族の勧めで当院救急外来を受診した．

【身体所見】血圧121/69 mmHg，脈拍83/分・整，体温38.2℃，呼吸数20/分，SpO_2 98%（room air），意識清明，頭頸部，腹部，背部異常なし，心音異常なし，心雑音なし，呼吸音異常なし，四肢：右足関節の腫脹，熱感あり，内顆に圧痛あり，可動域制限あり，神経学的異常なし

> 【初期検査】白血球 9800/μL（好中球 81.3％，リンパ球 9.5％，単球 4.4％，好酸球 1.6％），Hb 11.8 g/dL，血小板 16.9万/μL，肝酵素上昇なし，BUN 23.9 mg/dL，Cre 1.0 mg/dL，CRP 17.6 mg/dL，血糖値 113 mg/dL，尿検査異常なし，胸部レントゲン浸潤影なし

　下痢が先行した，急性経過の右足の関節炎です．整形外科に依頼して関節液穿刺をしてもらったところ，2 mL ほどしか引けず，グラム染色では白血球が多数ありましたが，細菌や結晶はみえませんでした．

　ちょっと悩みましたが，下痢が先行して関節が腫れてきたということで，「腸管感染症に伴う反応性関節炎だろう」か，と考えて培養の結果を待ちながら経過をみることにしました．後から考えれば，この時に抗菌薬投与を開始しておいて培養結果を待てばよかったとも思います．

　第2病日の夜も40℃以上の発熱があり，血液培養がさらに2セット採取されました．翌朝，看護師から「先生，あの人やっぱりおかしくないですか．昨日の晩は気づいたら隣の部屋で寝てましたよ」という報告を受け，「それはやっぱりおかしい！」ということで，腰椎穿刺をしたところ，次のような結果でした．

> **髄液検査**：細胞数 294/μL（Poly 81％，Mono 19％），糖 56（血糖 156）mg/dL，蛋白 71 mg/dL

　細胞数が多核球優位で上がっていて，髄液中の糖は血糖の半分以下，蛋白も上昇しています．「まさか細菌性髄膜炎!?」と思いながら，とりあえず治療は開始しなければなりません．髄液のグラム染色では細菌はみえず，市中の細菌性髄膜炎の empiric な治療として，セフトリアキソンとアンピシリンで治療を開始しました．今から思えば，バンコマイシンを加えておいてもよかったかもしれません．

　ヘルペス脳炎の経過と髄液所見には典型的ではないと思ったのですが，診断がはっきりするまではヘルペス脳炎の治療もしておこうとアシクロビルも併用しました．翌日，ヘルペス脳炎の検索目的で脳のMRIを撮影したところ，次のような写真でした．多発する脳塞栓の所見でした（図3）．

6. 同時多発テロ的

　ここで問題点を整理すると，次のようになります．

> ・1週間続く発熱　　・髄膜炎
> ・単関節炎　　　　・多発塞栓性脳梗塞

　同時多発テロ的にいろいろな臓器でいろいろなことが起こっているので，「もしかするとIEじゃないか」と考えました．

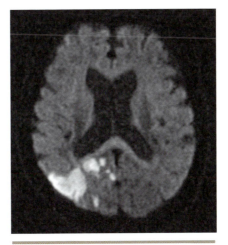

図3　第4病日の脳MRI（核酸強調画像）

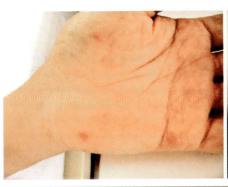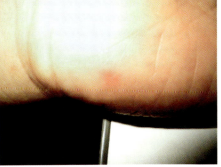

図4　Janeway病変（痛みなし）

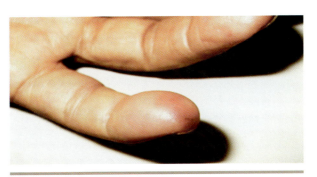

図5　Osler結節（痛みあり）

　この日（第4病日），改めて診察をすると，前日までなかった収縮期逆流性雑音を聴取しました．それに加えて，眼瞼結膜に点状出血，左手掌部にJaneway病変，Osler結節が見つかりました（図4, 5）．もしかするとそれまで単に見逃していただけかもしれませんが，前日までも注意深く探していたつもりですし，チームで診療していて複数の医師が確認していたので，おそらくこの日になって初めて出てき

表3 修正 Duke 基準による IE の定義

確定 (definite) 例	病理学的基準	1) 微生物が疣贅，塞栓を起こした疣贅，心臓内膿瘍検体の培養または組織学的検査で検出される．あるいは， 2) 病理学的病変：疣贅または心臓内膿瘍で組織学的に活動性の心内膜炎所見が証明される．
	臨床基準	1) 2つの大基準．あるいは， 2) 1つの大基準と3つの小基準．あるいは， 3) 5つの小基準．
疑い (possible) 例		1) 1つの大基準と1つの小基準．あるいは， 2) 3つの小基準．
否定 (rejected) 例		1) IE の所見を説明する別の診断が確定する．あるいは， 2) 4日未満の抗菌薬治療で IE の所見が消退する．あるいは， 3) 4日未満の抗菌薬治療で手術または剖検で IE の病理学的所見がない．あるいは， 4) 上記の疑い (possible) 例の定義を満たさない．

(Li JS, et al：Proposed modifications to the Duke criteria for the diagnosis of infective endocarditis. Clin infect dis 30：633-638, 2000)

たということでよいと思います．すぐに心エコーを施行したところ，僧帽弁に大きな疣贅が見つかりました．

7. Duke の基準

　先ほど，IE の診断には感染した微生物の証明と心臓の弁の異常を見つけることが重要と述べました．IE の診断基準として広く用いられている Duke の基準もこの2つが大基準になっています（**表3，4**)[6]．

　当時，この病院の細菌検査は外注だったので，この時点で血液培養の結果はまだ返ってきてなかったのですが，Duke の基準に照らし合わせると，大基準が1つ，小基準が3つ（**表4**）満たし，IE の確定診断に至りました．IE の診断がついた時点で心臓血管外科に手術適応についてコンサルトしましたが，心不全徴候はなく，脳塞栓もあったので，手術はリスクの方が高いだろうということで，内科で治療を続けることになりました．

　経過をみていくと，第4病日は心雑音の大きさが Levine II/VI 程度だったのですが，第5病日には III/VI，第6病日には IV/VI と thrill が触れるようになってきました．第6病日に血液培養の結果が返ってきて，4セットすべてから B 群レンサ球菌（GBS）が検出されたことがわかったので，ペニシリン G とゲンタマイシンに変更しました．院内に細菌検査室があれば，こういう結果は翌日か遅くとも3日目くらいにはわかるはずですが，外注検査だと1週間近くかかってしまいます．ちなみに関節液の培養からも GBS が検出され，髄液の培養は陰性でした．第7病日に脳の MRI を再検したところ，**図6**のような所見で塞栓が増えていました．心雑音も V/VI とさらに大きくなり，弁破壊が進行してしまいました．

　再度心臓外科にコンサルトしたところ，弁破壊が進行していき，疣贅も 15 mm

表4　修正Duke基準の用語の定義

大基準 (major criteria)	血液培養陽性	・別の2セットの血液培養からIEに典型的な微生物が検出される ・Viridans streptococci, *Streptococcus bovis*, HACEKグループ ・*Staphylococcus aureus*；または市中発症で腸球菌（他に感染巣がない場合） ・IEに矛盾しない微生物が持続的に血液培養で陽性になる．すなわち， ・12時間以上間隔をあけて採取された血液培養が2セット以上陽性．または ・3セットすべてか4セット以上の血液培養のうち大半が陽性（最初と最後の検体は少なくとも1時間以上の間隔をあけて採取） ・*Coxiella burnetii* が血液培養で1度でも検出されるか，これのanti-phase 1 IgG抗体価が1：800以上
	心内膜病変の所見	**・心エコーでIE陽性**（経食道心エコーが推奨されるのは，人工弁置換後，臨床基準で少なくとも疑い例"possible IE"になった，合併症を起こしたIE［弁輪部膿瘍］患者．それ以外は経胸壁心エコーを最初に行う）．心エコーでのIE所見は以下の通り： ・弁または弁支持組織に付着した心臓内腫瘤が逆流ジェット路で周期的に振動する．または人工弁に他に解剖学的な説明ができない腫瘤が付着して振動する．または， ・膿瘍．または， ・新たに人工弁が部分的に外れている ・新たな弁逆流症（以前からあった心雑音が悪化するか変化するだけでは不十分）
小基準 (minor criteria)		・素因：心臓の準備状態または静脈薬物使用 ・**発熱：体温38℃以上** ・血管病変：主要な動脈塞栓，敗血症性肺梗塞，感染動脈瘤，頭蓋内出血，**結膜出血**，**Janeway病変** ・免疫学的病変：糸球体腎炎，**Osler結節**，Roth斑，リウマチ因子 ・微生物学的所見：血液培養陽性だが，大基準を満たさない[a]．またはIEの原因になる微生物の活動性感染を示す血清学的所見． ・心エコーでの小基準は削除

[a] コアグラーゼ陰性ブドウ球菌や心内膜炎を起こさない微生物で血液培養1セット陽性は除外

(Li JS, et al：Proposed modifications to the Duke criteria for the diagnosis of infective endocarditis. Clin infect dis 30：633-638, 2000)

を超えるほど大きく，塞栓所見が繰り返しているということで，第8病日に準緊急的に弁置換術が施行されました（表7の手術適応，p251を参照）．

後述するように，脳塞栓がある場合の弁置換術の適応判断は非常に悩ましい問題です．この患者では手術中には幸い大きな脳出血は起こらず，経過も良好でICUを退室して一般病床に移ることができました．食事もとれるようになり，「よかったよかった」と思っていた矢先，事態は急変しました．

第17病日（術後9日目）に突然頭痛を訴え，左上下肢の麻痺，右共同偏視をきたしました．頭部CTを取ると，広範囲の脳出血をきたしていました（図7）．このときワーファリンも内服していたのですが，PT-INRは至適範囲に入っていました．何が起こったのでしょうか．

おそらくIEに合併した感染性動脈瘤が破裂したのだろうと思います．IEの感染性動脈瘤は急性期を乗り切って少し落ち着いたときに突然破裂することがあり，悲しい結末を迎えることがあります．この患者も治療の甲斐なく，第21病日に亡くなりました．

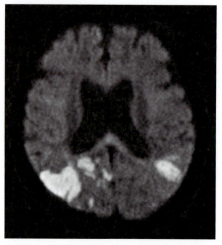
図6 第7病日脳MRI（核酸強調画像）

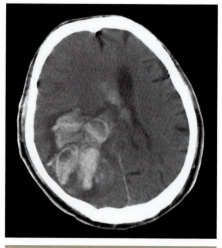
図7 第17病日急変後の頭部CT

表5 疣贅の診断に関する心エコーの感度・特異度

	感度	特異度
経胸壁心エコー（TTE）	44〜63%	91〜98%
経食道心エコー（TEE）	87〜100%	91〜100%

(Evangelista A, et al：Echocardiography in infective endocarditis. Heart 90：614-617, 2004)

8. IEの診断で心エコーはやっぱり経食？

　IEの診断において経胸壁心エコー（TTE：transthoracic echocardiography）は経食道心エコー（TEE：transesophageal echocardiography）よりも感度が低いです（表5）[7]。「これは外国のデータなので，日本人は痩せているからTTEでもいいんじゃないか」と時々質問されることがありますが，亀田総合病院の報告ではTEEで疣贅が陽性になった29例中，TTEでも陽性だったのは15例に過ぎなかったということでした[8]。TTEだけだと約半数を見逃してしまうということです。

　じゃあ，やっぱり全例TEEをやらないといけないかというと，患者の負担はそれなりにありますし，食道損傷のような合併症もまれながら起こりうる手技です。

　TEEを積極的に行うべきかは，IEがどれだけ疑わしいかによります。図8はvon Reynという古い基準によってIEがどれくらい疑わしいかによってTEEの陽性割合を示したものです。事前確率が低い群では2/87例陽性，中くらいの群では3/5例陽性，高い群では9/12例がTEEで陽性でした[9]。

　IEを疑った際の心エコーの適応については，図9のようなアルゴリズムが提唱されています[7]。IEの臨床的な疑いを，何をもって見積もるかは個人の経験にもよりますが，簡単にいえば，心エコーが陽性になればDukeの基準の"definite IE"を満たすような場合は可能性が高いといえます。例えば，黄色ブドウ球菌や緑色レン

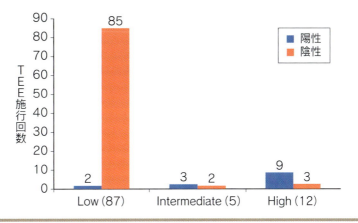

図8 IE がどれくらい疑わしいか（事前確率）による TEE の陽性割合
(Thangaroopan M, et al：Is transesophageal echocardiography overused in the diagnosis of infective endocarditis? Am J cardiol 95：295-297, 2005)

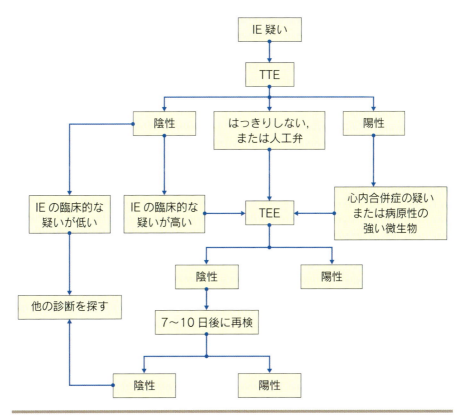

図9 IE を疑ったときの心エコーのアルゴリズム
(Evangelista A, et al：Echocardiography in infective endocarditis. Heart 90：614-617, 2004)

サ球菌のような「IE を起こす典型的な細菌」が血液培養複数セットから検出されているような場合には，大基準が1つ満たされているので，もう1つの大基準である心エコーが陽性になれば，IE の確定診断ができるということになり，TEE を積

表6 経食道心エコー（TEE）でも疣贅が検出されにくい場合

- 心臓内にデバイスがあるような場合や重度の心疾患（僧帽弁逸脱症や変性石灰化病変など）がある場合
- 疣贅がごく小さい場合（2 mm以下）
- すでに塞栓が起こり，飛んでなくなってしまったような場合

（Evangelista A, et al：Echocardiography in infective endocarditis. Heart 90：614-617, 2004）

極的に考える状況になります．

　ただし，TEEも完璧ではないので，表のような場合はTEEでも疣贅が検出できないことがあります（表6）[7]．図9をみると，TEEが陰性の場合，それでも疑わしければ7～10日後に再検することも勧められています．実際，初回のTEEが陰性でも1～2週間後に再検した際に疣贅が見つかった症例を何例か経験しました．

9. 黄色ブドウ球菌の菌血症をなめるな！

　黄色ブドウ球菌は菌血症を起こすと非常にタチが悪く，感染性心内膜炎などの血管内感染症を起こしたり，身体のあちこちに膿瘍を作ったりします．血液培養から黄色ブドウ球菌が出てきたら，気軽にコンタミネーションと結論付けてはいけません．

　ある報告では，黄色ブドウ球菌菌血症103人にTEEを施行したところ，25％（26人）にIEが見つかったということでした（TTEで陰性77人中15人がTEEで陽性になり，TTEで判定困難19人中4人がTEEで陽性になった）[10]．黄色ブドウ球菌が血液培養から生えたら，IEではないとはっきりするまでIEと考える姿勢が大切です．黄色ブドウ球菌の怖さがわかったときに初めて，感染症医としてのスタートラインに立ったといってもいいくらいだと思います．

10. IEの治療期間

　治療のレジメンについては，ここで紹介しても単なる羅列になってしまうので，各種ガイドラインを参照して下さい[5,11,12]．治療期間は基本的には4～6週間，人工弁のIEだとさらに長くなります．ガイドラインによっては2週間レジメンというのも記載されていますが，実際にはあまりやりません．2週間で終了する場合には専門家とよく相談した方がよいと思います．

11. IEの手術適応

　IEの手術適応は大きく分けると，「A：心不全がコントロールできない場合，B：抗菌薬で感染がコントロールできない場合，C：疣贅が大きく塞栓症を予防するため」の3つが挙げられます（表7）[5]．悩ましいのは，脳塞栓がある時です．

表7 IEの手術適応

	手術適応	タイミング*	推奨度
A：心不全	大動脈弁または僧帽弁のIEで重度の急性の逆流症または弁閉塞が治療抵抗性の肺水腫，心原性ショックを起こしている場合	緊急	IB
	大動脈弁または僧帽弁のIEで心室内や心膜に瘻孔形成をきたし，治療抵抗性の肺水腫，心原性ショックを起こしている場合	緊急	IB
	大動脈弁または僧帽弁のIEで重度の急性の逆流症または弁閉塞があり心不全が持続する場合，血行動態の忍容性が乏しいエコー所見がある場合（早期の僧帽弁閉鎖または肺高血圧）	準緊急	IB
	大動脈弁または僧帽弁のIEで重度の逆流症があり，心不全はない場合	待期的	IIaB
B：感染症がコントロールできない	局所のコントロールできない感染（膿瘍，仮性動脈瘤，瘻孔，疣贅が増大）	準緊急	IB
	発熱が持続または血液培養が7～10日以上陽性	準緊急	IB
	真菌や多剤耐性菌による感染	準緊急または待期的	IB
C：塞栓症の予防	大動脈弁または僧帽弁のIEで10 mmを超える疣贅があり，適切な抗菌薬治療にも関わらず1回以上の大きな塞栓症が起こった場合	準緊急	IB
	大動脈弁または僧帽弁のIEで10 mmを超える疣贅があり，合併症を予測するような他の因子（心不全，持続感染，膿瘍）がある場合	準緊急	IC
	疣贅が15 mm以上ととても大きい場合	準緊急	IIbC

*緊急手術：24時間以内，準緊急手術：2，3日以内，待期的手術：少なくとも1～2週間の抗菌薬治療後
〔Habib G, et al：Guidelines on the prevention, diagnosis, and treatment of infective endocarditis (new version 2009): the Task Force on the Prevention, Diagnosis, and Treatment of Infective Endocarditis of the European Society of Cardiology (ESC). Endorsed by the European Society of Clinical Microbiology and Infectious Diseases (ESCMID) and the International Society of Chemotherapy (ISC) for Infection and Cancer. Eur Heart J 30：2369-2413, 2009〕

　神経学的合併症は抗菌薬治療開始後2週間以内が多いといわれます[13]．また，疣贅が大きいほど塞栓症を起こしやすい傾向があり，疣贅の長径が15 mmを超えると生命予後が悪いというデータもあります[14]．

　最近の韓国のランダム化比較試験では，疣贅が10 mm以上と大きければ早期手術の方が6週間以内の死亡，塞栓症が少なく予後がよいという結果が出ています（3% vs 23%，ハザード比 0.1，95% CI 0.01-0.82）[15]．ただし，除外基準の中に脳塞栓があるので，「脳塞栓がなければ」という条件になります．

　脳塞栓がなくて，疣贅が大きければ塞栓症を起こさないうちに手術をした方がよいだろうということは感覚的にも納得しやすいと思いますが，では診断時にすでに脳塞栓がある場合にはどうでしょうか．

　診断時に脳塞栓を合併していることはしばしばあり，非常に悩ましい問題です．弁置換術を行う場合には，心臓を止めて人工心肺につながないといけないですから，抗凝固薬をたくさん使います．脳塞栓があるとその部分は出血しやすくなっているので，手術により脳の病変が大出血を起こしてしまうことがあるのです．そうはいっても手術をしなければ命が危うくなってしまい，ジレンマに陥ります．

　国内の多施設研究によると，脳塞栓発症後1週間以内に手術を行うと，術後悪化

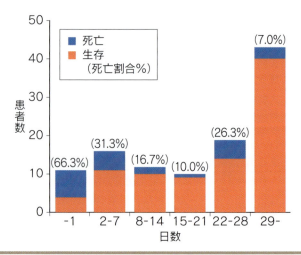

図10 脳塞栓発症から手術までの日数と術後悪化の割合
(Eishi K, et al：Surgical management of infective endocarditis associated with cerebral complications. Multi-center retrospective study in Japan. J Thorac Cardiovasc Surg 110：1745-1755, 1995 より改変)

表8 早期（脳塞栓後7日以内）手術は脳塞栓があっても死亡率を上げないかも？

The International Collaboration on Endocarditis-Prospective Cohort Study	
早期手術患者の病院内死亡（ロジスティック回帰）	調整オッズ比 2.308（95% 信頼区間 0.942-5.652）
早期手術患者の1年後死亡（Cox回帰）	調整ハザード比 1.138（95%信頼区間 0.802-1.65）

注：調整オッズ比，調整ハザード比は1を超えているが，95%信頼区間は1をまたいでおり，統計学的な有意差は示されなかった

(Barsic B, et al：Influence of the timing of cardiac surgery on the outcome of patients with infective endocarditis and stroke. Clin infect dis 56：209-217, 2013)

する割合が45.5%，1～2週間で行うと16.7%で，2週間以降に手術を行うと約10%，4週間以降に行うと2.3%という結果でした（図10）[16]．これは観察研究なので確定的なことはいえませんが，脳塞栓がある場合には，最低でも2週間，できれば4週間待ちたいというのが多くの専門家の意見だと思います．ただ，問題は待ちたいけれど，「待てるのか？」ということです．

最近の観察研究によると，脳塞栓後7日以内に手術を行っても死亡リスクを上げないのではないかという報告もあります（表8）[17]．ただ，死亡を逃れても脳病変の増悪のせいで後遺症を残しつつ生存している人が増えているのかもしれません．簡単には決められない問題なので，実際の現場では患者やその家族，循環器内科医，心臓血管外科医，感染症医などが相談して，悩みながら意思決定を行っています．

12. 早期診断で早期治療を

　月並みですが，IEの予後を改善するには，早めに診断して脳塞栓が起こる前に治療を開始するしかないと思います．

　IEは臨床医が一生に1回も出合わないほどまれではありませんが，毎日出会う疾患でもありません．感染症を専門としない医師にとっては「忘れた頃にやってくる」ような存在だと思います．こうすればIEをうまく診断できるという王道はありません．結局，熱源がはっきりしない発熱患者で「IEかも？」と鑑別診断に挙げて，血液培養を地道にとったり，いつもより少し心臓の聴診を真面目にやったり爪や指をよく観察したりということがIEを見逃さないためには大事になってきます．

take home message

- IE患者は不明熱タイプ，塞栓症状タイプ，心不全タイプの3つの発症様式で受診する
- 同時多発テロ的に様々な臓器でさまざまな症状が出ていたらIEを疑い血液培養を採取する
- TEEを積極的に行うべきかは，IEをどれくらい疑っているかによる
- IEの診断に王道はなし．日頃の地道さが試される

臨床で悩みがちな Q&A

Q1 治療効果を測定するには何を追っていけばいいでしょうか．

A1　抗菌薬が効いているかどうかをみるには血液培養の陰性化を確認することが最も大切です．IEのような血管内感染症では，発熱や血液中の炎症所見が低下していても血液培養をとると陽性になることがあります．

　血液培養をフォローするタイミングは，理想的には陰性化を確認できるまで毎日ですが，毎日採取するのは大変ですから，2日おきでもよいと思います．黄色ブドウ球菌の菌血症では，抗菌薬治療開始後2〜3日しても血液培養が陰性化しないことは，IEや椎体炎など合併症の存在の強い予測因子といわれています[18,19]．

　また，弁の破壊が起こってこないかどうかは毎日の心不全徴候の確認や心雑音の増強がないかどうかをみていく必要があります．呈示した症例のように日に日に心雑音が大きくなっていくこともあります．もちろん，心エコーが使える人は心エコーで弁の状態を観察してもよいと思います．

Q2 全身状態からTEEが困難な場合，*S. aureus*菌血症がある場合，IEとして治療を継続した方がよいでしょうか．

A2 TEEが施行できない場合，他に合理的な診断がなければIEとして治療してしまうこともあります．特に血液培養の陰性化が遅れる場合（Q1参照）は他の播種性病変（椎体炎，膿瘍）の検索を行って播種性病変がなくても4週間治療することがあります．

鑑別診断とは相対的なものなので，Dukeの基準を満たさなくても他に有力な診断がなければIEとして対処した方がよいと思います．

Q3 黄色ブドウ球菌のIEで尿培養から菌が陽性になると聞いたのですが，実際にみたことはありますか．実臨床で有用ですか．

A3 黄色ブドウ球菌はカテーテルや異物がない状態では尿路感染症を起こしにくいので，「尿培養で黄色ブドウ球菌が陽性＝尿路感染症」と考えない方がよいです．血液培養を採取して菌血症を起こしていないか確認することが大切で実際黄色ブドウ球菌のIEで尿培養が陽性になることはあります．

では逆に黄色ブドウ球菌が尿培養で陽性だった場合に，どれくらいに菌血症を伴っているかですが，米国の退役軍人病院からの報告によると13%でした[20]．82%の患者に最近の尿カテーテル留置歴があったということは差し引かなくてはいけませんが，13%というのは無視できない数字だと思います．

また，黄色ブドウ球菌の菌血症がある患者のうち，尿カテーテルが留置されていない者で，尿培養でも黄色ブドウ球菌から検出された患者では，尿培養が陰性だった患者と比べて椎体炎を起こしている割合が4倍だったという報告もあります[21]．尿カテーテルが留置されていない患者で黄色ブドウ球菌が尿培養から検出された場合は，安易に単なる定着菌としない方がよいと思います．

Q4 IEで手術になる際に炎症がどれくらい落ち着けばよいなどの基準はありますか．外科の先生には「感染が落ち着いてから」といわれますが，オペをしないと感染が落ち着かないと思うのですが，どのようにアプローチしたらいいですか．

A4 IEの手術適応の1つに「内科的治療に不応」というものがあります．抗菌薬を投与しても血液培養が陰性化しない場合には，まさに「手術をしないと感染が落ち着かない状態」です．一方で，人工弁感染症というのは心臓外科医にとって最も避けたい合併症の1つですから，できれば菌血症が解除されてから手術を行いたいというのもよくわかります．

本文で紹介したように，韓国からの最近のランダム化比較試験では早期の手術の方が成績はよかったということでした．この研究ではIEを疑った患者に入院後24時間以内に経食道心エコーを行い，IEと確定して疣贅が10 mm以上あってその他の包含基準に適合する患者で研究参加の同意が得られたら，ランダム割り付け後48時間以内に手術を行うというプロトコールでした．早期手術群の方が6週間以内の塞栓症発症が少なく，6か月以内のIEの再発も0だったという結果でし

た．個々の症例の手術適応については外科医とよく相談する必要がありますが，集団として考えれば早期手術の方が恩恵を受ける人が多いようです．

文献

1) 香坂俊：極論で語る循環器内科．丸善出版，2011
2) Millar BC, et al：Emerging issues in infective endocarditis. Emerg Infect Dis 10：1110-1116, 2004
3) Osler SW：The Principles and Practice of Medicine. New York：D. Appleton；1892
4) Yamamoto S, et al：Impact of infectious diseases service consultation on diagnosis of infective endocarditis. Scand J Infect Dis 44：270-275, 2012
5) Habib G, et al：Guidelines on the prevention, diagnosis, and treatment of infective endocarditis (new version 2009)：the Task Force on the Prevention, Diagnosis, and Treatment of Infective Endocarditis of the European Society of Cardiology (ESC). Endorsed by the European Society of Clinical Microbiology and Infectious Diseases (ESCMID) and the International Society of Chemotherapy (ISC) for Infection and Cancer. Eur Heart J 30：2369-2413, 2009
6) Li JS, et al：Proposed modifications to the Duke criteria for the diagnosis of infective endocarditis. Clin infect dis 30：633-638, 2000
7) Evangelista A, et al：Echocardiography in infective endocarditis. Heart 90：614-617, 2004
8) 栁谷健太郎，他：当院にて診断された感染性心内膜炎における経胸壁心エコーと経食道心エコーの有用性の検討．感染症学雑誌 86：376，2012
9) Thangaroopan M, et al：Is transesophageal echocardiography overused in the diagnosis of infective endocarditis? Am J cardiol 95：295-297, 2005
10) Fowler VG, et al：Role of echocardiography in evaluation of patients with Staphylococcus aureus bacteremia：experience in 103 patients. J Am Coll Cardiol 30：1072-1078, 1997
11) 循環器病の診断と治療に関するガイドライン（2007年度合同研究班報告）．感染性心内膜炎の予防と治療に関するガイドライン（2008年改訂版），2008
12) Daddour LM, ot al：Infective endocarditis；diagnosis, antimicrobial therapy, and management of complications：a statement for healthcare professionals from the Committee on Rheumatic Fever, Endocarditis, and Kawasaki Disease, Council on Cardiovascular Disease in the Young, and the Councils on Clinical Cardiology, Stroke, and Cardiovascular Surgery and Anesthesia, American Heart Association. Circulation 111：e394-434, 2005
13) Heiro M, et al：Neurologic manifestations of infective endocarditis：a 17-year experience in a teaching hospital in Finland. Arch Internal Med 160：2781-2787, 2000
14) Vilacosta I, et al：Risk of embolization after institution of antibiotic therapy for infective endocarditis. J Am Coll Cardiol 39：1489-1495, 2002
15) Kang DH, et al：Early surgery versus conventional treatment for infective endocarditis. N Engl J Med 366：2466-2473, 2012
16) Eishi K, et al：Surgical management of infective endocarditis associated with cerebral complications. Multi-center retrospective study in Japan. J Thorac Cardiovasc Surg 110：1745-1755, 1995
17) Barsic B, et al：Influence of the timing of cardiac surgery on the outcome of patients with infective endocarditis and stroke. Clin infect dis 56：209-217, 2013
18) Fowler VG, et al：Clinical identifiers of complicated Staphylococcus aureus bacteremia. Arch intern Med 163：2066-2072, 2003
19) Hill EE, et al：Risk factors for infective endocarditis and outcome of patients with Staphylococcus aureus bacteremia. Mayo Clinic proc 82：1165-1169, 2007
20) Muder RR, et al：Isolation of Staphylococcus aureus from the urinary tract：association of isolation with symptomatic urinary tract infection and subsequent staphylococcal bacteremia. Clin Infect Dis 42：46-50, 2006
21) Choi S-H, et al. The clinical significance of concurrent Staphylococcus aureus bacteriuria in patients with S. aureus bacteremia. J Infect 59：37-41, 2009

18 敗血症のマネジメント

大野博司

　重症感染症によって起こる全身性の炎症反応を敗血症といいます．世界的には2012年より，そして国内では2013年より敗血症の死亡率を減らす目的で9月13日をWorld Sepsis Dayとし医療従事者および一般市民への啓蒙を行うことになりました．
　ここではクリティカルケアでの敗血症性ショックによる多臓器機能不全症候群（MODS：multiple organ dysfunction syndrome）のケースを取り上げます．ケースを題材に時間経過（特に循環管理の面）を追いかけながら，最新の重症敗血症・敗血症性ショックの診断・治療を考えていきます．

1. 症例提示

【現病歴】ADLは杖歩行でどうにか自立しているが，認知症がある82歳男性．患者は老人ホームに入所中．3日間続く発熱と1日前からの意識レベルの低下および低血圧にてERに搬送された．
　既往歴に高血圧，高脂血症，閉塞性動脈硬化症，コントロール不良の2型糖尿病（内服薬治療のみ），心房細動，70歳時に心筋梗塞にPCIを行っている．
　内服薬は降圧薬（エナラプリル，ACE阻害薬），高脂血症薬（アトルバスタチン，HMG-CoA還元酵素阻害薬），利尿薬（フロセミド，ループ利尿薬），抗血小板薬（アスピリン，COX阻害薬），レートコントロール（ビソプロロール，β遮断薬），血糖降下薬（グリメピリド，SU薬）．薬剤アレルギーはない．

【身体所見】バイタルサイン：体温39.8℃，心拍数130，整，呼吸数26，血圧90/40（普段は150/80程度），SpO_2感知せず．
全身状態：かなりきつそうにみえる
頭目耳鼻喉：特に問題なし，頸部：問題なし，項部強直なし
心臓：I・II音正常，雑音あり，心尖部に逆流性の収縮期雑音，胸部：両肺野に水泡音あり
腹部：平坦・軟，腫瘤なし
四肢：冷感・チアノーゼ，網状皮疹あり，浮腫はないが両足先が黒色壊死し

表 1　SIRS と敗血症・重症敗血症・敗血症性ショックの定義

```
SIRS
  以下の4つのうち2項目以上
  1. 体温＞38℃または＜36℃
  2. 呼吸数＞20/分または $PaCO_2$＜32 mmHg
  3. 心拍数＞90/分
  4. 白血球数＞12,000/$mm^3$ または＜4,000/$mm^3$　幼若好中球（桿状核球）＞10%
敗血症（sepsis）：SIRS2 項目該当＋感染症あり・疑い
重症敗血症（severe sepsis）：敗血症＋多臓器障害＋循環不全
  循環不全…尿量低下，乳酸アシドーシス，意識レベル低下
敗血症性ショック（septic shock）：重症敗血症＋難治性低血圧
  難治性低血圧…十分な輸液に反応しない低血圧（血圧 90 mmHg 未満，平時より
  40 mmHg 以上低下）
```

ている．腰背部に褥瘡（Shea 分類：Ⅳ度）あり，周囲に発赤，腫脹，熱感を伴う．

【ラボデータ】Ht 30%；白血球 22,000/μL（80% 好中球，15% 桿状球，5% リンパ球）；血小板 40,000/μL；ヘモグロビン 7.5 g/dL
　　BUN/Cre 60/2.1（mg/dL），血糖・電解質に異常なし，CRP25（mg/dL）
髄液所見：白血球なし；蛋白，糖異常所見なし
胸部 X 線：両肺野浸潤影
尿所見：pH7，蛋白・糖（＋），赤血球 10〜15/HPF，白血球 10〜20/HPF，細菌＋．尿グラム染色で cluster 状のグラム陽性球菌
心エコー上明らかな疣贅はないが僧帽弁閉鎖不全あり（以前から指摘されている）
腹部エコー上胆嚢壁の腫脹なし，水腎症はないが膀胱緊満

2. 敗血症とは何か

　まず「敗血症とは何か」について定義を確認します．ACCP/SCCM Consensus Conference 1992 で SIRS（全身性炎症反応症候群：systemic inflammatory response syndrome）および敗血症は**表 1** のように定義されています．

　ここで重要なポイントは，SIRS と診断するための項目4つのうち3つがバイタルサインであることです．そのため SIRS を疑った時にはバイタルサインのチェックおよび採血での末梢血白血球数の確認を迅速に行い，SIRS の判定基準を満たすかどうかを判断する必要があります．

　SIRS の状態が感染症（疑い）で起こっている場合を敗血症（sepsis，セプシスと発音します）と定義します．

　敗血症もその重症度によって，1）敗血症（sepsis），2）重症敗血症（severe sepsis），3）敗血症性ショック（septic shock）と分類され，当然，重症度が高くなればなるほど死亡率・合併症率が高くなります．

表2 非感染症によって起こるSIRS

1. 急性心筋梗塞
2. 多発外傷
3. 薬物中毒
4. 急性膵炎
5. 熱傷
6. 肺塞栓
7. 消化管出血
8. 副腎不全　など

表3 敗血症，重症敗血症，敗血症性ショックを疑った際のポイント

"Speed is Life" "Time is Life" "No Antibiotic, No Life"

「1時間以内に適切な抗菌薬」
+「大量輸液±ノルアドレナリン」
±「感染源コントロール」

また非感染症でもSIRSの状態はしばしばみられるため，これらの非感染症についても同時に鑑別を進めていく必要があります（表2）．

3. バイタルサインと採血データを確認

このケースでは，バイタルサインを確認すると，「**体温39.8℃，心拍数130，整，呼吸数26，血圧90/40（普段は150/80程度）**」であり，この段階でSIRSの基準4項目の3つをすでに満たすことになります．採血データが出るのを待つ前に，「敗血症疑い」と認識して検査・治療を早期に開始しなければいけません．

また後述する採血データでは，「**白血球22,000/μL**」であり，SIRSの定義を全項目満たします．SIRSの状態であり，急激な経過で悪化し，病歴から非感染症（急性心筋梗塞，肺塞栓，消化管出血，多発外傷，薬物中毒，急性膵炎など）ではなく感染症から起こっている可能性が高く，このケースは敗血症であり，さらに輸液への反応によりますが臓器障害も出ているため，重症敗血症から敗血症性ショックに分類されます．

敗血症，重症敗血症，敗血症性ショックを疑った際のポイントを表3に示します．これらを認識したら，1）1時間以内に適切な抗菌薬投与，2）大量輸液および輸液への反応性によっては血管収縮作用と強心作用が一部あるノルアドレナリンを開始します．

4. ERでの循環管理

ERで行われる輸液を含めた循環管理は図1のように考えるとよいでしょう．
SIRSを満たす，そして重症敗血症の可能性が高ければ，ERでは循環管理として，必要ならば気道確保の上，太い末梢ルート（18G以上）2本以上確保の上，輸液負荷として生理食塩水ないし乳酸加リンゲル液30 mL/kg（50 kgで約1,500 mL）を30分程度で輸液チャレンジを行います．

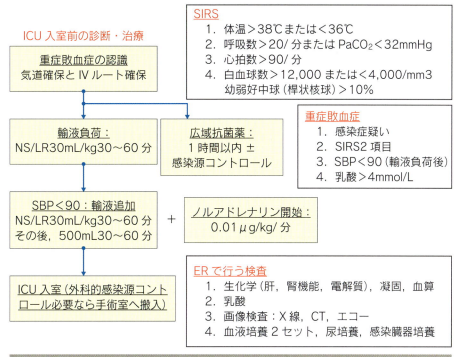

図 1　ICU 入室前までの重症敗血症，敗血症性ショックの循環管理
NS：0.9％食塩水，LR：乳酸加リンゲル液

　輸液チャレンジ後も収縮期血圧 SBP＜90 が続くならば，再度輸液チャレンジをするとともに血管収縮薬のノルアドレナリンを使用します．

　ER〜ICU での経過を以下に示します．

> Day1 19：00　ER 搬送，採血・ルートキープ，レントゲン，心・腹部エコー，腰椎穿刺，血液培養，喀痰培養，尿培養
> 20：15　昏睡となり，気管挿管，輸液
> 21：30　血圧低下，輸液負荷：乳酸加リンゲル 3 本＋昇圧薬：ドパミン開始．ICU 入室
> 22：00　ICU 入室し，人工呼吸器管理（CPAP），プロポフォールで鎮静．スルバクタム/アンピシリン 3 g スタートしたが，患者はショック状態が続き，アルブミン製剤，ドパミンに加えて，ドブタミン使用
> Day2　解熱するも低体温 34℃台となり，尿が出なくなり緊急血液浄化療法．持続的血液濾過透析（CHDF）．10 mL/kg/時の浄化量．抗菌薬はメロペネム 1 g＋アミカシン 200 mg＋バンコマイシン 1 g に変更．Day1 の ER で採取した血液培養 2 セット 4 本で黄色ブドウ球菌（MRSA）陽性と判明
> Day3　治療への反応乏しく死亡退院

表4 敗血症評価で必要な診察・検査

1) 詳細な病歴と身体診察
2) 血液培養2セット（中心ラインがあるときは，末梢血と中心ライン1セットずつ）
3) 喀痰グラム染色，喀痰培養
4) （必要なら）胸腔穿刺
5) （必要なら）腰椎穿刺
6) 画像検査：胸部X線，胸部・腹部・骨盤CT
7) 異物挿入の評価：透析カテーテル，ドレナージチューブ，人工関節など
8) 皮膚所見の評価：褥瘡，肛門周囲膿瘍，皮疹
9) 尿一般・沈渣，尿培養
10) （必要なら）心エコー

表5 敗血症を起こしやすい6つの市中感染症

1) 細菌性髄膜炎
2) 肺炎
3) 感染性心内膜炎（特に黄色ブドウ球菌による）
4) 尿路感染症（特に閉塞起点を伴う複雑性尿路感染症や急性前立腺炎を含む）
5) 腹腔内感染症（特に胆道系感染症，下部消化管穿孔による汎発性腹膜炎）
6) 皮膚・軟部組織感染症（特に糖尿病性足病変や四肢血流障害を伴うケースや毒素ショック症候群を伴う壊死性筋膜炎を含む）

このケースでは診断および治療開始までに時間がかかり，またICUでの治療，全身管理，抗菌薬投与についても問題点があり，残念な結果となりました．

5. 敗血症の患者評価に必要な診察・検査

敗血症は状況診断のため，敗血症の診断ができれば循環管理とともに，敗血症を起こしている感染臓器・フォーカスを探すことが大切です．敗血症の患者の評価にとって必要な診察・検査では表4の10項目です．

特に，「血液培養2セット」「胸部X線」「尿一般・培養」の3つは，"fever work-up"として，敗血症診療では最低限必須の検査です．他の検査は感染臓器特定のために適宜追加して行う検査と考えるとよいでしょう．

また，感染巣として考慮する臓器は多数ありますが頻度的に多いものから順番に考えていくトレーニングを行うことが必要で，市中感染症で頻度が高い敗血症を起こす感染臓器は表5の6つをまずは想定します．

このケースでは，「尿路感染症（膀胱緊満，尿中白血球・細菌陽性）」「褥瘡からの皮膚・軟部組織感染（数日の経過で悪化する皮膚所見，創部所見）」の2つが疑われます．

他の感染臓器についてはどうでしょうか．肺炎については，肺野浸潤影はあるものの泡沫痰や心エコー，X線を総合して心不全の要素がメインと考えられることであり，意識レベル低下で誤嚥の要素はあるかもしれませんが積極的に肺炎メインの病状とは考えにくいと考えられます．また髄膜炎は髄液所見より〔敗血症では敗血

症性脳症（septic encephalopathy）となるため中枢神経感染症が起こっていなくても意識障害は起こりうる］．心内膜炎は心エコー所見や皮膚・粘膜への塞栓の所見が（現時点では）はっきりしないことなどから，そして腹腔内感染症は腹部所見，腹部エコー所見より，尿路・皮膚以上には積極的に感染巣とするには可能性は下がります．

そのため，これら2つの感染臓器を想定しそれぞれの起因菌をもれなくカバーするように抗菌薬をまずは選択する必要がありますが，尿からブドウ球菌を連想させるcluster状のグラム陽性菌がグラム染色でみえているため，心不全など基礎疾患を考慮すると感染性心内膜炎を含む血流感染症の可能性も十分ありうると考えられます．

6. 敗血症における抗菌薬投与のポイント

適切な抗菌薬の初期投与（適切なスペクトラムでかつ，耐性菌を考慮した抗菌薬選択）に加えて，治療開始のタイミングも重要です．敗血症性ショックで適切な抗菌薬開始までの時間により生存率が異なることがわかっています．最初の6時間以内で適切な抗菌薬開始が1時間遅れるごとに生存率が7.6％ずつ減少することが示されています[16]．

そのため，重症敗血症，敗血症性ショックで死亡率を減らすためには，「適切な広域スペクトラムの抗菌薬」を「十分量」で「可能な限り早急に開始」することが大切です．そのため，初期治療の12～24時間以内は抗菌薬の選択制限をすべきでなく考えられる感染臓器・原因微生物をもれなくカバーするよう抗菌薬を選択します．

そして，ひとたび起因菌・感受性がわかり次第「狭域スペクトラムの抗菌薬に変更すること」(de-escalation)が重要なポイントです．つまり広域スペクトラム抗菌薬の使用期間を短期間に制限することで，治療している患者のみならず病院内，その地域での多剤耐性菌の誘発を避けることが可能となります．このde-escalationを可能にするために，「必ず抗菌薬投与前に培養採取すること」「48～72時間で呼吸・循環管理を徹底させて全身状態を安定させること」「感染臓器とその臓器で問題となる微生物を理解すること」の3点が必要になります．

重症敗血症，敗血症性ショックでよく使用される抗菌薬について投与量・投与間隔について**表6**に示します．

また時間依存性の抗菌薬については，投与時間を延長し，場合によっては持続静注の方が抗菌活性が高まるため，持続静注で投与されることがあります．代表的な時間依存性抗菌薬の安定性については**表7**を参照して下さい[17]．

今回のケースでは，1) 尿路，2) 皮膚軟部組織感染をカバーし，かつ3) 感染性心内膜炎を含む血流感染症をカバーするため，以下が考慮されるべき抗菌薬選択だった可能性があります．

表6 重症感染症で推奨される抗菌薬投与量・投与間隔（腎機能正常の場合）

ペニシリン・βラクタマーゼ阻害薬	・ピペラシリン・タゾバクタム　4.5 g　6時間ごと（4時間または24時間持続静注）
セフェム系	・セファゾリン　1〜2 g　8時間ごと ・セフトリアキソン　1〜2 g　12〜24時間ごと ・セフォタキシム　1〜2 g　6〜8時間ごと ・セフタジジム　2 g　8時間ごと（24時間持続静注） ・セフェピム　2 g　8〜12時間ごと（24時間持続静注）
カルバペネム系	・イミペネム・シラスタチン　0.5 g　6時間ごと，1 g　8時間ごと（2時間） ・メロペネム　1 g　8時間ごと（3時間） ・ドリペネム　0.5 g　8時間ごと（3時間）
モノバクタム系	・アズトレオナム　1〜2 g　6〜8時間ごと（24時間持続静注）
フルオロキノロン系	・レボフロキサシン　750 mg　24時間ごと ・シプロフロキサシン　400 mg　8〜12時間ごと
アミノ配糖体系	・ゲンタマイシン，トブラマイシン　5〜7 mg/kg　24時間ごと ・アミカシン　15〜20 mg/kg　24時間ごと
バンコマイシン　15〜20 mg/kg　8〜12時間ごと（24時間持続静注）	
リネゾリド　600 mg　12時間ごと	

※（　）は長時間投与，持続静注投与する場合の目安となる時間を示す

表7 点滴静注時の時間依存性抗菌薬の安定性

抗菌薬	室温での安定性（+25℃，時間）	試験した最大用量（mg/L）	溶媒
ピペラシリン・タゾバクタム	>72	128,000	蒸留水
セフタジジム	24	120,000	蒸留水
セフェピム	13	50,000	蒸留水
イミペネム	3.30	8,000	蒸留水
メロペネム	5.15	64,000	蒸留水
バンコマイシン	>696	—	蒸留水，食塩水（0.9%，pH 5.4），ブドウ糖液（5%，pH 4.2）

安定性：溶媒中の抗菌薬が90%以上安定している時間を指す
(Pea F, et al：Bench-to-bedside review：Appropriate antibiotic therapy in severe sepsis and septic shock--does the dose matter? Crit Care 13：214. doi：10.1186/cc7774, 2009)

・バンコマイシン 15 mg/kg
・ピペラシリン・タゾバクタム 4.5 g
・ゲンタマイシン 7 mg/kg

　投与間隔については腎機能および治療開始後の経過をみながら調整していきます．また皮膚の黒色壊死や褥創があるため必要に応じて感染源コントロール，早急に外科的デブリドマンを考慮しなければいけません．

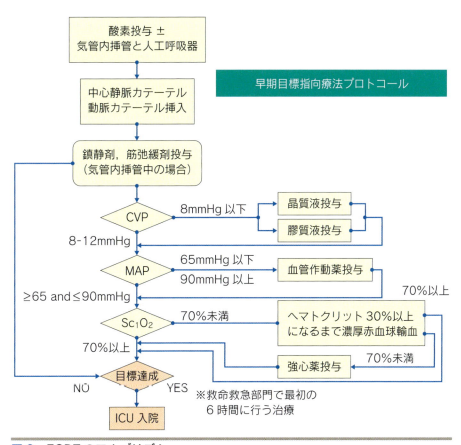

図2　EGDTのアルゴリズム
(Rivers E, et al：Early goal-directed therapy in the treatment of severe sepsis and septic shock. N Engl J Med 345：1368-1377, 2001 より改変)

表8　EGDTの目標値

1) 中心静脈圧（CVP）＞8〜12 mmHg
　※人工呼吸管理中ならば 12〜15 mmHg
2) 平均動脈圧（MAP）＞65 mmHg
3) 中心静脈酸素分圧（ScvO$_2$）ないし混合静脈血酸素分圧（SvO$_2$）＞70％
4) 尿量＞0.5 mL/kg/時
　※中心静脈酸素分圧（ScvO$_2$）ないし混合静脈血酸素分圧（SvO$_2$）の代わりとして
5) 乳酸クリアランス（％）＝（初回乳酸値－2回目乳酸値）／初回乳酸値×100
　2時間後 10％以上，6時間後 30％以上

7. 重症敗血症，敗血症性ショックに対する循環管理

　重症敗血症，敗血症性ショックに対する循環管理として，診断後，6時間以内に目標達成を目指す，早期目標指向型治療（EGDT：early goal directed therapy）がRiversらによって提唱されました（**図2**[10]，**表8**）．

表9 敗血症バンドル

Surviving Sepsis Campaign bundles（初期3時間，6時間の目標）
診断し3時間以内に以下を目指す：
1）乳酸値の測定
2）抗菌薬投与前の血液培養2セット
3）広域抗菌薬投与
4）低血圧ないし乳酸値≧4 mmoL/Lのときに30 mL/kgの晶質液投与
診断し6時間以内に目指す：
5）初期輸液蘇生に反応しない低血圧に対して血管収縮薬投与しMAP[*1)]≧65 mmHgを目指す
6）輸液負荷に関わらず持続する低血圧ないし乳酸値≧4 mmoL/Lでは，CVP[*2)]測定とScvO$_2$を測定する
7）乳酸値上昇のケースでは再度乳酸値を測定

[*1)]MAP：平均動脈血圧　[*2)]CVP：中心静脈圧

　EGDTでは，心臓前負荷，後負荷，心収縮力を組織の酸素化の指標とともに安定化させることを診断後6時間以内という時間制限の中で目標とした循環管理の方法です．このEGDTを用いることで，死亡率が46.5％から30.5％へと著明に低下したことが報告されました．

　その後，Surviving Sepsis Campaign 2012の世界的なガイドラインもわが国の敗血症ガイドラインでもこのEGDTが踏襲され**表9**のような敗血症バンドルが提唱されていますが，残念ながらEGDTには多くの疑問と現場での解離が存在するのも事実です．

8. EGDTの問題点

　ここでは問題点に触れながら，実際の現場での重症敗血症，敗血症性ショックの循環管理について考えていきます．

　EGDTの問題点として**表10**の7点が挙げられています．

　特に前負荷の指標としての中心静脈圧CVPは輸液反応性があるかどうかについてはあてにならないことが示されています．現在ではFlank Starlingの法則に従った動的指標（dynamic index）の輸液チャレンジへの反応を前負荷評価にするとより最適だと考えられています（**図3**）．

　動的指標（dynamic index）としてSVV（stroke volume variation）/PPV（pulse pressure variation）や下肢挙上によるPLR（passive leg raising）テスト，下大静脈径（IVC）呼吸性変動率があります．これらは輸液負荷前後での1回拍出量の変化，脈圧の変化などをみるものです．

　EGDTのアルゴリズムには組織の酸素化として「輸血」の選択肢がありますが，最近は輸血自体副作用が多く〔輸液負荷，輸血関連肺障害（TRALI），輸血による免疫抑制〕，重症敗血症，敗血症性ショックで頻繁には使用されません．またEGDTのアルゴリズムが「輸液→血管収縮薬→強心薬」の順番になっていますが，

表10 EGDTの問題点

1)「中心静脈圧CVP」に潜む問題
 ・前負荷，輸液反応性（fluid responsiveness）をCVPで判断するか．"50/50"
 ・現在は動的指標（dynamic index）の方が輸液反応性をCVPより反映するといわれており，SVV（stroke volume variation）/PPV（pulse pressure variation），PLR（passive leg raising）test，下大静脈径IVC呼吸性変動率を主に使う
2)「輸血」に潜む問題
 ・輸血は副作用が多く，重症敗血症，敗血症性ショックで頻繁には使用しない
3)「輸液→血管収縮薬→強心薬」に潜む問題
 ・ER，クリティカルケアではfluid challengeとノルアドレナリンはほぼ同時に開始する
4)「$ScvO_2/SvO_2$」に潜む問題
 ・心原性・出血性ショックと異なり，敗血症性ショックの$ScvO_2/SvO_2$は当初から70％以上であることが大多数＝末梢組織での酸素消費障害が問題であるため70％以上を目指すことが妥当かどうか不明である
 また，乳酸値のクリアランスでも代用可能であることがわかっている
5) 中心静脈カテーテルを容易にERで挿入することは，多忙なERでは時間・人手的に無理であること
6) Riversらのスタディで，コントロール群があまりに死亡率が高い
7) 企業献金の問題が指摘されていること

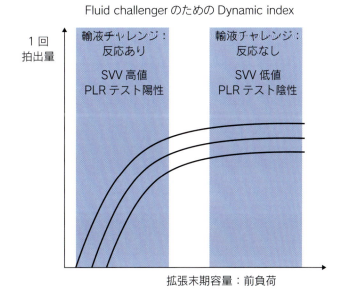

図3 Flank Starlingの法則と動的指標（dynamic index）

必ずしも実際のER，クリティカルケアの現場ではこの順番で行われません．むしろ輸液反応性をみるための輸液負荷（fluid challenge）と血管収縮薬であるノルアドレナリンはほぼ同時に開始されます．

　組織の酸素化として"$ScvO_2/SvO_2$"を指標にしていますが，心原性・出血性ショックと異なり，敗血症性ショックでは$ScvO_2/SvO_2$が70％以上であることが大多数であるという事実があります．そのため，敗血症ショックで$ScvO_2/SvO_2$が

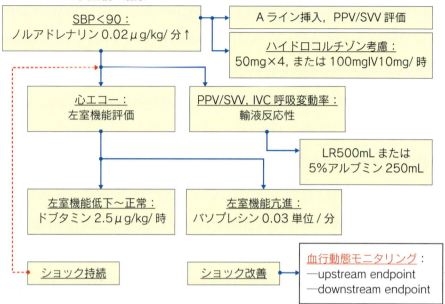

※PPV：pulse pressure variation, SVV：stroke colume variation, LR：乳酸加リンゲル液

図4 現在のICUでの循環管理：動的指標（dynamic Index）と心エコーを駆使する！

低下する場合は重症敗血症，敗血症性ショックの末期の状態であり必ずしも早期の病態を反映していません．

　敗血症性ショックでは，末梢組織での酸素消費障害が問題であるため，初期ではむしろ$ScvO_2/SvO_2$が70％以上といわれています．また90％など高値の場合，むしろ死亡率が上昇するともいわれています．ですので，EGDTで70％以上を目指すことが妥当かどうか不明であることも知っておく必要があります．また$ScvO_2/SvO_2$を測定するには中心静脈カテーテル，肺動脈カテーテルの挿入が必要になるため，多忙なERでは時間・人手的に挿入が必ずしも可能ではありません．

　EGDTのRiversらのスタディで，コントロール群があまりに死亡率が高いことや企業献金の問題が指摘されていることも問題点として挙げられます．

9. 現在のICUでの循環管理

　現在EGDTよりも動的指標（dynamic Index）と心エコーを駆使して，輸液負荷，強心薬・血管収縮薬投与の判断を行っています（図4）．

　収縮期血圧SBPが90以下の場合，迅速に動脈ラインを挿入し，Flow TracなどでPPV/SVVといったdynamic Indexを測定できるようにします．

　またノルアドレナリンが0.02μg/kg/分以上になるようであれば，相対的副腎不全合併も考慮してハイドロコルチゾンを1日投与量300mg以上にならないよう投与します．

> ・ハイドロコルチゾン　50 mg 静注　6時間毎　ないし
> ・ハイドロコルチゾン　100 mg 静注し，10 mg/時で持続静注

　心エコーでの下大静脈 IVC の吸気終末と呼気終末での呼吸性変動率が 20％以上あるかどうか，および PPV/SVV での輸液チャレンジ前後での輸液反応性の有無をみます．
　ここで，輸液反応性があれば適宜，以下の輸液負荷を継続します．

> ・乳酸加リンゲル液 500 mL　30 分　または
> ・5％アルブミン製剤 250 mL　60 分

　また心エコーでの左室収縮能をモニタリングし，ショックが遷延しているものの左室過剰運動を示すようならば，バソプレシンの早期投与を検討します．

> ・バソプレシン　0.03 単位/分（＝1.8 単位/時）

　一方で，左室機能が正常～低下している場合は，敗血症に伴う敗血症性心筋症（septic cardiomyopathy）を考え，強心薬であるドブタミン投与を検討します．

> ・ドブタミン　2.5 µg/kg/分

　血行動態が落ち着いてショック状態を乗り切るまでこのような循環管理を行います．
　特にモニタリングとしては，心臓の前負荷・後負荷・心収縮力をモニタリングする "upstream endpoint" と末梢組織の酸素化・循環をモニタリングする "downstream endpoint" に分けて考えます（図 5）．一般市中病院で使用可能な downstream endpoint としては，末梢組織全体を反映する $ScvO_2$，base deficit，尿量，乳酸値であることが多く，必ずしも局所の末梢組織の酸素化・循環モニタリングには直結しないことが悩ましいところでもあります．

10. クリティカルケアでよく使われる強心薬・血管収縮薬

　クリティカルケアでよく使われる強心薬・血管収縮薬をまとめます（表 11）．
　特に重症敗血症，敗血症性ショックで頻用されるノルアドレナリン，バソプレシン，ドブタミン，エピネフリンについては十分理解する必要があります．
　一般的には平均動脈圧（MAP：mean arterial pressure）が 60～65 mmHg 以上になるように使用しますが，目標とする MAP はケースバイケースであり，もともと高血圧の既往があれば高めに設定する必要があります．
　また急性腎傷害（AKI：acute kidney injury）の観点からすると，AKI になると腎血流の自動調節能が失われ腎灌流圧に依存するため適切な MAP を保つことが大

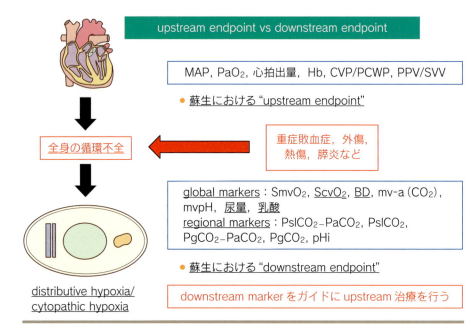

図5 upstream endpoint vs downstream endpoint

表11 各種血管作動薬の特徴

血管作動薬	投与量	β_1	β_2	α_1	臨床効果
ドパミン	5〜20γ	++	+	++	↑CI, ↑MAP, ↑SVR
ドブタミン	2.5〜20γ	+++	+	+	↑CI, ↓SVR
ノルエピネフリン	0.04〜1γ	++	−	+++	↑MAP, ↑SVR
フェニレフリン	0.5〜5γ	−	−	+++	↑MAP, ↑SVR
エピネフリン	0.05〜2γ	+++	++	+++	↑CI, ↑MAP, ↑SVR
バソプレシン	0.04U/分	−	−	(+++)	↑MAP, ↑SVR
ミルリノン	0.375〜0.75γ	(++)	−	(+)	↑CI, ↓SVR

CI：心係数，MAP：平均動脈圧，SVR：全身血管抵抗，γ：μg/kg/分

切です．

　実験室的にも臨床的にもノルアドレナリンは敗血症性ショックにおいて，腎血流と利尿効果があることが示されています．またドパミンと比較して，不整脈の副作用の頻度が少なかったため，現在では重症敗血症，敗血症性ショックではノルアドレナリンを第1選択薬として使用します．

　ノルアドレナリンへの反応が不良な敗血症性ショックでは，相対的なバソプレシン低下，作用機序がカテコールアミンと異なること，アシドーシスでも血管収縮作用があることから，早期にバソプレシンを少量投与するようにします．血管収縮作用が強いため，バソプレシン投与中は腸管血流低下や冠動脈血流低下による虚血が起こらないかどうか注意深くモニタリングします．

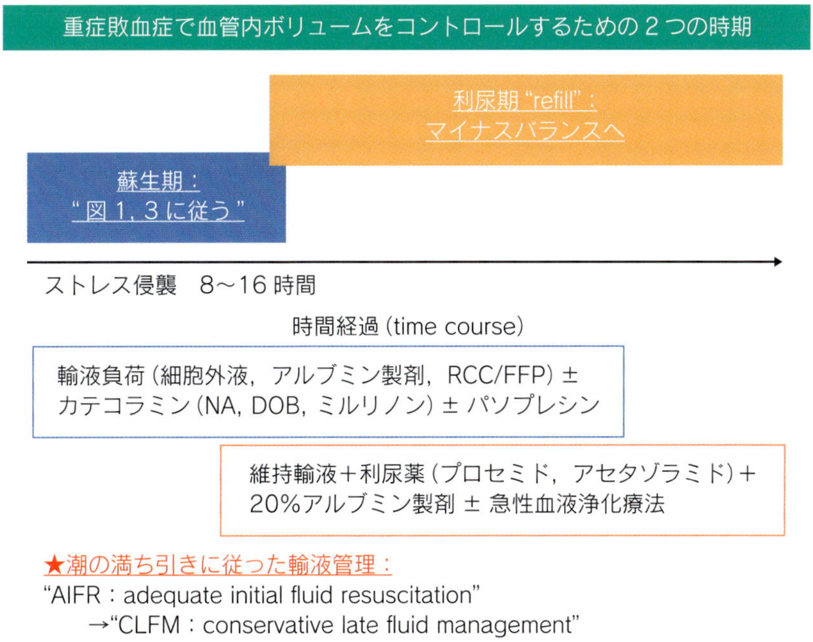

重症敗血症で血管内ボリュームをコントロールするための2つの時期

蘇生期：
"図1, 3に従う"

利尿期"refill"：
マイナスバランスへ

ストレス侵襲　8～16時間

時間経過（time course）

輸液負荷（細胞外液，アルブミン製剤，RCC/FFP）±
カテコラミン（NA, DOB, ミルリノン）± バソプレシン

維持輸液＋利尿薬（フロセミド，アセタゾラミド）＋
20％アルブミン製剤 ± 急性血液浄化療法

★潮の満ち引きに従った輸液管理：
"AIFR：adequate initial fluid resuscitation"
→"CLFM：conservative late fluid management"

図6　重症敗血症での時間経過による循環管理

　重症敗血症，敗血症性ショックでの実際の輸液を含めた循環管理は上記のようになります．

　重症敗血症の初期は「蘇生期」であり，十分な輸液負荷を行い，適宜血管収縮薬，強心薬を図1（p259），図3（p265）に従って調整します．輸液は晶質液および5％アルブミン製剤を中心とし，貧血および出血傾向に応じて赤血球輸血（RCC），新鮮凍結血漿（FFP）投与を考慮します．また後負荷，心収縮力に応じて，ノルアドレナリン，バソプレシン，ドブタミン投与を行います．それと同時に，迅速に適切な抗菌薬を十分量投与し，必要に応じて感染源コントロールを行うことが重要になります．

　そして循環動態の安定を確認したら早期に利尿を促すようにコントロールします．このときには，輸液は3号液の維持液ないし輸液負荷・輸液を止め，利尿薬（フロセミド，アセタゾラミド）を投与します．フロセミドは利尿を促す意味で用いますが，アセタゾラミドはフロセミド大量投与によって生じる代謝性アルカローシスを補正する意味で使います．このときに血管内の膠質浸透圧を高め血管外からの水分を引く目的で20％アルブミン製剤を使用することがあります．

　利尿薬を用いても十分に利尿が得られず，肺水腫のリスクが高くなる場合，ここで急性血液浄化療法の腎代替療法，特に血行動態が不安定な場合，持続的腎代替療法（CRRT：continuous renal replacement therapy）の導入を検討することになります．

　また重要なポイントとして，「蘇生期」から「利尿期」へと循環管理を行う際に，

表12　蘇生期から利尿期に移行しない場合にチェックすること

1) 原疾患がコントロールされていない（再出血，感染症への誤った抗菌薬投与，手術なら創部離開など）
2) ストレス過剰侵襲，"point of no return"
3) 呼吸の破綻（誤嚥，胸水，ARDS，肺塞栓，気胸など）
4) 循環の破綻（心不全合併，不整脈，心筋虚血，出血など）
5) 感染症合併（CRBSI，VAP，CAUTI，SSI，偽膜性腸炎など）

利尿を促そうとしても反応しない場合があります．つまり，いつまでたっても「蘇生期」からの改善がみられない状況が続く場合です．そのときには**表12**のことを考慮する必要があります．

11. 輸液負荷による体液過剰

　輸液負荷による体液過剰はクリティカルケアでの重症患者では，成人・小児を問わず，死亡率が上昇することが指摘されています．特に10％以上の体重増加につながる体液過剰は死亡率が上昇し，マイナスバランスで輸液管理した群の方が60日死亡率の極端な低下が示されています．そのため，「蘇生期」には十分量の輸液を行うこと，そしていったん「利尿期」になったら可能な限りマイナスバランスに近づけるようにすることで生存率を改善させるよう管理を行うようにします．

　特に重症敗血症，敗血症性ショックで血管収縮薬治療開始6時間以内にCVP 8 mmHg以上になるよう20 mL/kg初期輸液負荷群を **AIFR (adequate initial fluid resuscitation)** とし，そして，循環が安定し次第，敗血症性ショックとなって7日間で2日連続マイナスバランスとした群を **CLFM (conservative late fluid management)** としたときに，初期輸液を十分に行い，いったん血行動態が安定し次第，輸液量を制限した群（A）が，初期輸液十分かつ安定後輸液を絞らなかった群（B），他の初期輸液不十分かつ安定後輸液量を制限した群（C），初期輸液不十分かつ安定後輸液を絞らなかった群（D）とを比較して，もっとも生存率が高いことが示されています（**図7**）．

　そのため，初期蘇生に成功して循環が安定し，「利尿期」に入っても利尿薬への反応が不十分で体液コントロールが困難な場合，および経過中にAKIを併発した場合にCRRTの出番となることがわかるかと思います．

　現在のエビデンスを総合すると，特に敗血症性AKIに対するCRRTの目的は，renal indicationに準じた腎代替療法であり，炎症性サイトカインの除去は二次的な要素と考えるべきです．

12. 重症敗血症，敗血症性ショックでの補助療法

　以上お話ししてきた以外に，重症敗血症，敗血症性ショックでの補助療法としては**表13**があります．

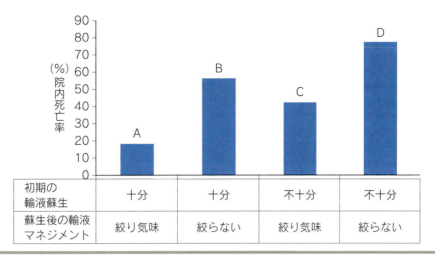

図7 敗血症性ショックに関連する急性肺傷害の死亡率に関して，早期に十分な輸液蘇生をした群と過量となった輸液を安定後にコントロールした群の結果

表13 重症敗血症，敗血症性ショックでの補助療法

人工呼吸器管理-急性呼吸促迫症候群ARDSと同様の人工呼吸器管理	・低1回換気での人工呼吸器管理（6 mL/kg IBW） ・補助・強制換気 assist/control で開始し，「蘇生」の時期を越えたら自発呼吸温存，離脱へ
ICUルーチン3	・病院内肺炎・人工呼吸器関連肺炎予防…ショック離脱後のベッドアップ30°以上 ・深部静脈血栓症DVT予防…ヘパリン，低分子ヘパリン皮下注 ・ストレス潰瘍予防…H_2 ブロッカー，プロトンポンプ阻害薬

　敗血症では，多臓器障害の1つとしてARDS（急性呼吸窮迫症候群：acute respiratory distress syndrome）が25～40％と高率に合併します．ARDSを合併した敗血症では死亡率が80～90％以上と高率であると言われています．

　特にARDSで人工呼吸器管理を行う際に，1回換気量（tidal volume）が大きい人工換気だと肺組織が過剰に伸展し肺損傷を悪化させ（barotrauma），それが高サイトカイン血症を誘発しARDSのさらなる増悪および多臓器不全への進行を誘発すると言われています．

　そこで，人工呼吸器管理において，1回換気量が理想体重（IBW）あたり12 mL/kgと6 mL/kg群を比較したところ，6 mL/kgとlow tidalにした群が死亡率，呼吸器離脱までの期間も低かったことがスタディで示されました．そのため，現時点では人工呼吸器管理を行う場合，低1回換気量として6 mL/kg IBWとし，呼吸回数を増やすことで対応することが提唱されています．

　またICUルーチン3として，肺炎予防でショック状態を離脱できていればベッドアップ30°以上として積極的に体を起こすようにします．また深部静脈血栓症（DVT）予防としてヘパリンないし低分子ヘパリン皮下注を投与します．

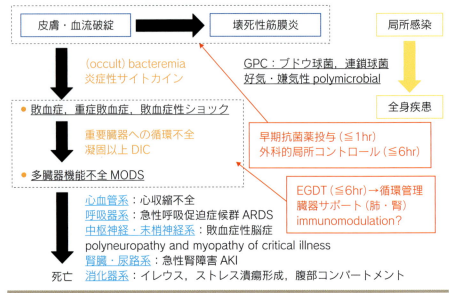

図8 深部皮膚軟部組織感染と敗血症の関係，病態に合わせた治療内容

ショック状態および人工呼吸器管理が48時間以上にわたって必要な場合，そして出血傾向がある場合はストレス潰瘍予防でH_2ブロッカーないしプロトンポンプ阻害薬の投与を考慮します．

13. 皮膚軟部組織感染症と敗血症

今回，最終的にMRSAが血液培養から分離されたため皮膚軟部組織感染症が敗血症の原因だったと考えられます．

皮膚軟部組織感染症と敗血症の病態および治療戦略については図8にまとめます．皮膚の血流破綻による局所感染として褥創感染からの壊死性筋膜炎が起こり，当初皮膚軟部組織の局所感染ですが，黄色ブドウ球菌を中心とした菌血症および炎症性サイトカインが大量に分泌され，敗血症，重症敗血症，敗血症性ショックへと全身性の炎症反応につながります．重要臓器への循環不全と凝固異常による播種性血管内凝固（DIC）が起こり多臓器機能不全をもたらします．

早期抗菌薬投与・感染源コントロールによる局所感染への治療および，大量輸液，ノルアドレナリンを速やかに開始し適切な前負荷・後負荷・心収縮力を得られるよう循環管理を重視し，適宜人工呼吸器・CRRTによる臓器サポートも含めた全身管理が大切になります．

take home message

- 敗血症診療では，まず患者が敗血症の状態であることを認識し，速やかに感染臓器を特定するとともに，必要な検査を行いながら，1）1時間以内に適切な抗菌薬投与，2）大量輸液（30 mL/kg 晶質液）に適宜ノルアドレナリン開始し，全身管理と早急に適切な広域抗菌薬を投与することが大切である．
- 重症敗血症，敗血症性ショックの場合は，1）想定される感染臓器の起因菌すべてを100％カバーする抗菌薬を選択すること，2）可能な限り早期（1時間以内）に投与すること，3）初期投与量は推奨最大量を投与すること，4）（菌種がすべてカバーできるよう）2剤以上の抗菌薬を使用すること，5）治療開始後 48～72 時間後の培養結果，臨床経過などを総合し，ひとたび起因菌・感受性がわかり次第 de-escalation を行うこと，6）早期に感染源コントロールを行うことが感染症の面からは重要になる．

臨床で悩みがちな Q&A

Q1 重症の状態でいつまでも血圧が安定しない敗血症では，いつまで輸液負荷していつから利尿を行えばよいのでしょうか．

A1 まず重要なポイントは血圧を含めた循環が安定しないケースでは，利尿を行ってはいけない（蘇生期が終わっていないため，利尿期が訪れることはない）と理解すべきです．

そのため，本文でふれたとおり，敗血症を疑った時点で初期輸液負荷 30 mL/kg を行い，反応が悪い場合，速やかにノルアドレナリンを開始します．その上で，前負荷として動的指標，後負荷として平均動脈圧，心収縮力として心エコーを駆使して，前負荷維持のための輸液チャレンジ，後負荷維持のためのノルアドレナリン±バソプレシン，強心作用のあるドブタミンを調整していきます．特に輸液チャレンジ，ノルアドレナリン，バソプレシンでの反応が悪い場合は相対的副腎不全を考慮してハイドロコルチゾン投与を考慮します．

これら治療により蘇生期の循環動態が安定した場合，輸液チャレンジおよびカテコラミンの増量がこれ以上必要ないという時期が訪れます．そして輸液を維持輸液へ変更し，カテコラミンを必要最小限まで減量できればいよいよ利尿期を迎えることになり，過量となった輸液負荷分をマイナスバランスとするために適宜利尿薬フロセミド，アセタゾラミドを投与することとなります．

Q2 「敗血症＋意識障害」で，髄膜炎の可能性を考えて抗菌薬を髄膜炎ドースで使用すべきでしょうか．

A2 特に重症感染症では中枢神経系感染症（髄膜炎，脳炎，脳膿瘍など）でなくとも敗血症性脳症（septic encephalopathy）を合併し意識レベル低下を起こします．中枢神経系感染症が原因なのか重症感染症に敗血症性脳症を合併している状態なのかの判断は一般的に難しいため，臨床判断で腰椎穿刺を施行すべきですが，やはり「髄膜炎・脳炎」といった中枢神経系感染症が鑑別診断として挙がるならば治療前ないし治療開始早期に腰椎穿刺を施行することは妥当だと考えられます．そして髄液の結果が得られるまでの間は髄膜炎ドースでの抗菌薬投与量は，抗菌薬の副作用とのバランスの上で考慮してもよいと思います．

Q3. 敗血症に対して，γグロブリンは投与すべきでしょうか？

A3 Surviving Sepsis Campaignも日本版敗血症ガイドラインもγグロブリン投与のエビデンスとしての推奨度は低く，ケースごとに投与すべきかどうかを検討する必要があると思います．

　成人の敗血症では，液性免疫が低下する骨髄腫の既往がある患者での重症肺炎球菌感染症や，A群連鎖球菌による毒素ショック症候群では標準的な敗血症治療に加えて，γグロブリン投与を考慮してもよいと思います．

文献

1) Kellum JA, et al：Use of vasopressor agents in critically ill patients. Curr Opin Crit Care 8：236-241, 2002
2) Michard F, et al：Predicting fluid responsiveness in ICU patients：A critical analysis of the evidence. Chest 121：2000-2008, 2002
3) Monnet X, et al：Passive leg raising. Intensive Care Med 34：659-663, 2008
4) Pinsky MR, et al：Functional hemodynamic monitoring. Crit Care 9：566-572, 2005
5) Dellinger RP, et al：Surviving sepsis campaign：international guidelines for management of severe sepsis and septic shock：2012. Crit Care Med 41：580-637, 2013
6) 日本版敗血症診療ガイドライン The Japanese Guidelines for the Management of Sepsis, 日本集中治療医学会 Sepsis Registry 委員会 2012
7) Schrier RW：Fluid administration in critically ill patients with acute kidney injury. Clin J Am Soc Nephrol 5：733-739, 2010
8) Schrier RW, et al：Acute renal failure and sepsis. N Engl J Med 351：159-169, 2004
9) Murphy CV, et al：The importance of fluid management in acute lung injury secondary to septic shock. Chest 136：102-109, 2009
10) Rivers E, et al：Early goal-directed therapy in the treatment of severe sepsis and septic shock. N Engl J Med 345：1368-1377, 2001
11) The National Heart, Lung, and Blood Institute Acute Respiratory Distress Syndrome（ARDS）Clinical Trials Network：Comparison of two fluid management strategies in acute lung injury. N Engl J Med 354：2564-2575, 2006
12) Rimmelé T, et al：Oliguria and fluid overload. Contrib Nephrol 164：39-45, 2010
13) Russell JA：Bench-to-bedside review：Vasopressin in the management of septic shock. Crit Care 15：226, 2011
14) American College of Chest Physicians/Society of Critical Care Medicine Consensus Conference Committee：Definitions of sepsis and organ failure and guidelines for the use of innovatie therapies in sepsis. Chest 101：1644-1655, 1992
15) Burton TM：New therapy for sepsis infection raises hope but many questions. The Wall Street Journal 2008. Aug 14th
16) Kumar A, et al：Duration of hypotension before initiation of effective antimicrobial therapy in the critical determinant of survival in human septic shock. Crit Care Med 34（6）：1589-1596, 2006
17) Pea F, Viale P：Bench-to-bedside review：Appropriate antibiotic therapy in severe sepsis and septic shock--dose the dose matter? Crit Care 13：214. doi：10.1186/cc7774. Epub 2009

19 致死的・緊急的感染症のマネジメント

細川直登

1. 致死的・緊急的感染症の考え方

a. 致死的・緊急的感染症とは？

　致死的・緊急的感染症と聞いて，どんなことを想像しますか．「診断を早くつけなければいけない」「治療を早く始めなければいけない」「治療を外してはいけない」……．自分の診療に患者の命がかかっている感じがして，緊張することがあるかもしれません．特に救急外来などで，このような感染症に遭遇した場合，適切な対処が求められるでしょう．時には指導医がいない場面で判断を求められることがあるかもしれません．どのような感染症が致死的，あるいは緊急的なのでしょうか．そのような感染症についてどう対処したらよいでしょうか．

　致死的・緊急的感染症の特徴は，1）感染症なので間に合えば完全に回復可能，2）抗菌薬という有効な治療手段がある，3）見逃しや治療の遅れで重篤な転帰となる ── です．すなわち，「知っておくことが重要」「気づくことが大事」という特徴をもつ感染症を指すと考えてよいでしょう．そのような感染症はどのような場面で出合うでしょうか．実は，救急外来（ER）だけではありません．通常の外来患者に紛れて来院することがあります．また，病棟で入院中に見つかることもあります．

b. 致死的・緊急的感染症の診断 ──「ピンとくる」診断に必要なこと

　このような感染症を的確に捉えて，治療に導くにはどのようなことが重要でしょうか．

　それは「ピンとくる」ことです．「ピンとくる」というのはどういうことでしょうか．英語では snap diagnosis ともいわれますが，「ある特定の疾患をとっさに思い浮かべて確定診断に結びつける」ということです．初期研修医の頃は1つの診断に至るまでに数多くの鑑別疾患を挙げ，それらに当てはまる点，当てはまらない点などを検討し，次第に疾患を絞って診断してくことが多いと思います．しかし経験を積んだ優れた医師が，得意分野で使う診断法として，多くの鑑別を挙げることな

表1 「ピンとくる」診断に必要なこと

- 第6感的診断＝経験値が重要
- それほど頻度は高くないものが多いので，「疑似体験」が大事
- 本で読む，写真をみる，セミナーでみる
- pathognomonic（一目みてその疾患とわかる）なサインを知っておく

く初めから特異的な疾患を思い浮かべてまるで思考をショートカットするように診断に結びつける方法を使うことがあります．

このような第6感的診断方法を応用すると短い時間で非常に重要な疾患だけを挙げて診断，治療に直接結びつけることができます．それを実現するために必要な事項は「経験」です．しかし，致死的・緊急的感染症はそれほど頻度の高い疾患ではありません．したがって，研修期間中に経験しないことも多いと思われます．そのような疾患の「経験を積む」にはどうしたらよいでしょうか．それは疑似体験することです．

例えばそのような疾患が載っている本を読む，写真をみる，今回のようなセミナーで学ぶなど，できるだけ実際の症例をもとにした情報に触れておくことで疑似体験することが重要です．その中で，一目でその疾患とわかるようなサイン（pathognomonicといいます）を網膜に焼き付けておきます．コツは，「勉強する」のではなく「体験する」です．自分の体験として衝撃を受けることによって脳裏に焼き付けるのです（**表1**）．

もう1つ，覚えておくとよいコツがあります．それは，診断の正確性には目をつぶるということです．最終的に診断が違っていてもよいこととします．致死的な感染症を適切な時期に察知するには多少のオーバートリアージは許容されます．あまりに診断の正確性にこだわってしまうと，診断に続くアクションが遅くなり，治療に導くまで時間がかかってしまいます．重症感染症，特にこの章で取り上げるような致死的感染症では，病期の進行がある一定のポイントを超えてしまうと，いくら感受性のある抗菌薬を投与しても，いくら適切な全身管理をしても戻ってこないことがあります．臨床感染症の現場ではよく，"point of no return"と表現し，これは「致死的な感染症が進行してしまうとどんな治療を行っても予後を改善することができなくなるポイントがある」という考え方です．

2. 病態を知る・病原微生物を知る

素早い診断には致死的・緊急的感染症を起こしうる病態を知っておく必要があります．また，そのような病態を起こしうる病原微生物を知っておくことも治療戦略を立てる上で必須の知識です．

a. 足が速いもの

病態の進行が早く，早い時期に治療に入らないと予後が悪くなる疾患群です．代

表的には皮膚軟部組織感染症である壊死性筋膜炎がこのカテゴリーに入ります．外科的な壊死組織の早期のデブリドマンが，予後を改善するためには必要です．壊死性筋膜炎とガス壊疽の違いなど，細かい鑑別は臨床的にはあまり意味がないと思われます．「壊死性軟部組織感染症」としてひとくくりにされることもあります．この疾患群に含まれるもので，会陰部の壊死性蜂窩織炎をFournier壊疽と呼びます．Fournier壊疽のもともとの定義は男性の陰茎と陰嚢の腫大を伴う壊死性軟部組織感染症で，1883年にフランスのJean-Alfred Fournierが講義の中で提示したものとされています[1]．現代の教科書的な分類では，Type I の壊死性筋膜炎に分類されます．これらの壊死性軟部組織感染症，特に壊死性筋膜炎はしばしば時間単位で病変が拡大し，来院時はバイタルサインに大きな異常がなくてもERで経過をみている間にショックに陥ることもあります．

その他に"overwhelming sepsis"といわれる病態をきたす重篤な菌血症を伴う全身感染症が存在します．overwhelmとは「圧倒的な」「相手を力で打ち負かす」「支配する」「壊滅的な打撃を与える」という意味です．感染症コンサルタントである青木眞先生のレクチャーでは「昨日元気で今日ショック，皮疹があればもうけもの」と表現される，有名な病態です．このような病態を起こす病原微生物は限られており，この病態をみたら具体的な病原微生物を思い浮かべることができます．肺炎球菌，髄膜炎菌，*Capnocytophaga canimorsus* がこのような病態を示します．

これらの病原微生物は，莢膜をもつものが多く，液性免疫が重要な役割を果たします．莢膜を有し好中球の貪食に抵抗性をもつ菌は抗体が結合することで貪食されるようになります．これをopsonization（オプソニン化）といいます．したがって，血清中の抗体，ガンマグロブリンが少ない，あるいは脾臓のないような液性免疫不全のある患者にこのような病態がしばしば起こります．代表的な病態が，摘脾後，あるいは先天性の無脾症候群などを背景にした液性免疫不全の患者に突然発症するsepsisです．摘脾後に起こるこのような病態はoverwhelming post-splenectomy infection（OPSI）と呼ばれることもあります[2]．

摘脾後で問題になる微生物としてもう1つ，*Haemophilus influenzae* type b（Hib：ヒブ）を覚えておくとよいでしょう．これらの微生物が摘脾後の患者にsepsisを起こした場合は，救急外来に来院時にはすでに病態が進行しており，感受性のある抗菌薬を投与し，集中治療を行っても予後を改善できないことがあるので，予防が重要です．摘脾をする患者には肺炎球菌，髄膜炎菌，ヒブのワクチンを接種しておくことが重要です．

以上のような特殊な病態の他に，皆さんも知っている感染症としては，細菌性髄膜炎，黄色ブドウ球菌による感染性心内膜炎，ヒブによる急性喉頭蓋炎などが足の速い感染症として記憶しておくべきものです．

b. 確定診断まで時間がかかりやすいもの

この仲間の疾患は，あらかじめ念頭において診察をしないと見落としやすいものです．後からみれば特徴が捉えられるのですが，そのつもりでみていないと特徴を

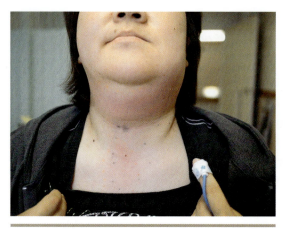
図1　Ludwig angina

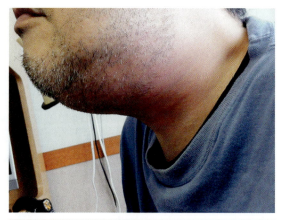
図2　Ludwig angina

見過ごしてしまうことがあり，一見それほど重症にみえないことがしばしばあります．これらは救急外来あるいは初診時に意識して診察する必要があります．

(1) 頭頸部感染症

頭頸部感染症では Ludwig's angina と呼ばれる口腔底の軟部組織感染症が挙げられます．1836年にドイツの Wilhelm Frederick von Ludwig により初めて報告されました（解剖学的特徴については頭頸部感染症の項目 p117 を参照）．一見，下あごの部分にできた蜂窩織炎にみえますが，病巣は外側の皮膚，皮下ではなく口腔内にあります．submandibular space と呼ばれる口腔底の組織はきわめて粗にできているので，感染が起きたときに広がりやすく，初期には外側からは確認しにくいため，患者自身も重症の感染症という認識をしていないことがあります．進行すると気道の狭窄，閉塞をきたし窒息を起こしうる疾患です（図1, 2）．

咽後膿瘍は咽頭後壁の後ろにある retropharyngeal space と呼ばれる部位に起こる軟部組織感染症で，これも粗な結合組織を通って，急速に縦隔まで感染が広がるために危険な感染症ですが，初期の症状は咽頭痛だけのことがあり，いわゆる風邪の上気道炎と診断されて対応が遅れる危険があります．

Lemierre 症候群は深頸部膿瘍が内頸静脈周囲に波及して内頸静脈の血栓性静脈炎を起こし，その血栓が肺に飛んで肺化膿症を起こす感染症です（図3）．始まりは扁桃炎，あるいは扁桃周囲膿瘍ですが，それが広がって parapharyngeal あるいは lateral pharyngeal space と呼ばれる頸動脈鞘の周りに感染が波及すると内頸静脈の血栓性静脈炎を起こします（図4）．これも診断までに時間がかかり，肺に感染性の肺塞栓を起こして気づかれることがあります．

頭頸部に起こる危険な感染症は積極的に疑って画像診断として造影CTを撮ることが早期診断のカギとなります．いずれも危険なスペースに存在する膿瘍，軟部組織感染症を画像で確認することがポイントです．

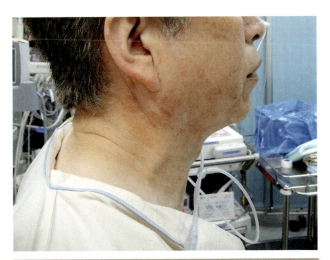

図3 Lemierre症候群

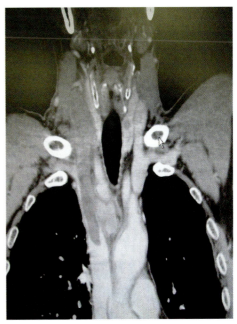

図4 Lemierre症候群の血栓性静脈炎

(2) 感染性心内膜炎

感染性心内膜炎は見逃しやすい感染症の代表です．黄色ブドウ球菌以外の起因菌では病状の進行は亜急性で，週から月の単位で進行すること，特定の臓器に顕著な症状，所見が出ないので，あらかじめ疑って診察しないと気づきにくいと考えられます（診断の詳細はp240参照）．

(3) ツツガムシ病

ツツガムシ病も知っていなければ診断しにくい病気です．*Orientia tsutsugamushi* というリケッチアの仲間が，ツツガムシというダニを媒介に感染する病気です．リケッチア症は全身の血管内皮に感染し，特定の臓器に顕著な症状が出にくい感染症の1つです．発熱，紅斑（皮疹），刺し口（eschar）が3徴なので，これら注意深く観察します（図5, 6, 7）．多発地域で，流行時期に，発熱，強い倦怠感を主訴に来た場合は可能性が高いです．また，肝酵素の上昇，低ナトリウム血症，血小板減少をしばしば認めます．治療が遅れると重症化し，DICなどを合併することがあります．

確定診断は血清学的検査が利用されています．近年では血液，または刺し口の痂皮を用いたPCRなどによる遺伝子検査の有用性が報告されています[3,4]が，保険適応がなく，実験室診断となります．

(4) ニューモシスチス肺炎（PCP）

最近，免疫抑制を強く起こす薬剤を使用する治療が普及してきて遭遇するのは

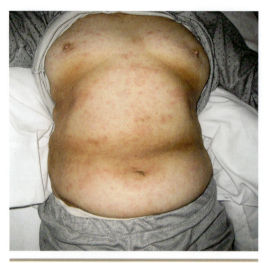

図5 ツツガムシ病の皮疹

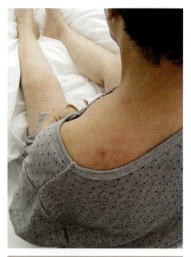

図6 同症例の刺し口

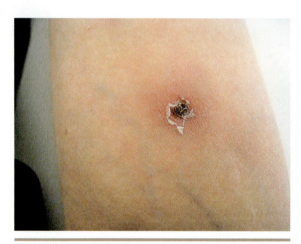

図7 典型的な刺し口

　ニューモシスチス肺炎（PCP：Pneumocystis pneumonia）です．非HIV患者に発症する場合は急性の発症が多く，予後もHIV患者よりも悪いとされています．よくわからない肺炎として診断がつくのが遅れることがあります．
　診断のポイントは細胞性免疫が低下するような状況にある患者であることを認識することです．細胞性免疫低下状態にある患者が病原体の捕まらない肺炎を起こしたらまずPCPを想起します．検査上はβ-Dグルカンが上昇することが多く，PCPに対する感度と特異度はそれぞれ96.4％，87.8％と報告されています[5]．HIV患者の場合はBAL（気管支肺胞洗浄：bronchoalveolar lavage）をDiff-Quickという，1分ぐらいで染めることができるギムザ染色の変法で染めてみると栄養体とcystがみえて比較的容易に診断がつけられますが（図8），非HIVの場合は病原体の量が少なく塗抹染色で診断するのは熟練を要します．病理検査室に依頼してGrocott

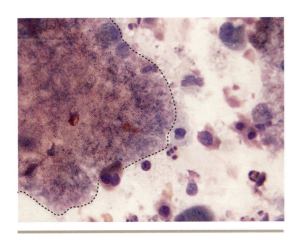 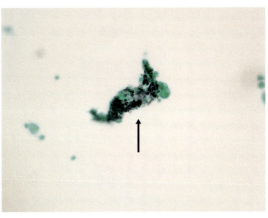

図8 *Pneumocystis jirovecii* の栄養体 （Diff-Quik 染色）
黒い破線で縁取りされたもやもや全体が栄養体

図9 *Pneumocystis jirovecii* の栄養体 （Grocott 染色）

染色をしてもらうときれいに染まります（図9）．

3. 緊急事態を起こしやすい患者背景（基礎疾患）

a. 脾臓のない患者

　緊急事態を起こしやすい患者背景を知っておくことも，重要な疾患を見逃さずに早期診断するカギとなります．緊急事態を起こしやすい患者背景として，頻度が少なくても重要なため第1に挙げられるのは「脾臓のない患者」です．脾臓は液性免疫を担う重要な臓器です．先天性の無脾症，あるいは摘脾を行った患者は液性免疫不全の状態になります．すなわち，抗体が重要な役割を果たす微生物に対して感染を起こしやすくなります．前述の肺炎球菌，ヒブ，髄膜炎菌が重要な微生物として思い浮かぶようにして下さい．肺炎球菌はこれらの中でも最も重要で，脾臓がないあるいは機能的無脾症患者349名のレビューでは56％の重症感染症に関与し，59％の死亡に関与していたとの報告があります[6]．

b. ステロイド投与

　次に比較的頻度が高い状況としてステロイド投与が挙げられます．ステロイド投与は一般細菌，ウイルス，真菌感染症リスクが増加すると考えられてきました．ステロイドとプラセボを比較した試験のメタアナリシスではステロイド使用者の方が統計学的に優位に感染症の発症率が高かったと報告されています[7]．
　ウイルスでは帯状疱疹，細菌では一般細菌に加えて結核菌，真菌ではCandidaが特に高用量の使用においては免疫担当細胞の貪食能低下に関与します．また細胞性免疫の抑制に関与し，特に近年はニューモシスチス肺炎のリスク増加が注目されています．実際にリスクとなるステロイドの量と期間は明確化されていませんが，

プレドニゾロン換算で 20 mg を 1 か月以上投与している場合は細胞性免疫が低下した状態があると考えて，PCP の予防を考慮します[8]．

c. 生物製剤

近年リウマチ膠原病領域を中心にいわゆる生物製剤（インフリキシマブ，エタネルセプトなど）が広く応用されるようになり，これに伴って起こる感染症のリスクも注目されています．TNF-α阻害薬であるインフリキシマブの使用に伴って，高頻度に結核を発症することが報告され[9]，日本では使用前に全員インターフェロン-γ 遊離試験（IGRA*）またはツベルクリン反応・胸部 X 線撮影を必須とし，結核感染のリスクを評価してから使用することとされています[10]．

d. 糖尿病

糖尿病は多くの感染症のリスクになりますが，疾患の頻度が高いため，糖尿病があることを理由に特定の疾患のリスクを想起するような使い方はしにくいです．むしろ，特定の感染症を疑ったときにその検査前確率が上がるかどうかを糖尿病の有無で考えるという使い方が実際的であると思われます．

4. 症例提示 1：「こんなの切るの？」

> 28 歳男性
> 主訴：左足が痛い　職業：大工　既往歴：生来健康．特に既往歴なし
> 現病歴：「昨日は普通に仕事をして家に帰った．夜寝るときに何となく足が痛いなあって思ったけどそのまま寝た」．「今朝起きたら，足の痛みがひどくなってきて，だんだん我慢できなくなってきた．そのうち足をつくことができなくなったんで受診した」．
> 身体所見：全身状態は悪くなさそう．痛みがつらくて我慢しているように見える．血圧 128/68 mmHg，脈拍 120 回/分，呼吸数 24 回/分，SaO₂＝99％（room air）
> 左下腿の外側に発赤あり（図 10）

a. 頻脈，頻呼吸で明らかな異常所見

バイタルサインは脈拍が 120 回/分もあり，呼吸数は 24 回/分と頻脈，頻呼吸を示しており，明らかに異常所見と考えられました．一見蜂窩織炎にみえるような左下腿の発赤ですが，あまりに痛みが強く，少し圧迫しただけで飛び上がるように痛

*：IGRA（Interferon-Gumma Release Assays）にはクオンティフェロン TB ゴールドと T-スポット．TB がある

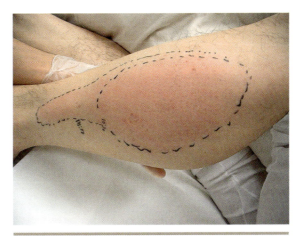

図10 病変部位
見た目は発赤だけで，壊死組織と思われる部分なし．
水疱はなく，血疱もない．印象としては蜂窩織炎？

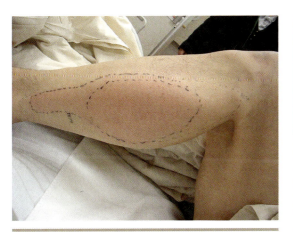

図11 疼痛範囲の拡大する様子1（30分後）

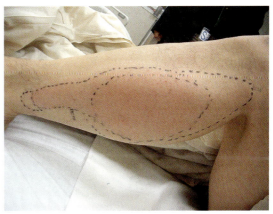

図12 病変部の拡大する様子2（1時間後）

がります．若い男性がここまで痛がるのも普通ではないと思われました．具体的に何を疑いどのようにすべきでしょうか．

- 鑑別疾患として壊死性筋膜炎を疑う
- 「病変部位の急速な拡大がみられるか」を観察する

b. 発赤の広がりの経過

そこで発赤の広がりについて，時間単位で経過をみることとしました．皮膚に疼痛範囲のマーキングをして，時刻を記入し30分後，1時間後と観察してみました（図11，12）．すると，疼痛の範囲はどんどん広がり，発赤の範囲を超えて痛みが

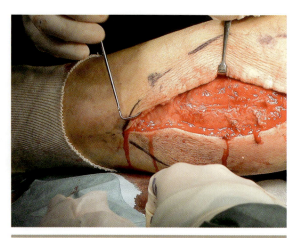

図13 病変部位の皮膚切開所見

広がる様子がみられました．この所見より「壊死性筋膜炎」を強く疑い，確定診断をつけるために整形外科に筋膜切開を依頼することとしました．

c. 筋膜切開

　整形外科にコンサルトしたところ，外観をみた整形外科医は「こんなのを切るんだったら蜂窩織炎も全部切らなきゃならないじゃないか」と言われ，筋膜切開の手術適応に疑問を呈しました．しかしバイタルサインが明らかな異常を示していること，痛み方が尋常でなく通常の蜂窩織炎とは思えないこと，病変部位が時間単位で拡大していることを説明しディスカッションしたところ，筋膜切開に同意しました．

　手術室で切開部位の消毒をしている際も，まだ本当に壊死性筋膜炎を疑うべき所見か疑問をもっていた様子でしたが，皮膚切開をおいたところ半透明の薄い浸出液が流出し，筋膜の色が濁っている様子が肉眼的に確認されました（図13）．

d. 積極的なデブリドマン

　この段階で，外科医も壊死性筋膜炎を確信し，積極的なデブリドマンを行うことになりました．デブリドマンは患肢のアンプテーション（切断）をすることではなく，あくまでも壊死組織の除去のことであり，すべての症例でアンプテーションが必要なわけではありません．壊死組織を十分にデブリドマンした時に患肢が残らないような状況であればアンプテーションの適応になります．

　壊死組織である筋膜と筋肉の一部をデブリドマンし，壊死組織はすべて除去しました（図14）．手術検体（図15）として筋膜の一部を微生物学的検査に提出，その一部を用いてグラム染色を行いました．

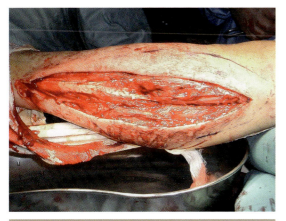
図14　デブリドマン後の所見

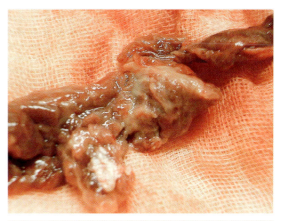
図15　手術検体

e. 所見と病原微生物は？

　筋膜の一部を直接スライドグラスに塗布しグラム染色を行いました．どのような所見が得られたでしょうか．また予想すべき病原微生物は何でしょうか．壊死性筋膜炎を起こす頻度の高い微生物として，以下を挙げます．

> ・A群β溶血性レンサ球菌（GAS：Group A Streptococcus）
> ・GAS以外のβ溶血性連鎖球菌（GBS，GCS，GGS）
> ・黄色ブドウ球菌
> ・腸内細菌科，嫌気性菌（*Bacterodes* 属），GPCの混合感染
> ・*Vibrio vulnificus*（海水曝露）
> ・*Aeromonas hydrophila*（淡水曝露）

　すると，連鎖状に配列するグラム陽性球菌（GPC chain）を認めました（図16）．この段階で予想すべき病原微生物として，GPCのchainなので，*Streptococcus* 属を考え，まずはGASを疑いました．ここで，裏技的ですがグラム染色で見えた連鎖球菌がGASかどうかを見分けるのに役立つ検査を行いました．GASの急性咽頭炎を診断するための迅速抗原キットを手術検体に応用してみると，陽性となりました（図17）．

f. 選択すべき抗菌薬は？

　壊死性筋膜炎の確定診断がつき，デブリドマンが行われ，グラム染色で連鎖球菌が検出され，組織液のGAS抗原が陽性であれば，まず間違いなくGASによる壊死性筋膜炎と診断してよいと考えます．迅速抗原キットは本来の使用法ではないので検査精度は保証されていませんが，臨床的背景を考え，陽性なら正しい結果と考

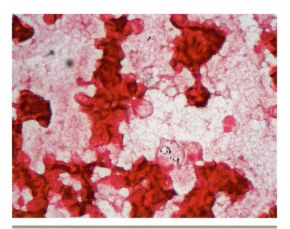
図16　グラム染色所見

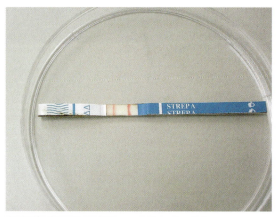
図17　A群溶連菌迅速抗原キット結果

えてよいでしょう．陰性であった場合は偽陰性も考えられるので培養同定の結果を待った方がよいかもしれません．壊死性筋膜炎に対して，初期診療として選択すべき抗菌薬は，以下のものが考えられます．

・ペニシリンG	・メロペネム
・スルバクタム/アンピシリン	・ペニシリンG＋クリンダマイシン
・バンコマイシン	・メロペネム＋バンコマイシン
・セフトリアキソン	

今回はGASによる壊死性筋膜炎と診断し，ペニシリンGにクリンダマイシンを加えて治療を行いました．翌日細菌検査室で培養の結果が判明しました．血液寒天培地上に，完全溶血（β溶血）を示すコロニーが形成され，コロニーを用いた抗原検査にてA群と同定されました．

g. 本症例のポイント

確定診断：壊死性筋膜炎（*Streptococcus pyogenes*）
治療：PCG400万単位×6回/日（4時間ごと）＋クリンダマイシン900 mg×3回/日　2週間投与
治療結果：下肢切断せずに回復して退院した．

本症例のポイントをまとめると，以下になります．
・壊死性筋膜炎は早期に見つけて外科的治療に結びつけることが重要
・治療介入が遅れると予後不良となる
・治療は十分なデブリドマンと抗菌薬投与

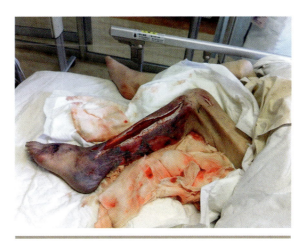

図18 進行した壊死性筋膜炎

・「デブリドマン＝患肢の切断」ではない

　また，整形外科医との認識のギャップに注意しましょう．整形外科医が認識している壊死性筋膜炎は，多くの場合進行したもので患肢の切断を必要とするような症例のイメージです（図18）．

　このように進行した症例では肉眼的な壊死も進行しており，水疱，血疱，紫斑，変色，知覚の脱失などがみられ，典型的な所見を呈していますが，この状態になってから患肢を残して治療を完遂させるのは困難です．切断も考慮する必要があると思われます．実際はこのような状況に陥る前に診断すれば，予後は改善し，機能予後も確保できるので，できるだけ早く見つけることが重要です．しかし，体表の肉眼的所見に乏しく一見壊死性筋膜炎にみえないので，そのような状態でも壊死性筋膜炎がありうるということを整形外科医と共有することが重要です．

h. 壊死性筋膜炎の類縁疾患

　壊死性筋膜炎の類縁疾患を同時にマスターしておくことも重要です．Fournier壊疽（図19, 20）の元々の定義は，男性の会陰部から発症する壊死性筋膜炎ですが，女性の会陰部に起こることもあります（図21, 22）．多くの場合，基礎疾患として糖尿病があり，起因菌は腸内細菌科，嫌気性菌（*Bacteroides* 属），グラム陽性球菌の混合感染です．

　ガス壊疽（図23）は病変の首座が筋肉であり，病状が若干異なりますが，進行した壊死性筋膜炎と完全に区別を付けることは困難であり，臨床的にその必要性も低いと思われます．

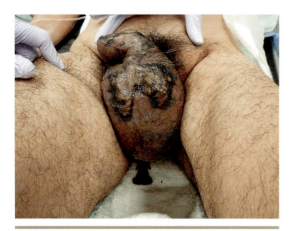

図19　Fournier 壊疽

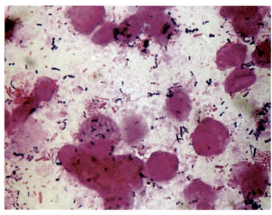

図20　同症例（図19）のグラム染色所見
グラム陽性菌，陰性菌，球菌，桿菌が混ざってみえる

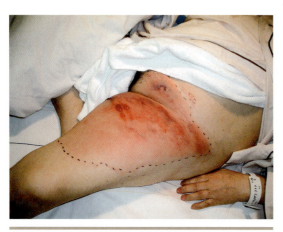

図21　女性の症例（Fournier 壊疽）

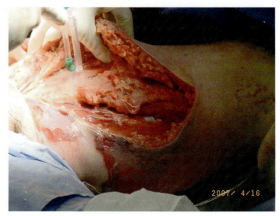

図22　同症例（図21）の術中写真

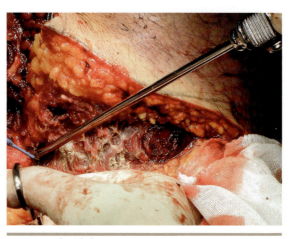

図23　ガス壊疽

5. 症例提示2：「Yにきました」

80歳女性
主訴：発熱，悪寒　既往歴：糖尿病　高血圧
現病歴：今朝から何となくだるくて寒気がした．食欲がなくなって熱を測ったら39℃あったので来院した．頭も痛い．ご家族から「おばあちゃん変なこというんですよ」「自分の名前がわからなくなったって」．
身体所見：全身状態それほど悪くなさそう
　バイタルサイン：意識 JCS I-3，血圧 165/83 mmHg，脈拍 86回/分，体温 39.0℃，呼吸回数 20回，SpO_2 90%（room air）
　頭頸部：結膜貧血なし，黄疸なし
　頸部：リンパ節腫大なし，Jolt sign 陰性，項部硬直なし
　胸部：肺雑音なし，心雑音なし，過剰心音なし
　腹部：平坦，軟，圧痛なし
　四肢：両側大腿に把握痛あり，発赤，腫脹はなし，関節に主張，発赤，可動痛は認めず
　神経：脳神経学的異常所見なし，筋力低下，感覚障害なし
血液検査所見：WBC 11,000/μL（Neut 83.4%，Lym 13.4%），Hb 11.7 g/dL，Plt 18.1万/μL，TP 7.3 g/dL，Alb 4.0 g/dL，AST 23 IU/L，ALT 240 IU/L，LDH 344 IU/L，ALP 240 IU/L，γ-GTP 24 IU/L，T-Bil 1.1 mg/dL，BUN 13 mg/dL，Cre 0.6 mg/dL，Na 135 mEq/L，K 3.3 mEq/L，Cl 98 mEq/L，CRP 3.46 mg/dL，Glucose 150 mg/dL，HbA1c 6.9%
動脈血液ガス所見：pH 7.472，pCO_2 32.8 mmHg，pO_2 77.1 mmHg，HCO_3 23.5 mmol/L，AG 15.8
尿検査所見：血尿なし，尿蛋白1+，膿尿なし，細菌尿なし

　まとめると，急性発熱をきたした日に来院した80歳の女性．意識状態がややおかしく，大腿の把握痛以外に特徴的な身体所見もない状態．臨床検査上，炎症反応はあるが特異的な所見に乏しい．血液ガスでは代謝性アシドーシスと呼吸性のアルカローシスがある状態．季節はインフルエンザの流行時期でした．
　ここまでの情報で，重症感はないものの高齢者の意識変容と血液ガスの異常からsepsisを疑う必要があります．血液培養2セットを採取しました．他には意識状態が若干おかしいので，後部硬直などはみられませんでしたが腰椎穿刺を行い髄液検査を提出しました．

表2 髄膜炎菌が起こす疾患の臨床病型

・髄膜炎（Meningitis）
・Meningitis with accompanying meningococcemia
・Meningococcemia without clinical evidence of meningitis

髄液検査：無色透明，初圧 17 cmH$_2$O，細胞数 2 個/μL，ブドウ糖 93 mg/dL，蛋白 56 mg/dL

髄液グラム染色は菌陰性でした．発熱原因がわからないため追加の検査を提出しました．

インフルエンザ迅速検査：A 型，B 型ともに陰性
胸部 X 線写真：明らかな浸潤影なし，心拡大なし
胸腹部造影 CT：肺炎像なし，胆管拡張像なし，膿瘍所見も認めず

「迅速検査陰性だけどインフルエンザかな？ でも酸素化悪いから入院させて経過観察しよう」ということで入院の上経過観察をすることとしました．翌日，血液培養の結果を聞きに検査室に来てみると技師さんが上司に何か報告しています．
「Y にきました」
「ええっ！！」
「Y にきた」というのは微生物検査で抗原検査を行い Y 型に凝集反応があったという意味です．Y 型といえば，髄膜炎菌（*Neisseria meningitidis*）を想像します．この患者の血液培養からグラム陰性双球菌が培養され，髄膜炎菌を疑ったため抗原検査を行ったところ，「Y にきた」ということだったのです．したがって血液培養で検出された菌は髄膜炎菌です．これは一大事です．髄膜炎の菌血症は青木眞先生の言葉を借りると「昨日元気で今日ショック」という状況になりうる，緊急性が高く致死率の高い sepsis を起こします．日本語名では髄膜炎菌といいますが，むしろ病状がゆっくり進行した時に髄膜炎を起こし，急激な進行を起こした場合には overwhelming sepsis とよばれる激烈な sepsis を起こし，抗菌薬治療が間に合わないことがしばしばある病態を示します．髄膜炎菌が起こす疾患の臨床病型を**表2**に，髄膜炎菌感染症の特徴を**表3**に示します．

この患者に当てはめてみると，突然発症の発熱，頭痛，集中力低下，筋痛が当てはまっており，発熱，頭痛，項部硬直と意識変容のセットは示さず皮疹はありませんでしたが，発熱，頭痛，意識変容の3つのサインを呈していました．さらに，大腿部の筋痛が著明で総合的には髄膜炎菌感染症の典型的な症状を示していたことになります．

さらに worrisome sign（厄介な徴候）として，以下が挙げられています[11]．

表3 髄膜炎菌感染症の特徴

- 典型的には突然発症の発熱，嘔気・嘔吐，頭痛，集中力低下，筋痛
- 発熱，頭痛，項部硬直と意識の変容を示したのが 27％
- 皮疹を加えると 89％が少なくともこれらのうちの 2 つを呈する
- 筋痛が重要なサインとなる
  → 筋痛はしばしばかなり強い痛みとなる
  → 通常インフルエンザなどのウイルス疾患よりも筋痛が強い
- 咽頭炎症状から始まることもあるが病態が急速に進行する
- 患者がしばしば，「今まで生きてきた中で一番具合悪い」「死にそうな感じがする」といったことを言う

UpToDate® 2013 より

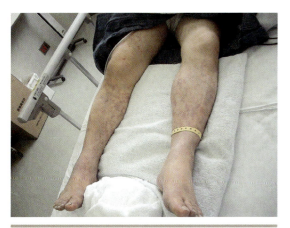

図 24 髄膜炎菌菌血症におけるまだら状の皮疹

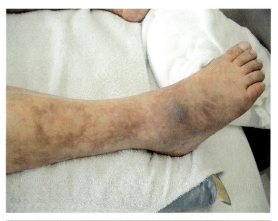

図 25 髄膜炎菌菌血症における足先の蒼白な皮膚色

- 下肢の痛み（31〜63％，小児を除く）
- 冷たい手先と足先（35〜47％）
- 蒼白またはまだら模様の皮膚色調の異常（17〜21％）

　このような所見がみられたときには「髄膜炎菌感染症」を疑うべきです．髄膜炎菌髄膜炎の死亡率は抗菌薬が使用される前は 70〜90％でしたが[12]，現在では抗菌薬治療を行ってもおよそ 10〜15％とされています[13] これは補助療法が発達する前の 1960 年代と変わっていません．予後を改善する最も重要なポイントは可能な限り早い段階での抗菌薬の投与です[14]．典型的な髄膜炎菌菌血症の写真を提示します（図 24, 25, 26）．

6. 症例提示 3：電撃性紫斑病

a.「昨日元気で今日ショック，皮疹があればもうけもの」

　髄膜炎菌菌血症の際の紫斑は電撃性紫斑病（purpura fulminans）と呼ばれ，他

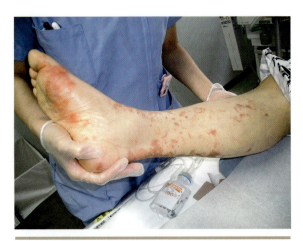

図26　翌日の所見　紫斑の境界がはっきりしている

の微生物により同様の病態を示すことがあります．

60歳男性
主訴：発熱，紫斑，全身の疼痛
現病歴：入院2日前より発熱があり，腰背部に痛みが出現．下痢あり．入院前日近医受診し何か点滴を受け当院を受診するように指示されたが受診せず．入院当日熱は下がったが両下腿に紫斑が出現したため17時に近くの病院を受診，血圧70/40 mmHg，白血球増加と血小板減少を認め敗血症性ショック，DICの診断で当科へ紹介された．

　この時点で突然発症のショックを呈して救急外来に来院した患者であり，「昨日元気で今日ショック」に当てはまります．さらにこのフレーズには続きがあり「皮疹があればもうけもの」というのですが，これにも該当します．これはいわゆる"purpura fulminans"の状態を示唆する所見で，特定の微生物を想起するヒントになります．ここで来院後に聴取された追加病歴を示します．

追加病歴：入院3日前に配達先で柴犬に，右手の人差し指を咬まれてしまった．傷はそれほどひどくなく，3日後には痛みも腫れも引いてきた．しかし翌日から38℃台の発熱と背部痛が出現，3日後には具合が悪くなってきた．

　来院時の皮膚所見を提示します（図27）．本症例も来院時救急外来で採取された血液培養が，入院7日後に陽性となりました（図28）．

b. *Capnocytophaga canimorsus*

　血液培養グラム染色ではグラム陰性桿菌がみられます．よくみると両端の尖った細長い紡錘形の形態を示しています．病歴情報と合わせるとこの時点で病原微生物

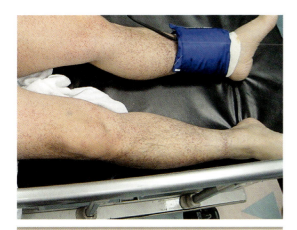

図27　来院時皮膚所見

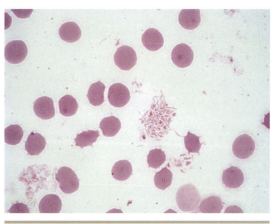

図28　血液培養グラム染色

表4　*Capnocytophaga canimorsus*

- イヌ，ネコの口腔内常在菌
- 両端が細くとがったグラム陰性桿菌
- オキシダーゼ陽性，カタラーゼ陽性
- イヌ咬傷により人に敗血症を起こす
- 培養が難しく時間がかかりしばしば同定困難

表5　*Capnocytophaga canimorsus* 感染症の臨床的特徴

- リスクファクターは無脾症，アルコール依存症
- 多くの患者は50歳以上でイヌに咬まれるか長期の接触がある
- Septic shock と DIC がある症例は予後不良
- 培養が困難で時間もかかるので報告が遅れる

(Janda JM, et al：Diagnosing Capnocytophaga canimorsus infections. Emerg Infect Dis 12：340-342, 2006 より引用)

をほぼ絞ることができます．

　Capnocytophaga canimorsus は犬咬傷後の菌血症の起因菌として記憶すべき微生物です（表4, 5[15]）．頻度はそれほど高くありませんが，培養に時間がかかり見逃される可能性が高く，通常の微生物検査で同定が難しい菌の代表です．予想して検査室と協力しないと同定，確定診断がつきにくい微生物です．犬咬傷の病歴があった場合は，検体提出時に検査室にこの菌が出る可能性を伝え，血液培養の期間を少なくとも7日以上にしてもらい，同定も注意深く行ってもらうように依頼する必要があります．

　治療は第1選択はβラクタマーゼ阻害剤配合ペニシリン（AMPC/CVA，ABPC/SBT）で敗血症を起こしたときの死亡率は30～36％とされています[16)〜18)]．

7. その他の緊急的感染症

　その他，緊急的感染症として注意が必要なものとして，黄色ブドウ球菌心内膜炎，急性喉頭蓋炎を挙げます．これらの疾患の snap diagnosis のための pathognomonic（一目でわかる所見）な所見を写真で提示します（図29〜32）．急性喉頭蓋炎の特徴を表6に，血液培養グラム染色所見を図33に示します．

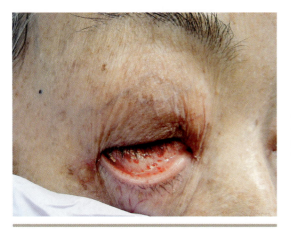

図29　黄色ブドウ球菌心内膜炎の眼瞼結膜出血点

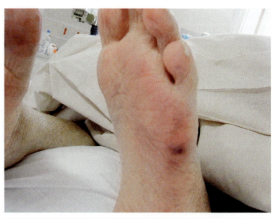

図30　足底の出血斑（Janeway lesion）

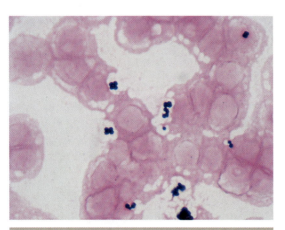

図31　血液培養グラム染色所見

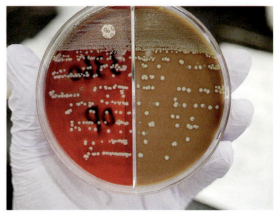

図32　同症例の寒天平板培地のコロニー

表6　急性喉頭蓋炎の特徴

- 喉頭蓋の蜂窩織炎
- 気道閉塞から窒息するリスクがある
- 死亡率は小児＜1％，成人≦3％
- *Haemophilus influenzae* が最も多い
- 小児では *Haemophilus*，成人ではその他の菌も原因となるが *Haemophilus* が最も多い
- 発熱，咽頭痛と流涎，hot potato voice（マフラーを巻いたような声）

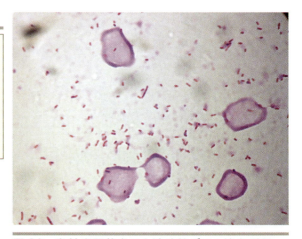

図33　急性喉頭蓋炎の血液培養グラム染色所見

take home message

- 致死的，緊急的感染症は予め知識を仕込んでおこう
- 気づくことが重要
- いろいろな機会を利用して疑似体験
- 「もし来たら見つけてやろう！」という気持ちで待ち構えよう

臨床で悩みがちな Q&A

Q1 壊死性筋膜炎を疑って外科医にコンサルトした際にデブリドマンを断られてしまったらどうしたらいいでしょうか．自分自身も経験が浅く，診断に自信がない場合は，あまり強くデブリドマンをお願いできないかもしれません．

A1 まずは診断が確定しているかどうかが重要です．壊死性筋膜炎と診断が確定している場合は，デブリドマンが遅れる，あるいは不十分だと生命予後に関わる可能性があります．

そのような場合は，もう一度生命予後に関して共通の認識をもっているかを確認することが重要だと思います．もし外科医が「手術が必要であることはわかるが全身状態が悪くてできない」ということであればおそらく外科的に手術適応がないと思われるので，内科的にできることを徹底的にやるしかありません．

明らかに壊死性筋膜炎と確定できる症例で，外科医に外科的治療の必要性について理解が得られない場合は，当該施設での外科的治療ができないことになるので，外科的治療のできる施設に転院も含めて検討することになると思います．これは例えば，脳外科のない病院で脳外科疾患が見つかり，適切な病院に転院の手続きをとるのと同じです．

もう1つは，確定診断がはっきりしていないが，壊死性筋膜炎が強く疑われるという場合で，この場合は確定診断をつけることを優先させるべきだと考えます．すなわち，すぐにデブリドマンの手術を依頼するのではなく，「壊死性筋膜炎が強く疑われるので診断確定のために筋膜の生検をしていただけませんか」という依頼を外科医にします．切開をおいて肉眼的に壊死組織が確認できればおそらくそのままデブリドマンの手術になると思います．肉眼的にはっきりしない場合は1 cm角ぐらいの筋膜を生検してもらい，病理と微生物検査に提出して内科的治療を続けます．その際切開創を閉鎖せずにセカンドルックがすぐにできる状態で観察するとよいと思います．内科的治療に反応して改善が得られれば，おそらくデブリドマンは必要ない状態であったと考えられますし，反応しない場合は治療経過がよくないことを理由に外科医に再度セカンドルックの手術を依頼して，壊死組織が見つかればデブリドマンをしてもらうことができます．

Q2 壊死性筋膜炎のように重症だと，A 群溶連菌でペニシリンが効くとわかっていても de-escalation するのはちょっと怖いような気がするのですが，やはりペニシリン G に de-escalation した方がいいのでしょうか．

A2 　A 群溶連菌（GAS）と確定した場合はペニシリンアレルギーで使用できない場合を除き，ペニシリン G が絶対的な適応となります．抗菌薬の抗菌力と抗菌スペクトラムはまったく切り離して考えるべきです．実際にペニシリン G の GAS に対する抗菌力はメロペネムを上回り，スペクトラムは狭くても GAS 等特定の菌に対しては極めて強い抗菌力を示します．過去の多くの経験，文献からペニシリン G が標準的な抗菌薬として確立しており，感染症治療の原則として診断が確定し，病原微生物が決まった場合は「使用すべき標準的抗菌薬」を用い治療することが極めて重要です．抗菌力があるからどの抗菌薬でもよいということではありません．このような状況で不必要に広域な抗菌薬を使用していると，個別には入院中の院内感染として耐性菌の感染症が起こるリスクを不必要に患者に負わせることになり，不適切と考えられます．病院全体の耐性菌の制御にも悪影響を与えます．

Q3 髄膜炎菌感染症の人をみたら，接触者の曝露後予防が必要だと聞いたことがあります．具体的にはどのくらいの接触で曝露後予防を考慮した方がいいでしょうか．

A3 　髄膜炎菌感染症における曝露後予防については直接飛沫を浴びるような曝露を受けたような「濃厚接触」の場合に予防的抗菌薬投与の適応があります．UpToDate® にもそれだけで 1 つの項目が記載されているぐらいです．大まかにまとめると，濃厚接触とは明確に定義はしにくいですが一般的に大体 1 m 以内（3 フィート）以内の距離に 8 時間以上いたか，発症 7 日前から治療開始 24 時間後までの期間に患者の口腔内分泌物を直接飛沫として浴びた場合とされています[19]．
　　また，以下の場合も濃厚接触と考えます．
・家族，ルームメイト，交際相手（intimate contacts），保育施設の接触者，同じ寮に入居中の若者，軍隊の施設に入所している隊員[20]．
・発端者から直接飛沫を浴びた旅行者，航空機で発端者の隣に座っていた旅行者（8 時間以上）
・口腔分泌物を曝露した者（例：親密なキス，マウストゥーマウスの蘇生，気管内挿管，気管内挿管の管理）[21]

Q4 ツツガムシ病や日本紅斑熱の診療経験がないのですが，疑った場合は確定診断を待たずにテトラサイクリン系で治療を開始した方がいいでしょうか．

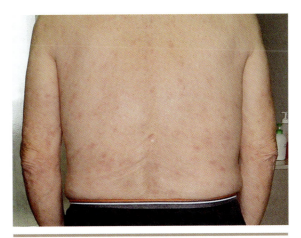

図34　日本紅斑熱の皮疹（背部）

A4　ツツガムシ病や日本紅斑熱（図34）は治療開始が早ければ致死率の低い疾患ですが，治療開始が遅れて重症化すると死亡例も報告されている疾患です．

　診断のための検査は現在最も診断効率がよいと考えられるのが，刺し口の痂皮の遺伝子検査（PCR）ですが，民間検査機関では行っていません．抗体診断もツツガムシ病については存在していますが，日本紅斑熱は民間検査機関では行っていません．したがって，強く疑った場合は他の鑑別疾患をよく除外した上で，可能性が高い状態で残る場合には治療開始することも選択肢の1つだと思います．ツツガムシ病の場合は抗体検査が可能なので，治療開始前と罹患して2週間以降の血清をペアで提出することが重要です．日本紅斑熱については地域の保健所を通して行政検査として都道府県の衛生研究所または国立感染症研究所で検査を受けることができる場合があるので，まずは地域の保健所か衛生研究所に相談するのがよいと思います．

文献

1) Corman ML：Classic articles in colonic and rectal surgery, Pilonidal Sinus. Dis Colon Rectum 24：324-326, 1981
2) Lynch AM, et al：Overwhelming postsplenectomy infection. Infect Dis Clin North Am 10：693-707, 1996
3) Sugita Y, et al：A polymerase chain reaction system for rapid diagnosis of scrub typhus within six hours. Am J Trop Med Hyg 49：636-640, 1993
4) Kim DM, et al：Clinical usefulness of eschar polymerase chain reation for the diagnosis of scrub typhus：a prospective study. Clin Infect Dis 43：1296-1300, 2006
5) Watanave T, et al：Serum (1-->3) beta-D-glucan as a noninvasive adjunct marker for the diagnosis of Pneumocystis pneumonia in patients with AIDS. Clin Infect Dis 49：1128-1131, 2009
6) Holdsworth RJ：Postsplenectomy sepsis and its mortality rate：actual versus perceived risks. Br J Surg 78：1031-1038, 1991
7) Stuck AE, et al：Risk of infectious complications in patients taking glucocorticosteroids. Rev Infect Dis 11：954-963, 1989
8) Thomas CF, et al：Pneumocystis pneumonia. N Engl J Med 350：2487-2498, 2004
9) Keane J, et al：Tuberculosis associated with infliximab, a tumor necrosis factor alpha-neutralizing

agent. N Engl J Med 345：1098-1104, 2001
10) http：//www.ryumachi-jp.com/info/guideline_TNF_140203.pdf）
11) Thompson MJ, et al：Clinical recognition of meningococcal disease in children and adolescents. Lancet 367：397-403, 2006
12) Flexner S：THE RESULTS OF THE SERUM TREATMENT IN THIRTEEN HUNDRED CASES OF EPIDEMIC MENINGITIS. J Exp Med 17：553-576, 1913
13) Heckenberg SG, et al：Clinical features, outcome, and meningococcal genotype in 258 adults with meningococcal meningitis：a prospective cohort study. Medicine (Baltimore) 87：185-192, 2008
14) Barquet N, et al：Prognostic factors in meningococcal disease. Development of a bedside predictive model and scoring system. Barcelona Meningococcal Disease Surveillance Group. JAMA 278：491-496, 1997
15) Janda JM, et al：Diagnosing Capnocytophaga canimorsus infections. Emerg Infect Dis 12：340-342, 2006
16) Lion C, et al：Capnocytophaga canimorsus infections in human：review of the literature and cases report. Eur J Epidemiol. 12：521-533, 1996
17) Pers C, et al：Capnocytophaga canimorsus septicemia in Denmark, 1982-1995：review of 39 cases. Clin Infect Dis 23：71-75, 1996
18) Le Moal G, et al：Meningitis due to Capnocytophaga canimorsus after receipt of a dog bite：case report and review of the literature. Clin Infect Dis 36：e42-46, 2003
19) Gardner P：Clinical practice. Prevention of meningococcal disease. N Engl J Med 355：1466-1473, 2006
20) Cohn AC, et al：Prevention and control of meningococcal disease：recommendations of the Advisory Committee on Immunization Practices (ACIP). MMWR Recomm Rep 62 (RR-2)：1-28, 2013
21) Apicella M, et al：Treatment and prevention of meningococcal infection. UpToDate®, 2013

20 非専門医のためのHIV感染症のマネジメント

松永直久

　HIVの患者は日本ではそんなに目にしないかもしれません．最初に1つ質問してみましょうか．サラッとHIVに関する質問ができる方，どのくらいいらっしゃいますか．なるほど，1/4くらいですね．3/4の方は自然に病歴を取りにくい感覚があるようです．

　非専門医がHIVに関わる場面としては，HIVと診断がついていない段階で日和見感染症で来院したときなどが考えられます．日和見感染症の診断をつけ，ひいてはその元となったHIVの診断をつけることが求められる．そのためにはHIVについての全体像を知っておくことは大変有意義なことです．このレクチャーが終わる頃には，HIVに対して抱く壁が少しでも低くなればと思います．

　このレクチャーでは，以下の3つのキーワードを軸に進めていきます．

・何かおかしい　　　　・基本は同じ　　　　・全身を診る

　流れとしては，まず症例の提示，次に性感染症（STI）のこと，そして，HIVにおける診断・疫学・治療の順番で説明します．それでは，症例から入っていきましょう．

1. 症例提示

32歳男性
【主訴】咳
【現病歴】2週間前から乾性咳嗽を自覚していたが，徐々に増悪し，呼吸困難感を覚えるようになったために受診した．呼吸困難感は，特に労作時に増悪していた．今回のエピソードで医療機関を受診したのは初めてであった．屋内外で症状の変化はない．周囲に同様の症状のものはいない．
【既往歴】花粉症　【家族歴】なし　【内服薬】なし
【生活歴】喫煙20本/日×15年，機会飲酒程度
【アレルギー歴】なし

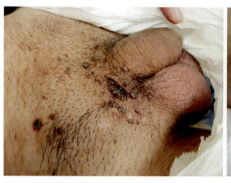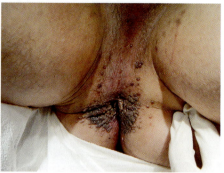

図1 尖圭コンジローマの所見
(松永直久：Head to Toe. JIM 16：940-942, 2006)

【身体所見】外見：no acute distress, 診察中咳嗽なし
　バイタルサイン：体温 37.4℃, 血圧 120/60 mmHg, 脈拍 72/分, 呼吸数 16/分, 酸素飽和度 95%（room air）
　肺：coarse crackles（−）, wheezing（−）
　心：整, S1, S2 正常, 雑音なし
　四肢：浮腫なし

　若い男性が2週間続く乾性咳嗽で呼吸困難感を訴え来院しましたが, 診察中は咳嗽もなく, 苦しそうな表情もみせていませんでした.「何かおかしい」感じがします. 酸素飽和度95%というのはいかがでしょうか.
（会場）やや低いと思います.
　そうですね. 基準値の範囲内と設定されていることも多いかと思いますが, やや低いと疑っていい値です. この「何かおかしい」感じを解きほぐすのにはどうしたらいいでしょうか.
（会場）現病歴, review of systems（ROS）, 既往歴, 社会歴などで, キーとなる情報を聞き漏らしていないか確認します.
　そうですね. どのような患者であっても,「基本は同じ」です. まず, 背景も含めて, 患者の全体像に迫ることが必要です. ほかに症状がないか, 誘因となっているものはないか, 聞き漏らしている既往歴はないか, 社会歴はもっと突っ込んで聞いた方がいいか. 性嗜好について質問してみたら, MSM（men who have sex with men）でした. MSMだからといって差別的に考えていく必要はまったくありません. やはり「基本は同じ」で, さらに全体像に迫っていくのみです.
　他に気になる症状はないかと伺うと, 陰部, 肛門周囲に気になるものがあるとのこと.「全身を診る」を実践したところ, 図1[1]のような所見が認められました. 何だと思いますか？

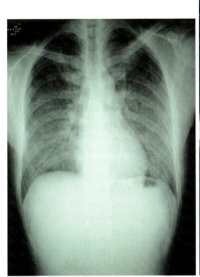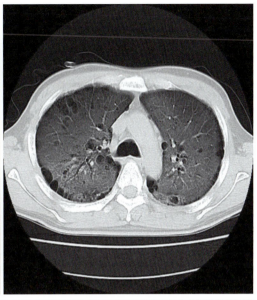

図2 胸部画像
(松永直久, 他:HIV と重症感染症. INTENSIVIST 2:157-167, 2010)

(会場) …….

　これは尖圭コンジローマの所見です. 肛門周囲に存在するということは, 性交渉の場において, 肛門で性器の挿入を受けていることを示唆しています. ただ, 他に身体所見上特記すべきものは観察できませんでした. 次に行うべきことは何でしょうか.

(会場) 胸部X線を行いたいところです.

　そうですね. 胸部X線を行ったところ両肺に間質影がありました. また, 血液検査ではLDHが上昇. 今までの所見とこの結果ですでにピンと来ている方もいるかもしれません. 患者にHIV検査の必要性を説明して, 迅速検査を行ったところ陽性でした.（後日, Western blot法にて確定診断）

　HIV陽性者の合併症の中で, 最も重要ともいえるニューモシスチス肺炎（PCP）の症例で, ST合剤で治療しました. PCPの患者の場合, 一見呼吸に問題がないようでも, 歩くと呼吸が荒くなり, ストンとSpO_2が低下することもあるのを頭の片隅に入れておいてもいいでしょう. 胸部画像では, 図2のようなすりガラス状の間質影が典型像です[2].

　HIV感染ならびにそれが進行したAIDS（後天性免疫不全症候群）では, CD4陽性リンパ球数の減少とそれに伴う細胞性免疫低下が起こり, さまざまな日和見感染症を認めるようになります（図3）[3]. CD4陽性リンパ球数200/μL以下となると, PCPは発症のリスクが高いのでST合剤の予防投与が必要となります. PCPの特徴を表1[4-6]にまとめました. それでは, 次の症例に行きましょう.

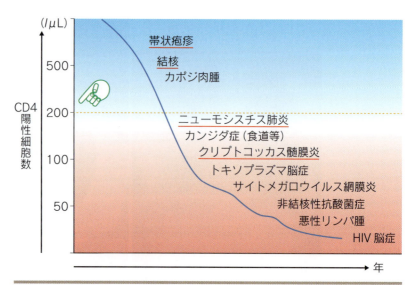

図3　CD4陽性Tリンパ球数と合併症
（HIV/AIDS先端医療開発センター http://www.onh.go.jp/khac/knowledge/hiv_aids.html）

表1　ニューモシスチス肺炎（PCP）の特徴

- 原因微生物…*Pneumocystis jiroveci*
- リスク因子…CD4数＜200/μL，リンパ球中のCD4の割合＜14％，口腔カンジダ，AIDSの既往
- 症状…徐々に進行する乾性咳嗽・呼吸困難．安静時で問題なくても安心してはいけない．歩行させてみて初めて，呼吸困難がはっきりすることもある
- 身体所見…PCP特有の所見に乏しい．口腔カンジダの所見を認めることもある
- 血液検査…LDH高値（＞500 mg/dLのことも多い），β-Dグルカン高値
- 画像検査…胸部X線でびまん性の両肺野間質影．正常のことも．気胸を合併することもある．早期では正常のこともあるが，疑わしい場合は胸部CTの施行を検討する．
- 治療…高用量ST合剤トリメトプリムとして15-20 mg/kg/日×21日．日本では発熱，発疹などの副作用によりST合剤完遂できる例は少ない（完遂率21～33％）〈プレドニゾロンの併用（PaO$_2$＜70 mmHgまたはA-aDO$_2$≧35 mmHgのとき）〉プレドニゾロン40 mg×2（5日）→40 mg×1（5日）→20 mg×1（11日）
- 予防…上記のリスク因子に相当する場合，一次予防としてST合剤1日1錠．治療後の二次予防としてST合剤1日1錠．予防内服は少なくとも3か月以上．CD4数≧200/μLが継続した場合に終了

（今村顕史，他：ニューモシスチス肺炎治療におけるアトバコンの位置づけについての検討．日エイズ会誌 12：354，2010）
（青木孝弘，他：［ニューモシスチス肺炎 up date］ニューモシスチス肺炎の治療．日本胸部臨床 69：131-136，2010）
（Panel on Opportunistic Infections in HIV-Infected Adults and Adolescents. Guidelines for the prevention and treatment of opportunistic infections in HIV-infected adults and adolescents: recommendations from the Centers for Disease Control and Prevention, the National Institutes of Health, and the HIV Medicine Association of the Infectious Diseases Society of America. Available at http://aidsinfo.nih.gov/contentfiles/lvguidelines/adult_oi.pdf. Accessed February 18, 2015）

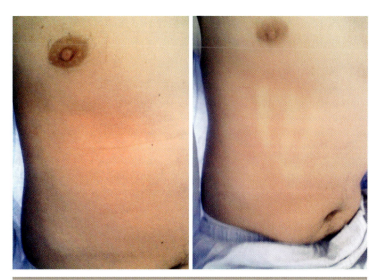

図4　体幹全体に紅斑

40歳男性

【主訴】発熱

【現病歴】10日前に発熱，咽頭痛，頭痛を認め近医受診．抗菌薬，解熱薬にて奏功せず．体幹に皮疹も出現．咽頭痛は1週間で軽快したが，38℃，時には40℃の発熱が続くため来院．発熱精査のため入院となった．

【既往歴】なし【家族歴】なし【内服薬】なし

【生活歴】喫煙　10本/日×20年．機会飲酒程度．

【アレルギー歴】なし

【身体所見】体温 38.5℃，血圧 130/68 mmHg，脈拍 104/分，呼吸数 14/分

　General：重篤感なし

　頸部：前頸部リンパ節軽度腫脹（＋）．項部硬直なし．

　肺：呼吸音清

　心音：整，心雑音（－）

　腹部：軟，圧痛（－），腸音あり，肝・脾臓触知せず

　皮膚：体幹全体に紅斑（図4）

　この症例は不明熱として入院精査され，種々の検査がすでに出されていました．不明熱といえば，感染症，膠原病，悪性疾患といった大きな枠で考えていくことになります．発熱が2週間も続いていて，皮疹もあるが，重篤感がない．「何かおかしい」．「基本は同じ」です．繰り返しになりますが，背景も含めて，患者の全体像に迫ることが必要です．「他に症状がないか」「誘因となっているものはないか」「聞き漏らしている既往歴はないか」「社会歴はもっと突っ込んで聞いた方がいいか」．
　既往歴をもう一度詳しく聞いてみると，肝炎の既往があったと教えてくれまし

表2 急性HIV感染症でみられる症状

・発熱	96%	・口腔カンジダ症	12%
・全身倦怠感	80%	・神経症状	12%
・リンパ節腫大	74%	・皮膚粘膜潰瘍	15%
・咽頭痛	70%	・血小板減少症	45%
・皮疹	70%	・白血球減少症	40%
・筋・関節痛	54%	・肝酵素の上昇	21%
・盗汗	50%		

(Kahn JO, Walker BD. Acute human immunodeficiency virus type 1 infection. NEJM 339：33-39, 1998)

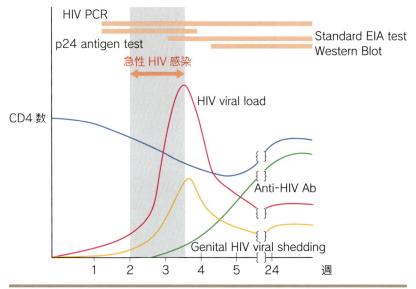

図5 HIVウイルス量，CD4数，抗体価の動き
（東京医科大学 臨床検査医学分野 村松崇先生のご厚意による）

た．しかもA型であったと．特に途上国への旅行歴もない方でした．A型肝炎は性感染症の側面もあります．

1つのSTI（性感染症）を見つけたら別のSTIも検索する．これは鉄則です．そして，不明熱の原因となりうるSTIの1つとしてHIV，特に急性HIV感染症を考え，血漿HIV-RNA検査を提出したところ陽性でした．急性HIV感染症の所見は非特異的であり（**表2**）[7]，インフルエンザ様症状，伝染性単核球症様症状，髄膜炎症状といったものがみられます．潜伏期は2〜4週間といわれ，window periodが数か月となる古い世代の抗体検査では陰性となることもあります．疑い例では血漿HIV-RNA検査の提出を考慮します（**図5**）．

さらに，症例を続けましょう．

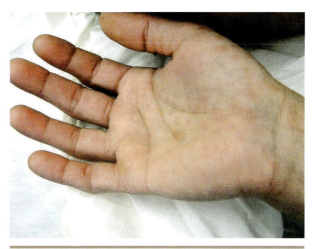

図6　手掌に皮疹が出現
（松永直久：「何かおかしい」．JIM 16：844-847，2006）

32歳男性
【主訴】咽頭痛
【現病歴】1週間前から咽頭痛が出現．疼痛増強のため来院．3週間前には手掌に皮疹が出現していた（図6と同様の所見）[8]．
【身体所見】体温 36.5℃
咽頭：後咽頭左上部に 1.5 cm 大の発赤
リンパ節：両鼠径リンパ節　1.5 cm 大　無痛性　複数

これはいわゆる snap diagnosis です．手掌・足底に皮疹をきたすものは限られており，その中でもまず梅毒を考えたいところです．ただ，咽頭の所見は梅毒として典型的な所見ではありません．「何かおかしい」と思い，HIV の検査を提出したところ，血清 HIV 抗体検査陰性，血漿 HIV-RNA 検査陽性でした．

1つの STI（性感染症）を見つけたら別の STI も検索する．やはり鉄則です．しかも，非典型的な所見であったときときには，積極的に HIV を探していく価値はあります．他にも，こんな症例がありました．

30歳代男性．
　精神疾患を専門に扱う病院に入院したが，神経梅毒と判明した．精神科医から治療に関する質問があった．患者は日系ブラジル人であった．ブラジルは日本よりは HIV 感染者が多い国であり，梅毒を罹患していることから，HIV 検査も勧めたところ，血清 HIV 抗体検査陽性．

2. 性感染症（STI）

　STIはいわゆる淫らな人の病気ではありません．STIについては「自分に限ってSTIにかかるわけがない」「本番（性器の挿入）してないから大丈夫」「風俗の人は定期的に検査しているから安全」「HIVがあるかどうかは献血で調べればいいや」といった誤解もあります．

　しかし，オーラルセックスも含めて性交渉の経験者にはみなSTIのリスクはあります．性風俗業に従事している人の中には定期的に検査を受けている方はいますが，直近の検査が陰性であったからといって，現在，性感染症にかかっていないとはいえません．検査を受けたときがwindow periodであったかもしれませんし，検査を受けた後に感染を起こしているかもしれません．また，HIV検査目的の献血は決して行ってはならないものです．確かに今はHIV検出検査の精度が上がってきています．しかし，ゼロにはできません．ですから，血液を介して感染する感染症のリスクがある方は，HIVに限らず献血を行ってはいけないのです．

　性行為自体は人間として特別なものではありません．愛情を確認しあうコミュニケーションであり，その結果，妊娠，出産，新しい家族の形成へとつながっていきます．そして，性交渉の経験者はみなSTIのリスクがあるからこそ，私たちは性感染症の診療についても理解をしていく必要があるのです．といっても，オープンな話題にはしにくく，特有の難しさはあります．

　診断前の難しさを患者の側からみてみると，「自分に限ってかかるはずはないだろう」「自分は現在のパートナーとしか関係をもっていないから大丈夫だろう」「場所が場所だけに目を背けてしまう」といったところから受診につながらないという点があります．「自分に限って」というのが成り立たないのはすでに述べた通りです．「自分は現在のパートナーとしか関係をもっていないから大丈夫だろう」というのも成り立たないのが厳しい現実です．自分のパートナーが関係をもっているのは自分だけとは限りません．また，パートナーは過去の相手から感染していたものの，症状が出ていない状態かもしれません（不顕性感染）．

　医師の立場からみた難しさも取り上げてみましょう．「患者からはっきり訴え出ない」「積極的に疑わなければ診断できない」「診察を積極的には行いにくい部位」といったところが挙げられます．

　性感染症は診断後の難しさもあります．患者に特定のパートナーがいた場合には，そのパートナーを治療しないと，せっかく患者を治療しても再感染してしまうということです（ピンポン感染）．しかし，そのためには患者からパートナーに言ってもらわなければなりません．2人の関係に変化が起きうることなので，患者に言いにくいことではありますが，伝えなければなければならないことでもあります．

表3　STI 問診の tips

- STI に関する質問をする理由をきちんと伝える
- 「みなさんに聞いているんですけど」という枕詞を使う
- 「既往歴は？」「性感染症にかかったことは？」
  → 意外と答えてもらえないので，クラミジアなどの個々の疾患の有無を聞く
- 肝炎を足掛かりに．ウイルス性肝炎（A，B，C）は STI の側面もある

3. STI 関連の問診で大切なこと

　STI 関連の問診は，聞く方も聞かれる方も身構えてしまうものです．そこで大切になってくるのが，「プライバシーの配慮」「Non-judgmental であること」「平常心」です．

　プライバシーの配慮は当然のことでしょう．Non-judgmental とはどういうことでしょうか．患者の行為に良いとか悪いとかの自分の解釈や判断を入れず，あくまでも客観的に情報を引き出すということです．平常心が必要なこともいうまでもないでしょう．こちらが必要以上に身構えてしまえば，それが相手にも伝わり，答えにくくなってしまいます．STI 問診の tips を表3にまとめました．「このような症状の方みなさんに聞いているのですが」とアプローチすると意外と答えてくれます．また，「今までに何か病気にかかりましたか」「性感染症にかかったことありますか」と聞いても答えてもらえないことが多いのですが，「クラミジアにかかったことありますか」などと個々の疾患について聞いていくと，「そういえば」といって罹患していたことを教えてくれることがあります．

　肝炎を足掛かりに，他の STI について問診していくという手段もあります．ウイルス性肝炎，特に A 型，B 型は STI でもある（C 型も否定はしきれない）のですが，肝炎という名前が性感染症をイメージさせないため，導入として用いやすいという側面があります．STI の問診をする理由をきちんと伝えることも大切で，そうすればきちんと答えてくれることが多いです．

4. HIV の診断

　これまで挙げた症例のような形で HIV の診断がつくわけですが，HIV の診断についてもう少し掘り下げてお話しします．HIV は感染して血中に入ると，主に細胞性免疫を担当する CD4 陽性リンパ球に感染します．急性期には大量の HIV ウイルスが血中に存在し，CD4 陽性リンパ球数も減少し，インフルエンザ様症状や伝染性単核球症様症状を呈します（急性期）．その後，HIV ウイルスは減少し，CD4 陽性リンパ球数は改善したのち，徐々に減少傾向となりつつも症状が出てこない時期が 7〜8 年続きます（無症候期）．その後，さらに CD4 陽性リンパ球数が減少し，

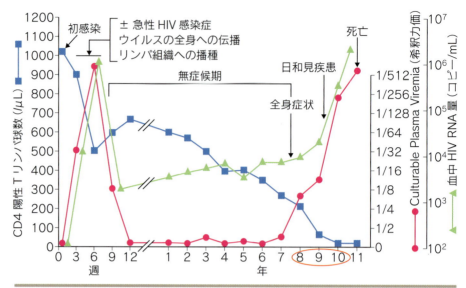

図7　HIV感染症の臨床経過
(Fausi AS, et al：Immunopathogenic mechanisms of HIV infection. Ann Intern Med 124：654-663, 1996 を改変して引用)

表4　AIDS指標疾患

●真菌症 　・カンジダ症（食道，気管，気管支，肺） 　・クリプトコッカス症（肺以外） 　・コクシジオイデス症 　・ヒストプラズマ症 　・ニューモシスチス肺炎 ●原虫感染症 　・トキソプラズマ脳症 　・クリプトスポリジウム症 　・イソスポラ症 ●細菌感染症 　・化膿性細菌感染症 　・サルモネラ菌血症 　・活動性結核 　・非結核性抗酸菌症	●ウイルス感染症 　・サイトメガロウイルス感染症 　・単純ヘルペス感染症 　・進行性多巣性白質脳症 ●腫瘍 　・カポジ肉腫 　・原発性脳リンパ腫 　・非ホジキンリンパ腫 　・浸潤性子宮頸癌 ●その他 　・反復性肺炎 　・リンパ性間質性肺炎・肺リンパ過形成 　・HIV脳症 　・HIV消耗症候群

(平成25年度厚生労働省科学研究費補助金エイズ対策研究事業 HIV感染症及びその合併症の課題を克服する研究班．抗HIV治療ガイドライン 2014年3月より)

　日和見感染症に罹患するなど，AIDS（後天性免疫不全症候群）を発症し，無治療では死に至ります（図7）[9]．
　AIDS指標疾患として**表4**[10]のような疾患が挙げられています．**表5**はHIV感染の時期によりにどのような形でHIVに出合うのかをまとめたものです．日和見感染症の中には，予防投与が推奨されているものもあります．CD4陽性リンパ球数が200/μLを下回ると，PCP予防にST合剤が開始となり，50/μLを下回ると播

表5 HIV 感染の時期別にみた HIV 診断のきっかけ

急性期	無症候期	AIDS 発症期
インフルエンザ様症状	性感染症（肝炎・赤痢アメーバ症も含む）	PCP
伝染性単核球症様症状	繰り返す帯状疱疹	クリプトコッカス髄膜炎
無菌性髄膜炎	口腔カンジダ	他，種々の日和見感染症
皮疹	脂漏性皮膚炎，結核，検査（任意検査・術前検査等）	

表6 代表的な AIDS 指標疾患の症状

	症状	疑われる AIDS 指標疾患
神経症状	巣症状	トキソプラズマ，脳悪性リンパ腫，進行性多巣性白質脳症
	精神異常	CMV 脳炎，HIV 脳症
	頭痛・嘔吐・発熱	クリプトコッカス症
	末梢神経障害	CMV 神経炎，HSV 感染症

	症状	疑われる AIDS 指標疾患
肺	呼吸器症状	（結節性）クリプトコッカス症，肺結核，悪性リンパ腫など （肺炎）PCP, 肺結核, MAC, CMV 肺炎

	症状	疑われる AIDS 指標疾患
消化管疾患	嚥下時つかえ感	食道カンジダ症
	嚥下時痛・前胸部痛	食道カンジダ症，CMV 食道潰瘍，特発性潰瘍など
	心窩部痛・腹痛	CMV 胃潰瘍・大腸炎，MAC 腸炎
	下血	CMV 大腸潰瘍など
	下痢	クリプトスポリジウム症，CMV 腸炎，MAC など

	症状	疑われる AIDS 指標疾患
腹腔内・皮膚	腹腔内リンパ節腫大	肺外結核，MAC，悪性リンパ腫など
	皮膚の黒褐色病変	カポジ肉腫（KS）

（相野田祐介，他：見おとし注意！「知る」「診る」「気づく」診断のポイント．第2版，(株)オーエムシー，2010 より）

種性非定型抗酸菌症予防にアジスロマイシンの週1回投与が開始となります．また，表6[11]では症状別にどのような日和見感染症が考えられるかがまとまっています．口腔カンジダ，脂漏性皮膚炎は無症候期と呼ばれている時期でも認められることがあります（図8）[1,12]．他に，AIDS 指標疾患の1つである，カポジ肉腫も皮膚所見から推察することがあります（図8）[1]．

　HIV/AIDS に関する診療であっても「基本は同じ」であり，「全身を診る」ことが大切です．身体診察では，診ようとする人に所見がみえてくるという側面があります．また，毎日，繰り返して行うことでみえてくるものもあります．眼，皮膚，リンパ節，心音，腹部などは特に注意したいところです．原因不明の皮疹，リンパ節腫大，肝腫大は生検の対象となりえます．また，いつも診ないところを診る．特に，「孔の周り」に注意せよともいわれています．眼，耳，鼻，口，肛門です．「繰り返す」ということがキーになることもあります．

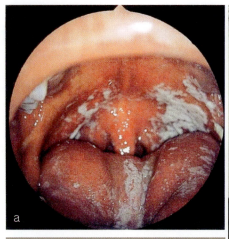
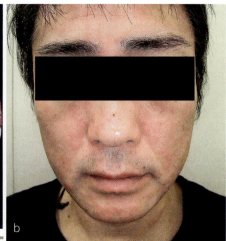

図8 視診でわかる HIV の合併症
a：口腔カンジダ
（瀬野悟史先生の許可を得て再掲載）
b：脂漏性皮膚炎
（齋藤万寿吉, 他：HIV 感染と脂漏性皮膚炎.
MB Derma 195：17-21, 2012）
c：カポジ肉腫
（松永直久：Head to Toe. JIM 16：940-942, 2006）

症例 5

25 歳男性
【主訴】左下腹部痛
【現病歴】数日前より左下腹部にヒリヒリした感覚が出現．だんだんと鋭い痛みを自覚するようになり来院．疼痛は食事と関係なく，外傷もない．
【既往歴】【家族歴】【内服薬】【生活歴】【アレルギー歴】特記事項なし
【身体所見】体温 36.7℃，血圧 114/58 mmHg，脈拍 72/分，呼吸数 12/分，皮膚所見以外特記事項なし

　残念ながら皮膚所見の写真は残っていなかったのですが，図9のような所見が左下腹部にありました．この疾患は何でしょうか．
会場：帯状疱疹です．
　そうですね．帯状疱疹の場合，いつも聞いている質問があります．「このような症状は初めてですか」ということです．この患者では 2 年前も帯状疱疹がありました．若年で帯状疱疹を繰り返す．「何かおかしい」と思い，検査したところ HIV 陽性でした．
　他にも，「繰り返す」ことがキーになった事例がありました．

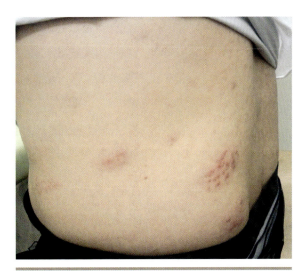

図9　帯状疱疹

40歳代男性

　肺炎球菌性肺炎で入院．40代で肺炎球菌性肺炎というのも「何かおかしい」と考え，肺炎の既往歴を尋ねたところ，2回目だと判明．実はAIDS指標疾患の1つに反復性肺炎がある．また，白血球分画をみるとリンパ球数が少なかった（HIV感染を受けるとCD4陽性Tリンパ球が少なくなり，リンパ球数が少なくなる）．気になる点が重なったため，患者に説明した上でHIV検査を施行したところ陽性であった．

　今まで見てきたように，HIVと診断するにはいろいろなヒントが隠れているのをあぶりだす作業になります．わが国において初診時に聴取された現病歴を診てみると，B型肝炎と梅毒が多く（図10）[13]，初診時に発症していたAIDS指標疾患では冒頭の症例のようなPCPが多いことが日本のデータでも示されています（図11）[13]．また，AIDS指標疾患以外のHIV検査のきっかけとしては，これもすでに述べた梅毒，急性HIV感染疑いなどが挙がっていますが，術前検査で見つかる方もいます（図12）[13]．

5. HIV検査の流れ

　HIVの検査では，まずELISA法による抗体検査がスクリーニングとして行われます．偽陽性は約0.3％と言われていますが，これが陽性または判定保留となると確認検査として，Western blot法と核酸増幅検査法が同時に行われます．そして，これらの検査の組み合わせによって判定されていきます．スクリーニング検査が陰性の場合には，非感染もしくはwindow periodと考えられます（表7）[14]．

　HIV検査では妊婦や自己免疫性疾患患者で偽陽性となることがあります．妊婦

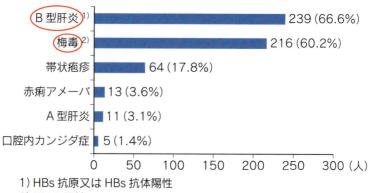

1) HBs 抗原又は HBs 抗体陽性
2) TPLA 陽性

図10　初診時に聴取された既往歴

〔図10〜12とも，浅畑さやか，他：当院における初診の HIV/AIDS 患者の動向（2005-2009 年）．日エイズ会誌 12：394, 2010, 東京女子医科大学病院感染対策部感染症科 浅畑さやか先生のご厚意による〕

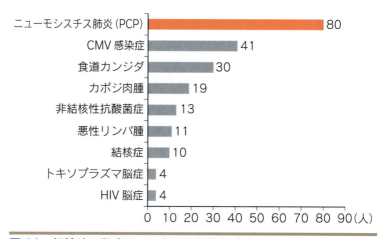

図11　初診時に発症していた AIDS 指標疾患

における真の HIV 陽性率は 0.0085%，スクリーニング検査陽性の妊婦のうち，真の陽性は 8.3%（7/84）であったという報告もあります[15]．HIV の診断が確定となったら，サポートが必要となります．HIV はもはや亡くなる病気でないこと，患者が疾患の正しい知識を理解できるようサポートすることなどを伝えていかなければなりません（**表8**）[16]．

6. HIV/AIDS の疫学

HIV の感染経路としては，性行為，血液，母子感染があります．MSM における感染が多く報告されていますが，日本の場合，非加熱製剤使用者（1970 年代後半〜80 年代）での陽性例が社会問題となりました．

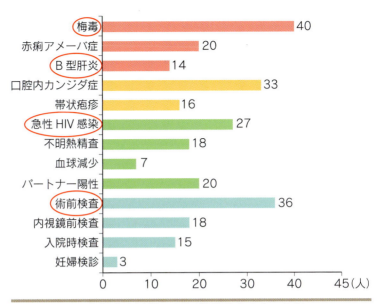

図 12　AIDS 指標疾患以外の HIV 抗体検査のきっかけ

表 7　HIV 確定診断

HIV-1 検査結果		判定・指示事項
Western blot 法	核酸増幅検査法	
陽性	陽性	HIV-1 感染者
	検出せず	HIV-1 感染者（専門医に相談）
保留	陽性	急性 HIV-1 感染者
	検出せず	HIV-2 の確認検査を実施．陰性時は保留とし 2 週間後に再検査*
陰性	陽性	急性 HIV-1 感染者．後日 Western blot 法で陽性を確認
	検出せず	HIV-2 の確認検査を実施．陰性時は保留とし 2 週間後に再検査*

*HIV-2 確認試験が陽性の場合は HIV-2 感染者
　両者が陰性の場合は非感染者
（山本直樹，他：診療における HIV-1/2 感染症の診断ガイドライン 2008．日エイズ会誌 11：70-72，2009）

表 8　HIV 診断時に必要なサポート

・HIV はもはや亡くなる病気ではない ・HIV は外来で診ていく病気 　（糖尿病と同様） ・家族やパートナーへの告知を急ぐことはない	・患者が疾患の正しい知識を理解できるようサポート ・必要時には臨床心理士の手配 ・HIV 陽性者が子供を持つ手段がないわけではない

（中四国エイズセンター編．初めてでもできる HIV 検査の勧め方　告知の仕方 ver 4．http://www.aids-chushi.or.jp/care/ronbun/05/0503.html）

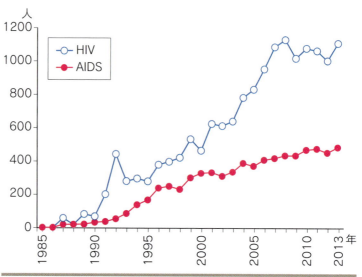

図13 わが国のHIV/AIDS患者報告数
（厚生労働省エイズ動向委員会．平成25（2013）年エイズ発生動向—概要—）

表9 HIV新規発生患者 国際比較（2013年）

	日本	米国	世界
①HIV年間発生数	1,590	47,352	210万
②人口（×10万）	1,270	3,170	71,400
①/②	12.5	149	294

（厚生労働省エイズ動向委員会，総務省統計局，CDC，アメリカ合衆国国勢調査局，国連合同エイズ計画，Population Refference Bureauから発表されている統計を用いて作成）

　欧米では，違法静注薬使用者（IV Drug User）が15％程度を占め，また売春も含めた異性間の性交渉による感染も多く報告されています[17]．わが国のHIV/AIDS報告数は上昇傾向にあり（図13），2013年に新規にHIV（AIDS未発症）と診断された人は1,106人，AIDS発症者は484人でした．感染経路別でみると同性間の性的接触が多く，HIV（AIDS未発症）では70.5％，AIDSでは56.4％でした．次に多いのが異性間の性的接触で，それぞれ17.5％，24.0％となっていました．年齢別にみるとHIV感染者は20歳代，30歳代に集中しており，AIDS患者では20歳以上に幅広く分布し，特に30歳代，40歳代に多くなっています．また，60歳以上のHIV感染者（70件）およびAIDS患者（79件）報告数がいずれも過去最多となっているのは注目に値します[17]．

　世界的な指標からみるとHIV新規発生患者数は多くないようにみえますが（表9）[18]，年々増加傾向にあることは頭に入れておかなければいけません．

7. HIV 診断後の流れ

　HIV と診断されたら，長期的には HIV 専門医によってフォローされますが，ざっと流れを押さえておきましょう．HIV と診断されると，CD4 陽性リンパ球数および割合，HIV 耐性検査，血漿 HIV-RNA 定量検査を行い，患者が今 HIV 感染のどのステージにいるかを確認します．また，共感染や合併症に関する検査として，胸部 X 線，CMV などのヘルペスウイルス属のスクリーニング，子宮頸部の細胞診（女性），他の性感染症のスクリーニング，*Toxoplasma gondii* の血清学的検査，結核のスクリーニング，A・B・C 型肝炎ウイルスのスクリーニングなどを行っていきます．もちろん，一般血算，生化学検査，空腹時血糖，尿定性・沈渣などの患者のベースラインの状態を知る一般的な検査も欠かせません[19]．HIV 患者であっても「基本は同じ」です．

　患者を支援する体制も大切です．心理的支援，社会的支援のために臨床心理士やソーシャルワーカーなども含めたチーム医療がキーとなってきます．もし，抗 HIV 薬を用いることになったら，薬剤費だけで 1 か月あたり 20 万円程度かかるようになります．患者は自治体に交付申請を行って身体障害者手帳を取得し，重度心身障害者医療費助成制度や自立支援医療を用いて経済的な支援を受けながら治療を続けていく形となります．

　現在，抗 HIV 薬は，作用機序により主として NRTI（核酸系逆転写酵素阻害薬：nucleoside/nucleotide reverse transcriptase inhibitor），NNRTI（非核酸系逆転写酵素阻害薬：non-nucleoside reverse transcriptase inhibitor），PI（プロテアーゼ阻害薬：protease inhibitor），INSTI（インテグラーゼ阻害薬：integrase strand transfer inhibitor）に分けられています（**図 14**）[20]．HIV は単剤投与では薬剤に対して耐性を獲得しやすく，併用療法が基本であり，キードラックとして NNRTI，PI，INSTI のどれかを 1 剤，加えてバックボーンとして NRTI を 2 剤選択していきます．

　この形の併用療法が出現した 1996 年から，HIV 診療は大きく変わりました．HIV は「亡くなる病気」から「うまく付き合っていく病気」となったのです（**表 10**）．そうはいっても，初期の頃は 1 日 3 回計 20 錠服用しなければならないものもあるなど，毎日服用し続けるのもかなり大変でした．しかも，服薬率 90〜94.9％であったとしても治療成功率はわずか 45.4％，95％以上で初めて 78.3％という成績になるという報告もありました[21]．1 日 1 回 1 錠という当時では考えられないくらい楽な方法であっても，2 週間に 1 度飲み忘れただけで 93％になってしまうことを考えると，かなり厳しい条件であることがわかります．投与回数，副作用などの服薬率に影響するさまざまな面で改良が進み，今や本当に 1 日 1 回 1 錠の合剤でよいという選択肢が生まれるまでになりました．ただ，ここまで進歩していても，いまだに HIV ウイルスを完全に体内から駆除する方法は見つかっていません．また，長期間投与することで，腎障害や脂質異常症などの長期的な合併症のリスクも上

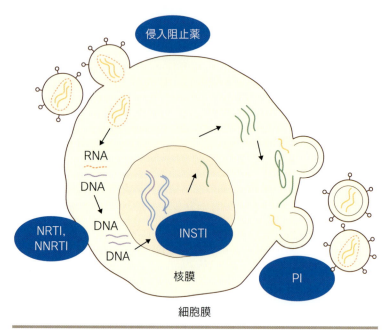

図14 抗HIV薬の作用点
(Simon V, et al：HIV/AIDS epidemiology, pathogenesis, prevention, and treatment. Lancet 368：489-504, 2006 を改変して引用)

表10 HIV/AIDS の歴史（米国）

1981	・ロサンゼルスで5件続いたPCPの症例報告（MMWR）
1983-4	・HIVの分離・同定
1987	・核酸系逆転写酵素阻害薬（AZT）承認
1996	・多剤併用療法（HAART）開始（前後して多数のPI，NNRTIが承認）
2006-7	・副作用の少ないPI，INSTI，新たな侵入阻害剤が承認 ・STR（1日1回1錠）承認 ・Singel Treatment Regimen
2011	・HPTN 052 試験 「治療による予防」

がってきます．ですから，やはり「うまく付き合っていく」必要があるのです．

　HIV 診療の領域では薬剤や臨床研究などの進歩が著しく，治療のガイドラインは基本的には毎年改訂されます．海外では半年で改訂に至った事例もありました．2014 年のわが国の抗 HIV 治療ガイドラインにおける抗 HIV 治療の開始時期は以下のようになっています[10]．

> - HIV感染症診断時にCD4陽性Tリンパ球数が350/μL以下の症例，AIDS発症している症例は，なるべく早期に抗HIV治療を開始する．ただし，エイズ指標疾患が重篤な場合や，免疫再構築症候群（IRIS）[※1]が危惧される場合は，エイズ指標疾患の治療を先行させる．
> - CD4陽性Tリンパ球数が351～500/μLの症例では，経過観察するよりも積極的な治療開始が勧められる．CD4陽性Tリンパ球数が500/μLより多い症例では，結論は出ていないが2次感染を防ぐ観点から治療を開始してもよい．
> - B型肝炎合併例でB型肝炎ウイルスの抗ウイルス療法が必要な症例，HIV関連腎症合併例，妊婦では，CD4陽性Tリンパ球数にかかわらず抗HIV治療の開始の適応がある．

8. HIV患者が受診したら

「基本は同じ」です．「主訴は何か」「重症なのか」「原因は何か」．病歴と身体診察から始めて把握していくことは変わりません．ただ，HIVに関して把握しておきたいことを，あえて1つだけ挙げるとしたら，何だと思いますか．
（会場） 投与している薬の種類ですか．
　確かに大事ですね．副作用の問題もありますし．ただ，昔ほど重篤な副作用をいろいろと考えなければならないことはなくなっています．他にはどうでしょうか．
（会場）「いつから薬を始めたか」ですか．
　これも大事です．でも，なぜそのように考えたのですか．
（会場） 先ほど，IRISの話が出てきていたので．
　素晴らしい．ただ，もう一歩進めて，なぜIRISが問題になるのか，ということに絡めて考えてみるとどうでしょう．
（会場） CD4の数ですか．
　そうですね．患者はCD4陽性Tリンパ球数を覚えていることが多いです．これを聞くことで，500/μL以上で特にHIVだからといって特別視しなくていいのか，200/μL以下でPCPなどの日和見感染症を意識しなければいけないのか，50/μL以下で播種性非定型抗酸菌症をはじめとした数々の日和見感染症を意識しなければいけないのか，方向性がみえてきます．ただ，CD4陽性Tリンパ球数が低く，明らかにHIV感染症に関連した問題だとわかる場合以外には，主治医の施設に連絡

[※1]：免疫再構築症候群（IRIS：immune reconstitution inflammatory syndrome）…免疫不全が進行した状態で抗HIV治療を開始した後に，日和見感染症などが発症，再発，再増悪する状態のこと．抗HIV治療によってCD4陽性Tリンパ球数が増加するなどして患者の免疫能が改善するが，制御性T細胞活性の低下が持続しているために，体内に存在する病原微生物などに対する免疫応答が過剰に誘導されるために起こると考えられている．

表11 注意すべき処方

胃炎	H$_2$ブロッカー，プロトンポンプ阻害薬
睡眠薬 （特にベンゾジアゼピン系）	基本的にはダメ． ロラゼパム，オキサゾラムは例外
片頭痛薬	エレトリプタンはダメ（特にPI）
喘息	サルメテロール吸入はダメ（特にPI）． フルチカゾン吸入，アドエア®吸入は注意

をとって相談してみるのが現実的な対処法かと考えます．

　HIV特有の疾患ではないとわかった後に薬を処方したい時のことを考えてみましょう．抗HIV治療薬を服用している患者では，薬物の相互作用が気になると思います．でも，基本的には特に気にしなくても大丈夫です．PL配合顆粒®，NSAIDsなどは処方したくなる場面も多いかもしれませんが，問題ありません．他に，心筋梗塞が問題となるような状況を例にとってみると，アスピリン，クロピドグレル，硝酸薬，β遮断薬，tPAなどは大丈夫です．

　ただ，確かに相互作用を考えた時に注意した方がいい処方もあります．救急や一般外来にふらっとやってきた時に問題となるものを表11にまとめました．胃炎の時，H$_2$ブロッカーを出す時には慎重に，プロトンポンプ阻害薬については特に慎重になる必要があります．また，睡眠薬，特にベンゾジアゼピン系薬は基本的にはダメです．ロラゼパム，オキサゾラムは例外です．片頭痛薬として用いられるエレトリプタンもダメです．気管支喘息では，サルメテロールの吸入はプロテアーゼ阻害薬を服用している人では避けた方が無難です．フルチカゾン成分の吸入も注意が必要です．

9. HIV専門医からのメッセージ

　ここで，国立国際医療研究センターで数多くのHIV患者を診療してきた塚田訓久先生による，ルーチンでHIV患者を診るわけではない医師に向けたメッセージを紹介させてください．

- 「覚えておくと少し楽になれることがあります．病原体特異的な治療開始が『30分間』遅れたために致命的となる，HIV感染症に特異的な感染性合併症はありません」
- 「最初の『30分間』にHIV感染症に引っ張られすぎず，『初療医としてやるべきことを普通にやる』ことが大切です」

とても大切なメッセージです．さらに「知っておくべきこと」として挙げられたことを箇条書きで記しておきます．

- ・HIV 感染症は長期生存可能な疾患である
- ・良好にコントロールされている HIV 感染者は「免疫不全者」ではない
- ・良好にコントロールされている HIV 感染者が，他者へ HIV を感染させるリスクは非常に小さい
- ・不用意な治療中断は時に重大な結果をもたらす
- ・一部の抗 HIV 薬は高度の薬物相互作用を有する
- ・針刺し・切創曝露時に予防内服が有効である
- ・曝露後の服薬開始はできるだけ早い方が良い
- ・HIV 感染症の専門家は決して相談を嫌がらない

　いかがだったでしょうか．HIV 感染者に接する際のポイントが簡潔にまとまっています．ぜひ頭に入れておいてください．

　「何かおかしい…」．これを突き詰められるかが HIV の診断でも非常に重要であることを，症例を用いながら最初に説明しました．「基本は同じ」です．他の疾患同様「全身を診る」ことを念頭に置きましょう．その中で「普段自分が出合う疾患と何か違う」「おかしい」．そう思ったときに HIV 感染症のことを思い出して，図3 の CD4 陽性 T リンパ球数と日和見感染症の関係をみてみましょう．気になる疾患があれば，その疾患についてサッと検索してみてください．塚田先生も仰っているように 30 分間遅れたために致命的となる，HIV 感染症に特異的な感染性合併症はありません．実は，HIV の診断がつく現場は，数多くの HIV 患者を普段診ている施設がメインではありません．自分が HIV 感染をしていると気づいていない患者は，まずみなさんが今勤めていらっしゃるような一般の病院を受診するのです．しかし，そこで早期に診断されると，患者のみならずその周囲の方々にもたらされる恩恵は，長期的にみて非常に大きいものです．今や HIV は「亡くなる病気」から「うまく付き合っていく病気」になりました．過度に特別視する必要はないのです．

　さて，冒頭の質問をもう一度してみましょうか．サラッと HIV に関する質問できそうな気がする方，どのくらいいらっしゃいますか．今度は逆に 3/4 の方が質問できそうと答えていただきました．私にとっては大成功です．どうもありがとうございました．

take home message

- 「何かおかしい」を突き詰めることで HIV 診断につながる
- HIV 感染症が関わるとしても，「基本は同じ」
- 「全身を診る」，その際に「孔の周り」にも注意する
- 30 分診断が遅れたために致命的となる，HIV 感染症に特異的な感染性合併症はない
- HIV は今や「亡くなる病気」から「うまく付き合う病気」である

臨床で悩みがちな Q & A

Q1. HIV 患者が入院しました．感染対策で何か特別に注意しなければいけないことはありますか．

A1. HIV 患者だからといって，特別なことは必要ありません．どの入院患者でも適用すべき標準予防策の施行で十分です．

Q2. HIV 患者の採血の際に針刺しをしてしまった場合，どのように対応すればいいでしょうか．

A2. まずは流水で針刺しの部位を洗い流すことが大切です．そして，曝露後予防内服を行います．わが国では 2014 年のガイドラインから曝露事象のリスク分類をして曝露後予防薬を決める方法は取りやめとなりました．服薬する場合には可及的速やかに（可能であれば 2 時間以内に）内服を開始することになります．予防投与をすべきかどうかについては最終的に被曝露者が判断すべきものですが，専門医によるカウンセリングと効果と副作用に関する十分な情報提供が確保されていなければなりません．ただし，専門医との相談のために曝露後予防薬の開始に遅延があってはならないともされています．

標準的な曝露後予防として推奨される薬剤はラルテグラビル＋ツルバダ®となっています．詳しくはガイドラインをご参照ください．

大切なのは，医療機関ごとに曝露（針刺し・切創）対策マニュアルを作成して，その実施も含めて，すべての職員に周知徹底することです．また，各医療機関の管理者は，曝露イベントが発生した場合に，迅速に院外の HIV 専門家，院外の抗 HIV 薬を入手できる体制を準備しておかなければならないとされています．もし 2 時間以内に入手可能な方法が想定できない場合（特に時間外，休日），最低限 1 回分を準備しておくことが望まれるとも記されています[10]．

Q3. 急性 HIV 感染症の場合,抗 HIV 薬による治療は必要でしょうか.

A3. 2014 年のわが国のガイドラインでは,「HIV 感染症の急性期に抗 HIV 療法を導入することによる長期的な有益性についての明確な結論は出ていないが,急性 HIV 感染症における早期治療開始は推奨される」とあります.治療開始後は,原則として治療を中断することなく継続することになります[10].

文献

1) 松永直久:Head to Toe. JIM 16:940-942, 2006
2) 松永直久,他:HIV と重症感染症.INTENSIVIST 2:157-167, 2010
3) HIV/AIDS 先端医療開発センター http://www.onh.go.jp/khac/knowledge/hiv_aids.html
4) 今村顕史,他:ニューモシスチス肺炎治療におけるアトバコンの位置づけについての検討.日エイズ会誌 12:354, 2010
5) 青木孝弘,他:[ニューモシスチス肺炎 up date]ニューモシスチス肺炎の治療.日本胸部臨床 69:131-136, 2010
6) Panel on Opportunistic Infections in HIV-Infected Adults and Adolescents. Guidelines for the prevention and treatment of opportunistic infections in HIV-infected adults and adolescents:recommendations from the Centers for Disease Control and Prevention, the National Institutes of Health, and the HIV Medicine Association of the Infectious Diseases Society of America. Available at http://aidsinfo.nih.gov/contentfiles/lvguidelines/adult_oi.pdf. Accessed February 18, 2015
7) Kahn JO, et al:Acute human immunodeficiency virus type 1 infection. N Engl J Med 339:33-39, 1998
8) 松永直久:「何かおかしい」.JIM 16:844-847, 2006
9) Fausi AS, et al:Immunopathogenic mechanisms of HIV infection. Ann Intern Med 124:654-663, 1996
10) 平成 25 年度厚生労働省科学研究費補助金エイズ対策研究事業 HIV 感染症及びその合併症の課題を克服する研究班.抗 HIV 治療ガイドライン 2014 年 3 月
11) 相野田祐介,他:見おとし注意!「知る」「診る」「気づく」診断のポイント.第 2 版,(株)オーエムシー,2010
12) 齋藤万寿吉,他:HIV 感染症と脂漏性皮膚炎.MB Derma 195:17-21, 2012
13) 浅畑さやか,他:当院における初診の HIV/AIDS 患者の動向(2005-2009 年).日エイズ会誌 12:394, 2010
14) 山本直樹,他:診療における HIV-1/2 感染症の診断ガイドライン 2008.日エイズ会誌 11:70-72, 2009
15) 山田里佳,他:妊婦 HIV スクリーニング検査の偽陽性に関する検討.日性感染症会誌 19:122-126, 2008
16) 中四国エイズセンター編.初めてでもできる HIV 検査の勧め方 告知の仕方 ver 4. http://www.aids-chushi.or.jp/care/ronbun/05/0503.html
17) 厚生労働省エイズ動向委員会.平成 25(2013)年エイズ発生動向―概要―.
18) 厚生労働省エイズ動向委員会,総務省統計局,CDC,アメリカ合衆国国勢調査局,国連合同エイズ計画,Population Reference Bureau から発表されている統計を用いて作成
19) Aberg JA, et al:Primary care guidelines for the management of persons infected with HIV:2013 update by the HIV Medicine Association of the Infectious Diseases Society of America. Clin Infect Dis 58:e1-34, 2014
20) Simon V, et al:HIV/AIDS epidemiology, pathogenesis, prevention, and treatment. Lancet 368:489-504, 2006
21) Paterson DL, et al:Adherence to protease inhibitor therapy and outcomes in patients with HIV infection. Ann Intern Med 133:21-30, 2000

21 海外渡航帰りの発熱患者へのアプローチ

岩渕千太郎

今回の講義では以下の内容について理解することが目標となります．

1) 海外渡航から帰国後，具合が悪くなって病院を受診した患者へのアプローチ
　・どういうところに注意して病歴を聴取するか
　・症状からどのように考えていくか
2) 海外渡航から帰国後の体調不良で考慮すべき疾患
3) 検査
4) 海外渡航後の体調不良でよくある疾患の解説

この順番に説明していきます．まず，具体的なイメージを抱くためにケースを紹介します．皆さんはどのように考えますか．

1. 症例提示

生来健康な 26 歳男性

1 年ほど前からインド，タイ，ラオス，ネパールを 1 人で旅行し，2 か月前に日本に帰国した．旅行中に一度風邪をひいたが，それ以外は発熱，下痢，呼吸器症状はなく健康状態は良好だった．

帰国後特に問題なくすごしていたが，X-3 日から悪寒戦慄を自覚し，39.8℃の発熱があった．市販の解熱鎮痛薬を内服し，翌日には体温は 36℃台に低下した．X-1 日に再度悪寒戦慄があり，39℃台の発熱があった．内服せずに様子をみていたが，症状が軽快しないので，X 日に内科外来を受診した．

渡航前の予防接種，マラリア予防内服なし．渡航中はゲストハウスやドミトリー，現地の民家に宿泊していた．来院時は 36.7℃，他のバイタルサインは安定．意識清明，頭頸部異常なし，胸部異常なし，腹部異常なし，四肢異常なし．どのようにアプローチするか．

大きく分けると 2 通りの考え方があると思います．
　・日本国内・国外はさておき，症状から一般的な疾患から考える

・日本国外で罹患した病気は危ないものと考えて対応する

どちらがより正しい診断に近づくことができると思いますか．この講義ではいくつかポイントを述べていきます．

2. 「海外」とひとくくりにしない

「海外帰り」でひとくくりにするのではなく，どの国に行ったかをきちんと把握することが海外帰国後の患者の診断を確実にする第一歩であり，とても重要です．

どの国（地域）に行ったかがわかると，その地域で流行している疾患がわかるので非常に重要な手がかりとなるからです．後で説明する潜伏期からある程度，鑑別診断を絞り込むこともできます．

滞在歴以外に，「どのような交通機関を利用したか」も重要です．海外の公共交通機関は衛生環境や混雑の具合の面で，日本でイメージするものとは大きく異なり，また移動中は閉鎖された環境であるため，その中で濃厚に感染が拡大しやすい交通機関（クルーズ船や飛行機）があります．「どのような交通機関を利用したか」も重要な情報源です．

どの国（地域）に行ったことがわかれば，後は考えられる疾患について調べればよいのです．どのような疾患が流行しているかは，米国 Center for Disease Control and Prevention の Yellow page（Traveller's health　URL：http://wwwnc.cdc.gov/travel/）や WHO の International Travel and Health（URL：http://www.who.int/ith/en/），厚生労働省検疫所（FORTH URL：https://www.forth.go.jp/）などが役に立ちます．

診察する自分にその国の知識がない場合でも，国名，滞在地域を知ることでインターネットで流行疾患を調べてある程度診断名を挙げることができるようになります．次に渡航地域から挙げた疾患をさらに絞り込むポイントを説明します．

3. 潜伏期と滞在歴から絞り込む

どの感染症でも感染から発症までの潜伏期というものがあります．症状が出現したのがいつなのかが確認できれば，先に挙げた疾患それぞれの潜伏期から逆算してさらに鑑別診断を絞り込むことになります．例えば，帰国後1か月して発熱し受診した患者が，デング熱流行地域から帰国したのでデング熱の可能性を心配しています．どういった対応をとりますか．

実際は，デング熱は国内で感染・発症する可能性はほとんどない状況で，潜伏期間は短い疾患です（注：2014年夏にデング熱は東京都内を中心に国内での流行がありました．デング熱に合致する臨床所見の場合，潜伏期間の短いデング熱に国内感染した可能性も考えても良いかもしれません）．そのため，診察時のデング熱の国内流行状況や媒介蚊の活動時期を合わせて，国内で感染したデング熱の可能性も念頭に置いて診療を行います．海外で感染し1か月の潜伏期間で発症する疾患や日

表1 潜伏期間と病原微生物

短い潜伏期間（10日未満）	中等度（10〜21日）	長期間（21日以上）
・マラリア ・アルボウイルス（デング，黄熱，日本脳炎） ・出血熱（ラッサ，エボラ） ・腸チフス/パラチフス ・細菌性腸炎 ・リケッチア症（紅斑熱） ・細菌性肺炎 ・回帰熱 ・アメーバ赤痢 ・髄膜炎菌感染 ・ブルセラ（稀） ・レプトスピラ ・肝蛭 ・狂犬病（稀） ・アフリカトリパノソーマ（急性期）	・マラリア ・フラビウイルス（TBE，日本脳炎） ・出血熱（ラッサ，エボラ，CCHF） ・急性HIV感染 ・腸チフス/パラチフス ・ジアルジア ・リケッチア ・サイトメガロウイルス ・トキソプラズマ症 ・アメーバ赤痢 ・ヒストプラズマ症 ・ブルセラ ・レプトスピラ ・バベシア ・狂犬病 ・アフリカトリパノソーマ（急性） ・A型肝炎 ・麻疹	・マラリア ・住血吸虫 ・結核 ・急性HIV感染 ・ウイルス性肝炎 ・フィラリア ・リケッチア（Q熱） ・二期梅毒 ・EBウイルス感染 ・アメーバ肝膿瘍 ・リーシュマニア ・ブルセラ ・バルトネラ ・バベシア ・狂犬病 ・アフリカトリパノソーマ

(Bennet JE：Mandell, Douglas, and Bennett's Principles and Practice of Infectious Diseases, 7th ed. Table330-332 より)

本国内で発症した熱性疾患の可能性を考えていきます．海外渡航後の感染症と潜伏期間の関係をまとめた**表1**[1)]を参考にすると，絞り込むことが容易になるでしょう．

このような潜伏期間と鑑別診断を絞り込む上で重要な点が1つあります．それは「見逃し，診断・治療の遅れが生命に危険が及ぶ」疾患を見落とさない，ということです．

日本国内ではマラリア（特に熱帯熱マラリア）の診断がしばしば遅れ，死に至った症例報告が時々見られます．マラリアの診療経験がないといっても「海外渡航帰りの発熱患者のマラリアの可能性はないか」，常に頭に入れておくようにして下さい．次のポイントです．

4. 滞在先の行動は重要な手がかり

「どこに」「いつからいつまで」の次は「何をしていたか」です．滞在先の行動は感染のリスクと関係があります．「旅行」「仕事」だけではまったく足りません．確認すべきポイントとして，**表2**があります．

感染しやすい行動や感染を避けるための行動というのはいくつかあるので，行動歴を確認することで，流行疾患といっても患者がどのくらい感染しやすいかどうか

表2 滞在先の行動を確認するポイント

現地はどのような場所か	ビル街か，田園地帯か，ジャングルか
移動手段は何か	飛行機，車，船，徒歩
宿泊	ホテル，バンガロー，現地の人と同じような部屋
滞在内容	観光のみ，マーケットで買い物，現地と同じ生活，冒険
食事	加熱の有無，野菜（生野菜，加熱），果物
性行動	風俗や現地での性行動の有無
エステ・美容	特殊な器具（ボディーピアス，刺青）
現地の流行疾患	現地の人が流行疾患について詳しい場合もある
予防の有無	予防をしていたか（虫除け，ベッドネット，飲料水，予防内服など）

を重み付けできます．

　例えば，ビジネスマンがアフリカのマラリア流行国に渡航し，現地の首都のビルで商談のみ行い，宿泊もホテルで過ごして帰国してきた場合，マラリアのリスクは下がると思います．一方で，流行国で現地の住民と同じような生活をしている場合は高くなります．滞在先の行動を聞いたらこちらでも情報を確認しましょう．

5. 現地の情報を自分でも確認しよう

　ここまで話を聞くことができれば後はこちらでさらに詳しい情報を集めましょう．PROMEDという世界各国のアウトブレイクや流行疾患の情報が集まるメーリングリストや現地の保健センターのホームページなどを調べることで詳細な情報を調べることもできます．同じ国でもある疾患が流行している地域と流行していない地域があるので，そこもきちんと把握したほうがよいと思います．

　渡航内容などから鑑別診断を絞ることについて説明していました．では，次に症状から考えます．実際に受診する人はどのような症状が多いでしょうか．

　これは世界各国から報告が出ています．国内の報告も参考になりますが，施設による偏りが大きいので今回は資料としては提供しません．

　Geosentinelのデータをまとめた研究では，下痢，呼吸器症状では男女差はほぼないですが，発熱は男性の方が多く受診することがわかります．泌尿器系では，尿路感染症は女性が多く，性感染症は男性が多いです（表3）[2]．

　ここまで，「患者の渡航先・内容・期間を把握して鑑別診断としてどのような疾患を考えるか」ということに注目して，病歴から鑑別診断を絞ることに注目しました．実際の診療でもここまでのプロセスで鑑別診断はかなり絞ることができます．最初に紹介したケースをここまで説明した内容に沿って考えます

表3　海外渡航帰国後の受診理由

診断	女性(%)	男性(%)	女性の男性に対するオッズ比(95% CI)
発熱	11.3	17.4	0.64 (0.61-0.67)
マラリア	1.5	3.4	0.46 (0.41-0.51)
デング熱	1.7	3.1	0.63 (0.56-0.71)
リケッチア	0.3	0.5	0.57 (0.43-0.75)
リーシュマニア	0.3	0.5	0.57 (0.43-0.74)
発熱性発疹	0.1	1	0.15 (0.10-0.21)
尿路感染症	2.5	0.6	4.01 (3.34-4.71)
性感染症(HIV，淋菌感染，梅毒)	0.8	1.2	0.68 (0.58-0.81)
急性HIV症候群	0.01	1	0.2 (0.09-0.44)
上気道感染	11.6	10.7	1.08 (1.03-1.14)
急性下痢症	24.6	21.6	1.13 (1.09-1.38)

〔Schlagenhauf P, et al：Sex and gender differences in travel — associated disease Clin Infect Dis 50(6)：826-832, 2010〕

- 26歳男性
- インド・タイ・ラオスを旅行→この内容では不十分で，「どの地域」「どういう経路の移動か」の情報も欲しいですね
- 12か月前から2か月前まで滞在→「どこに」「いつから」「いつまで」滞在していたかも必要な情報です．潜伏期からは長期間の感染症になります
- 宿泊はドミトリー，ゲストハウス，民宿→衛生状態がよいとは言えない場所の宿泊です
- 予防接種/予防内服なし→絞り込むことはできません
- 活動内容→特にケースの記載だけでは足りず，どのような内容の活動(行動)であったか必要な情報です
- 現地の状況→現地でどのような疾患が流行していたかの情報は足りないので調べる必要があります

病歴で聴取できるものはここまでで，ここから先は診察，検査で詰めていきます．

6. 症状では発熱以外に着目し国内で診断・対応が難しいものは早めに除外

　発熱を主訴に受診することが多いため，発熱だけでは診断につながることは少ないです．そのため，発熱＋αの症状で考えると診断できることもあります．発熱以外の症状で多いものは，皮膚症状(発疹)，消化器症状，呼吸器症状，出血症状などがあります．特に，東南アジアから帰国後の患者の受診理由は，多い順に，発熱，下痢，皮膚疾患，慢性下痢，下痢以外の消化器症状……と続きます[2]．

表4 東南アジア，アフリカにおける発熱の原因と判明した病原体

	全体	東南アジア	アフリカ
特徴的な病原体	594	547	718
マラリア	352	130	622
デング熱	104	315	7
伝染性単核球症	32	32	10
リケッチア感染	31	16	56
typhoid fever	29	26	7
それ以外	406	453	282

〔Schlagenhauf P, et al：Sex and gender differences in travel — associated disease Clin Infect Dis 50（6）：826-832, 2010　Table3 を改変〕

7. 海外帰りの発熱ではマラリアを見逃さない

　発熱以外にも注目，としましたが，海外帰りの発熱で，マラリアの可能性は必ず除外すべきです．渡航地域で除外できるのであればよいですが，流行地域に滞在歴がある患者では，「まずマラリアの否定」です．
　マラリアはかつて悪い空気，瘧，和良波夜美，衣夜美などいろいろな名前で呼ばれていました．昔から存在していた病気です．現在，日本は流行地域ではありませんが，世界中の多くの国が流行地域です[4]．
　実際に，発熱のみを主症状で受診した場合の原因の診断は**表4**[2]のようになります．アフリカから帰国後の患者の発熱で病原体の診断がついた疾患では約87%がマラリアであり，東南アジアではマラリアが24%と頻度が下がるのに対してデング熱が58%と比率が上がります．**表4**からはアフリカ帰国後はマラリアの可能性が上がるのに対して，東南アジア帰国後はデング熱の割合が高くなることがわかります．頻度が下がるとはいえ，東南アジア帰国後の患者もマラリアは除外すべき疾患であることは変わりません．

8. マラリア診断のポイント

・流行地域からの帰国・発熱者はマラリアを疑う
・除外できるまではマラリアを考える
・予防内服は可能性を下げるが，ゼロにはしない
・熱型は診断の助けにはならない
・VFRは非典型的な経過をとることもある

　いくつか新しい言葉が出てきました．マラリアには予防内服という予防手段があります．「蚊に刺されない」というのも立派な予防です．予防内服の効果はある程

度ありますが，予防内服忘れなどがあり，完全に可能性がなくなることはありません．また，教科書的には周期的な発熱の記載がありますが，日本人の場合，発熱が持続していることも多く，経験上，熱型は診断補助になったことはありません．

VFR（visit friends and relatives）とは，主に故郷以外の国で生活している（仕事，結婚などで）方が友人や親戚を訪ねて故郷に滞在する場合を指します．旅行者よりも故郷でより現地の方に準じた生活となるため，前述の予防内服や虫除けといった対策をしないことが多くなり，結果として，VFRが故郷から帰国後に発症する頻度が多くなっています．マラリア高流行地域（サハラ以南のアフリカ）などではマラリアは幼少時に何回か罹患することである程度免疫が備わっている状態です（完全な防御ができているのではないのでsemi-immuneといいます）．結果として，マラリア流行地域の大人は軽い感冒様症状のような症状で軽快する場合もあります．semi-immuneの状態がどのくらい続くかは知られていませんが，VFRの場合，熱帯熱マラリアであっても日本人よりも発熱が軽度なことや有熱期間が短い場合もあるため，注意が必要となります．

マラリアを疑ったら，ギムザ染色で確認します．1回では血中に現れていない場合もあり，複数回の確認は必要です．標本の確認に自信がない場合は，専門家のいる病院へ相談してもよいと思います．

日本国内のマラリアの疫学はどうなっているかも知っておいた方がよいでしょう．年間で50〜100例前後で，全例輸入例です．年々減少しています．熱帯熱マラリアが30例前後であるのに対し，三日熱マラリアが40〜50例から10数例に減少しています．熱帯熱マラリア以外のマラリアも重症化するため注意が必要です．

参考として，英国のマラリア報告数も減少傾向です．熱帯熱マラリアの症例数は変わりませんが，三日熱マラリアの症例数は年々減少しています．この日本と同じ傾向が世界的な傾向かはわかりませんが，一連の予防策で何らかの効果が出ているのかもしれません．

「マラリアを見逃さない」と繰り返し説明していますが，診断・治療が遅れた場合，どうなるでしょうか．インターネット上の情報ですが，2010年に世界旅行のために日本を旅立った夫婦が2011年にアフリカから南米に移動後に熱帯熱マラリアで亡くなったという報告がありました．当院でもマラリアの診断が遅れて急性腎不全，ARDS（急性呼吸窮迫症候群：acute respiratory distress syndrome），脳マラリアを発症後に診断が確定し，死亡した症例を経験しています．

早期に診断が確定，正しい治療ができれば助かる疾患なので，「マラリアをまず除外」というのは繰り返しメッセージとして伝えます．

9. マラリア以外に注意すべき発熱

次にマラリア以外で特徴的な海外渡航後の発熱をきたす疾患について説明します．

a. デング熱

おそらく，デング熱は最も多く，増加している疾患ですので，どこの地域の病院でも遭遇する可能性が高い疾患です．東南アジアを中心に世界中の熱帯地域で流行しています．表4のようにアフリカ帰国後の発熱患者のデング熱の比率は少なかったのですが，近年，アフリカ地域にもデング熱は流行範囲が広がっており，アフリカ帰国後の患者でもデング熱の可能性はあります．2014年に東京の代々木公園を中心にデング熱の国内発症者が多数発生しました．日本での媒介蚊は冬は冬眠し卵へはウイルスが伝わらないので流行はいったん収まると思われます．今後は渡航後だけでなく，国内発症にも注意は必要です．

一般的にはデング熱を媒介する蚊は都市部に多く，水たまりや雨樋などの環境で増えます．そのため，雨期に多く発生します．典型的には発症初期には発熱，関節痛，淡い紅斑が特徴的で，数日すると，血小板減少やヘマトクリット上昇，血管外漏出といった病態が主体となる重症期を経て，回復期に特徴的な皮疹が出現して回復していきます．発症から改善まで10日前後と短期間ですが，重症化することもあり，注意が必要な疾患です．

b. typhoid fever

腸チフス/パラチフスと呼ばれる疾患です．発熱が長く続く割に患者が元気なことが多いです．教科書的には古典的な症状がいくつかありますが，発熱以外の症状がはっきりしないこともあります．診断には流行地域（南アジア，東南アジア）の渡航歴や血液培養や便培養が重要となります．

c. インフルエンザ

インフルエンザは日本では冬季の流行性疾患ですが，熱帯地域では通年で流行しており，また南半球では夏冬逆転していることで流行時期が異なるため，日本で流行していない時期でも鑑別に挙げるようにしましょう．

d. レプトスピラ

教科書では，重症例はWeil病として有名です．淡水曝露で感染しますが，近年の報告で多いのが，カヌー，カヤックといった水辺のレクリエーションやトライアスロンなどのスポーツでの曝露です．ある地域で行われたトライアスロン大会参加者が各々の国に帰国後にレプトスピラ症を発症した，という事例もありました．治療が遅れることで肝機能障害や急性腎不全が現れ，治療に難渋することもあります．

e. ウイルス性出血熱

ウイルス性出血熱にも注意しましょう．比較的稀な疾患ですが，感染・発症した場合の致死率が高く，ヒト-ヒト感染が起こります．2014年-2015年にエボラウイ

ルス感染症が西アフリカ地域で大流行しました．診療時の医療従事者への2次感染が大きな問題となりました．ウイルス性出血熱が流行している地域からの潜伏期間内の渡航歴があり，かつ，症状が合致する場合は，患者を個室に収容する，医療従事者は適切な個人防護具を着用して診療する，などの感染防止策も必要です．その上で，保健所や行政機関と相談し対応を検討しましょう．流行地域からの帰国後の発熱がある場合は少し頭に入れておいて下さい．ここまでで鑑別診断がある程度挙がり，以後は初診時に行う検査となります．

10. 初期ワークアップで行う検査

- マラリア…薄層塗抹，厚層塗抹，迅速検査
- 血算
- 血液培養（typhoid fever／ブルセラ症／類鼻疽）
- 尿検査・培養
- 生化学
- 血清保存（最初に用いないかもしれないが，後にペア血清の測定が必要になる場合に）
- EDTA採血（ウイルス性出血熱などのPCR検査用）
- 胸部レントゲン・腹部超音波

鑑別に挙がった疾患の検査にはこのような検査が必要になります．疾患特異的な検査は多くないため，検査提出前にある程度疾患を予想して提出します．

11. 海外渡航後の発熱患者は帰宅させてもよいか．フォローアップは？

検査で異常な値が出ていない場合でも，診断がついていない場合は重篤感があれば入院させて経過を診た方がよいです．熱帯熱マラリアやウイルス性出血熱を疑う場合は，入院させた方がよいでしょう．

当院の場合，デング熱は全例の入院はしていません．血小板減少の程度やヘマトクリットの亢進がない場合は翌日に再度受診してもらい，血算をチェックすることも多いです．重症デング熱の場合は入院して経過観察としています．デング熱やマラリアもそうですが，診療に慣れていない場合は入院して経過をみながら，専門医療機関に意見を聞くのも対応の1つと思います．

もし，外来で経過観察をする場合ですが，熱帯熱マラリアの除外は一度の塗抹標本ではできないので，翌日も塗抹を確認します．typhoid feverは発熱にもかかわらず比較的元気ですが，血液培養が陽性となることが多いです．ある程度，検査をしても診断がつかないが経過がわからず心配であれば，渡航後の感染症の診療に経験のある専門家に相談をしてもよいと思います．ちなみに，海外渡航後の下痢症状

で受診した患者の半分は受診しません．ほとんどの方が数日で回復してしまうからです．

これで海外渡航後の発熱患者へのアプローチに対する講義は終わりです．しかし，もう少し続けます．

12. 海外渡航で感染症による死亡割合は少ない

Behrensらのレビューではいくつかの死亡原因を調べても感染症の割合は数％であり，心血管イベントや怪我が原因で亡くなる場合が多いと報告しています[5]．

海外での予期せぬ死亡を防ぐには，感染症の予防（予防接種，予防内服）以外にも，旅行前の疾患リスクを評価し，旅行前の医学的アドバイス，渡航中・渡航後の体調変化を感じた場合の対応法の指導なども重要となります．これらを包括的に扱うのがトラベル・メディシンです．海外渡航前後の感染症以外の疾患にも注意を払い，渡航者に何らかの貢献ができるとよいですね．

take home message

- 渡航から帰国後の発熱は病歴が重要．「どこに行ったか」「いつからいつまで滞在したのか」「何をしたのか」など，それらを明らかにすることが診断に近づく
- マラリアは絶対に見逃さない．渡航歴でマラリア流行地域に滞在している場合は常にマラリアの可能性を考える
- 診断に自信がない場合，専門家に相談するのも1つの方法
- 海外渡航中に感染症での死亡の割合は少ない．渡航前から基礎疾患のある方への注意や渡航前後の対応の指導も大切である

臨床で悩みがちな Q&A

Q1 マラリアの具体的な予防について教えて下さい（種類，期間，入手方法）．

A1 マラリアの予防は渡航先での薬剤耐性マラリアの流行状況により変わります．

Q2 先生の経験では，潜伏期間が長かったマラリアは帰国後どれくらいで発症しましたか．[類似質問]帰国後どれくらい経過すれば海外の感染症を考えなくてもよくなりますか．

A2 1年後に三日熱マラリアを発症した症例の経験があります．寄生虫疾患の場合，無症状で何年も経過することもあるので，「時間で渡航後感染症の問題が消失する」ということはありません．

Q3 マラリアを除外するのに塗抹は何日間フォローすればよいですか．

A3 経験的には3日間フォローすればほぼ可能性はないとしています．

Q4 地方の市中病院で熱帯熱マラリアを疑ったときの empiric therapy は．

A4 もし熱帯熱マラリアを疑っていて，診断が確定できない状態であれば，empiric therapy を行う前に，専門病院にまず相談して下さい．専門病院に転院して，診断を確定すべきでしょう．熱帯熱マラリアが確定していて，かつ搬送が必要ないくらい重篤な状態であれば，国内で入手できる薬剤としてはメフロキンがあるので筆者ならメフロキンの投与をして転院させることを推奨します．

Q5 末梢血スメアでマラリアの検査ができない病院では渡航者の発熱は紹介が無難でしょうか．

A5 マラリアの判別にはある程度の習熟が必要なので，近くの専門病院に相談してみて下さい．また，マラリア以外の発熱疾患の鑑別で診断がつくことはあります．

Q6 マラリアの予防内服は副作用もあり，議論の分かれるところだと思いますが，先生はどう考えていますか．

A6 マラリア流行地域に滞在する可能性のある場合，筆者の場合は全例予防内服を推奨します．過去に副作用（例：メフロキンを内服してめまい，悪心などが出た）があった場合は別の薬剤を推奨します．

Q7 血液ギムザ染色で熱帯熱，三日熱マラリアが両方みられる場合，どのように考えたらいいでしょうか．

A7 重複感染があると思います．

Q8 渡航経路を詳しく聞くとありましたが，経路によって疾患が絞れたりするのでしょうか．[類似質問]移動手段（船，車，バス，電車）はなぜ大事なのでしょうか．

A8 交通機関によっては閉鎖環境が数時間から数日（数週間）続きます．感染性疾患の患者が同乗していた場合はそこで感染が起こる可能性があります．

Q9 VFR のマラリアが典型的な経過にならないのはなぜですか．

A9 本文（p328）参照

Q_{10} 電話相談で「夜中に海外からの帰国者が受診した方がいいか」問い合わせがあります．夜中でも ER に受診してもらった方がいいですか．

A_{10}　電話では状況がわからないため，受診してもらうことを勧めます．

Q_{11} ワクチン接種を勧める場合，何を優先すべきでしょうか．

A_{11}　渡航先の地域の流行状況や渡航先での行動内容にもよりますが，破傷風（ブースター），A 型肝炎，B 型肝炎は推奨します．流行地域によってはポリオ，髄膜炎菌（メッカの巡礼）などは優先して接種するようにします．黄熱病流行地域に渡航する場合は黄熱病の予防接種の可能な場所が限定されているので優先してスケジュールを立てます．

Q_{12} 流行状況などはどこで調べられますか．[類似質問]渡航地に応じた予防接種，予防医学のまとめみたいなものはありますか．[類似質問]海外帰りの発熱＋αを診る時に参考になる情報源はありますか．

A_{12}　本文でも紹介しましたが，米国 Center for Disease Control and Prevention の Yellow page（Traveller's health　URL：http://wwwnc.cdc.gov/travel/）や WHO の International Travel and Health（URL：http://www.who.int/ith/en/），厚生労働省検疫所（FORTH URL：https://www.forth.go.jp/）などが情報量も多くまとまっています．

Q_{13} 感染症が専門でない場合，海外渡航帰りで鑑別に迷った場合，どこまで自分で精査してからコンサルトした方がいいでしょうか．コンサルトする前に「ここだけは診てから」などあれば教えて下さい．[類似質問]診療所に勤務していて渡航帰りの発熱の方も受診します．診療所レベルでマラリアを除外するにはどうアプローチすればいいでしょうか．[類似質問]マラリアは検査室での検査が難しいことが多いと思いますが，一般的な総合病院で可能な検査はどんなものがありますか？

A_{13}　本章の 10 節（p330）で示した初期ワークアップで必要な検査は行った方がよいと思います．マラリアは習熟は必要ですが，ある程度寄生率が高い場合はギムザ染色で確認できます．迅速診断キットが海外では利用可能ですが，日本国内では未承認です．

文献

1) Bennett JE：Mandell, Douglas, and Bennett's Principles and Practice of Infectious Diseases, 7th ed., Saunders. 2015. Table 330-332
2) Schlagenhauf P, et al：Sex and gender differences in travel-associated disease Clin Infect Dis 50：826-832, 2010

3) Freedman DO, et al：Spectrum of disease and relation to place of exposure among Ill returned travelers. N Engl J Med 354：119-130, 2006
4) WHO World Maralia Report 2013
5) Behrens RH, et al：Travel trends and patterns of travel-associated morbidity. Infect Dis Clin N Am 26：791-802, 2012

和文索引

あ

アクトヒブ　30
アシクロビル　18, 20, 244
アジスロマイシン　82, 308
アセタゾラミド　269
アモキシシリン　80, 178
アモキシシリン・クラブラン酸　123
アンピシリン　20, 95, 100, 244
悪性腫瘍，リンパ節　102
悪性リンパ腫　105

い

インフルエンザ　329
インフルエンザ菌　90, 94
咽後膿瘍　67, 116, 125
咽頭炎　79
咽頭後隙
　——，深頸部感染症　119
　——の感染症　125
咽頭症状に限局した咽頭痛　80
咽頭側隙
　——，深頸部感染症　118
　——の感染症　124
咽頭痛　66
　——，咽頭症状に限局した　80
　——，感冒症状を伴う　79
　——に全身症状を伴うもの　82
院内発生の下痢症　134

う

ウイルス性関節炎　218
ウイルス性出血熱　329
ウイルス性上気道感染症　60, 62
ウイルス性腸炎　135
ウイルス性副鼻腔炎　68

え

エコーでリンパ節をみるポイント　113
エピネフリン　267

エンピリック・セラピー　5
壊死性筋膜炎　196, 198, 201, 277, 284
　——の原因微生物　203
　——の類縁疾患　287
　——を疑うポイント　207
　——を起こす頻度の高い微生物　285
壊死性蜂窩織炎　277
液性免疫　13
腋窩
　——，限局的リンパ節腫脹　109
　——，リンパ節の触診　104

お

オスラー結節　245
黄色ブドウ球菌　285
　——の菌血症　250
嘔吐，小児　16

か

カルバペネム　203
カンピロバクター，感染性腸炎　136
ガス壊疽　287
ガリウムシンチグラフィー　215
下腹痛，PID　188
下部尿路　169
下部尿路症状　170
化膿性関節炎　218
化膿性淋菌性関節炎　219
風邪　58
画像検査，腹腔内感染症と　142
海外（渡航）帰り
　——の発熱　327
　——の発熱患者へのアプローチ　322
　——の下痢症　134
開放骨折のデブリドマン　217
解剖学的なスペース，深頸部感染症　117
喀痰の品質評価　92
顎下隙
　——，深頸部感染症　118
　——の感染症　120
　——のドレナージ　127

患者背景を理解する 2
間接効果,ワクチンの 47
感染症の流行状況 2
感染症診療の基本原則 1
感染性心内膜炎 279
  ── のマネジメント 240
  ── を疑うとき 243
感染性腸炎のマネジメント 129
感染性動脈瘤,IEに合併した 247
感染臓器を考える,小児 15
感冒症状を伴う咽頭痛 79
関節液を十分にドレナージ 222
関節炎 218
関節穿刺 220
眼窩蜂窩織炎 200
顔面にある蜂窩織炎 199

き

キノロン系抗菌薬 81, 111
キャッチアップスケジュール,日本小児科学会 51
ギムザ染色 328
気管支肺胞洗浄 280
気管前隙 120
気道が狭い,小児 12
気道感染症 71
気道狭窄,Ludwig angina 123
気道閉塞,Ludwig angina 123
起因菌,PID 186
基礎疾患,患者背景 2
偽痛風 198
菊池病 108
急性HIV感染症でみられる症状 304
急性胃腸炎様症状
  ── を呈する全身性疾患 131
  ── を呈する腸管外病変 131
急性咽頭炎のマネジメント 78
急性喉頭蓋炎 83
急性呼吸窮迫症候群 271
急性上気道炎の定義 59
急性腎盂腎炎 169
  ── に対するCVA叩打痛 171
急性腎傷害 267
急性胆管炎 148, 155
急性胆道炎 155

急性胆道感染症 156
急性胆嚢炎 149
急性腸炎 129
急性リンパ性白血病 105
胸部単純X線写真 87
莢膜多糖体抗原 14
頬部痛,片側性の 69
菌血症,黄色ブドウ球菌の 250
筋性防御 143, 145
筋肉内接種 43
筋膜切開 284
緊急的感染症 275

く

クラミジア 81
  ──, PID 186
クラミジア・トラコマティス,PID 190
クラミドフィラ 90
クラリスロマイシン 110, 137
クリンダマイシン 199, 204, 286
クロストリジウム・ディフィシル,感染性腸炎 138
グラム染色 91
グロコット染色 280
首,リンパ節の触診 104

け

ケトアシドーシス,わかりにくい腹痛 145
ケフレックス 178
ゲンタマイシン 262
下痢の定義 129
経胸壁心エコー 248
経験的治療 5
経口補水液 133
経食道心エコー 248
経皮経肝胆道ドレナージ(術) 156
  ──, 胆管炎 163
経皮経肝胆嚢ドレナージ 150
経鼻胆道ドレナージ,胆管炎 163
頸部リンパ節腫脹診療のフローチャート 108
憩室炎 151
憩室炎後の大腸内視鏡 152
劇症1型糖尿病 145

血液培養
　　──，小児では　33
　　──，髄膜炎　232
　　──，尿路感染症　175
血行性関節炎　218
血行性骨髄炎　214
結核　107
結核性リンパ節炎　107
結晶性関節炎　219, 220
嫌気ボトル，小児の血液培養　36
限局的リンパ節腫脹　107
原因限定治療　6
原因微生物
　　──の年齢による変化，小児　16
　　──を考える，小児　16
　　──を推定　5

こ

コモンな風邪　63
コレラ菌感染による便　135
口腔底の軟部組織感染症　278
口底蜂窩織炎　116
抗HIV薬　315
抗菌薬を中止できる基準，肺炎　97
抗結核薬　99
厚生労働省検疫所　323
後天性免疫不全症候群　301
喉頭蓋炎　67
骨・関節感染症のマネジメント　213
骨シンチグラフィー　216
骨髄炎　50, 213
　　──の起因菌　217
　　──の分類　213
骨生検　214
骨盤痛，PID　185
骨盤内炎症性疾患　147, 183
異なるワクチンの接種間隔　44

さ

サイトメガロウイルス　82
サルモネラ，感染性腸炎　137
サワシリン　178
鎖骨上窩，限局的リンパ節腫脹　108

鎖骨上窩リンパ節　102
細菌性髄膜炎　228
　　──，小児　16
細菌性副鼻腔炎　68
　　──の治療薬適応　71
細菌尿　175
産婦人科医，PID　188

し

シプロキサン　178
シプロフロキサシン　146, 178
シャルコーの3徴　155
ジェーンウェー病変　245
子宮外妊娠　145
　　──，PID　185
子宮内膜炎　183
子宮留膿腫　184
市中の下痢症　134
市中肺炎の原因微生物の割合　90
自然経過，感染症　9
自覚所見，骨髄炎　214
持続的腎代替療法　269
質的診断　1
修正Duke基準　246
集団免疫効果，ワクチンの　47
重症敗血症　257
　　──での補助療法　270
　　──に対する循環管理　263
重症皮膚軟部組織感染症　198
循環管理
　　──，重症敗血症に対する　263
　　──，敗血症性ショックに対する　263
小切開，壊死性筋膜炎　210
小腸型，感染性腸炎　134
小児
　　──における熱源不明の発熱へのアプローチ　17
　　──における免疫グロブリン　14
　　──の主な細菌感染症のリスクファクター　23
　　──の骨髄炎　213
　　──の髄膜炎の頻度，米国での　21
　　──の特殊性　12
　　──の発熱のマネジメント，3歳までの　14
　　──の発熱へのアプローチ　12

小児期侵襲性細菌感染症の罹患率，日本における　28
小児用肺炎球菌ワクチン　30
　──の効果，米国における　28
　──のスケジュール　32
上部尿路　169
上部尿路症状　170
心エコーのアルゴリズム，IE を疑ったときの　249
心臓の弁に疣贅　242
心不全タイプ，IE　242
深頸部感染症の特徴　117
新生児における熱源不明の発熱へのアプローチ　18
新生児ヘルペス感染症　18
人工関節感染症　219
人獣共通感染症　103

す

ステロイド
　──, Ludwig angina　127
　──, 急性喉頭蓋炎　85
　──, 細菌性髄膜炎　234
　──, 扁桃周囲炎　85
　── 投与，緊急事態を起こしやすい患者　281
スルバクタム/アンピシリン　123, 147, 152, 203
すりガラス状の間質影　301
随伴症状，リンパ節腫脹　109
髄液検査　233
髄膜炎
　──の菌血症　290
　──の身体所見　231
　──のマネジメント　228
髄膜炎菌　277, 290
髄膜炎菌感染症　296
髄膜炎ドース　273

せ

セファゾリン　199, 224
セファレキシン　178, 199
セフェピーム　146
セフォタキシム　20
セフォチアム　178
セフォペラゾン・スルバクタム　164, 166
セフカペン・ピボキシル　110

セフタジジム　147
セフトリアキソン　22, 82, 166, 191, 244
セフトリアキソン耐性淋菌　190
セフメタゾール　147, 150, 191
センター・クライテリア　80
生物製剤，緊急事態を起こしやすい患者　282
成人との違い，小児　12
性感染症　306
整形外科（医）
　──との認識のギャップ　287
　──に筋膜切開を依頼　284
整腸剤　139
赤痢菌感染による便　135
咳　66
接種部位，ワクチンの　43
積極的なデブリドマン　284
舌下隙　118
尖圭コンジローマ　301
洗濯婦の手　132
潜在性菌血症　17
潜伏期と滞在歴　323
全身症状を伴うもの，咽頭痛に　82
全身性炎症反応症候群　257
全身性疾患，急性胃腸炎様症状を呈する　131
全身性リンパ節腫脹　105
前立腺炎　176

そ

鼠径
　──, 限局的リンパ節腫脹　109
　──, リンパ節の触診　104
早期目標指向型治療　263
造影 MRI，骨・関節感染症　225
臓器特異的指標　9
塞栓症状タイプ，IE　242

た

ダニの曝露　103
他覚所見，骨髄炎　214
多臓器機能不全症候群　256
多糖体 23 価肺炎球菌ワクチン　55
多発する脳塞栓　244
代謝性アシドーシス　145

体温
　──と重症細菌感染症　24
　──と肺炎球菌菌血症　24
帯下，PID　190
帯状疱疹　310
滞在先の行動　324
滞在歴，潜伏期と　323
大腸型，感染性腸炎　134
大腸内視鏡，憩室炎後の　152
脱水の評価と補正　132
丹毒　197
単純性尿路感染症　169
胆管炎　148, 155
胆道系感染症のマネジメント　155
胆嚢炎　149, 155

ち

治療効果を測定，IE　253
致死的，感染症　275
虫垂炎　150
腸炎　129
腸管外病変，急性胃腸炎様症状を呈する　131
腸管出血性大腸菌，感染性腸炎　138
腸球菌のカバー，胆道系感染症　162
腸チフス　329
腸腰筋膿瘍　215
直接効果，ワクチンの　47
直腸診，前立腺炎　171

つ

ツツガムシ（病）　103, 279, 296
ツルゴール低下　132
椎体炎　215

て

デ・エスカレーション　8, 261
デブリドマン　207, 295
　──，壊死性筋膜炎　203
　──，積極的な　284
デング熱　323, 329
定期接種のワクチン　38
伝染性単核球症　82

電撃性紫斑病　291

と

ドキシサイクリン　147, 191
ドブタミン　267, 273
ドレナージ
　──，腎周囲膿瘍の　180
　──，腎膿瘍の　180
渡航歴・旅行歴，患者背景　3
糖尿病，緊急事態を起こしやすい患者　282
頭頸部，限局的リンパ節腫脹　107
頭頸部感染症　278
　──のマネジメント　116
頭部 CT を撮影せずに腰椎穿刺　234
同時接種，ワクチン　41
同時多発テロ的，IE　244
特異的な所見が出にくい感染症　5
特発性細菌性腹膜炎　146

な

内視鏡的逆行性胆道膵管造影　148
生ワクチン　45
軟部組織感染症，口腔底の　278
難治性咽頭炎　81

に

ニューキノロン系抗菌薬　99, 137
ニューモシスチス肺炎　279
二枚貝，ノロウイルス　137
日本紅斑熱　103, 296
入院
　──，PID　190
　──，尿路感染症　177
尿グラム染色　173
尿中亜硝酸塩　179
尿中抗原検査　94
尿沈渣，尿路感染症　172
尿定性，尿路感染症　172
尿路感染症
　──の治療　177
　──のマネジメント　168
　──のリスクファクター　171

任意接種のワクチン　38

ね

ネコひっかき病　103
熱源不明の発熱へのアプローチ
　──，1〜3か月の小児における　21
　──，3か月〜3歳の小児における　22
　──，小児における　17
　──，新生児における　18
熱帯熱マラリア　324, 328

の

ノルアドレナリン　267, 273
ノロウイルス，感染性腸炎　137
脳塞栓
　──，IE　250
　──，多発する　244
脳ヘルニア　237
膿性細菌性副鼻腔炎　68
膿性痰　68
膿性鼻汁　68

は

ハイドロコルチゾン　267, 273
バクタ　178
バソプレシン　267, 273
バンコマイシン　147, 161, 199, 204, 262
パラチフス　329
パンスポリン　178
播種性淋菌感染症　219
肺炎
　──が改善する自然経過　97
　──がよくならない時　98
　──のマネジメント　87
肺炎球菌　90, 277
肺炎球菌ワクチン　47
　──，小児用　30
敗血症
　──，皮膚軟部組織感染症と　272
　──における抗菌薬投与のポイント　261
　──のマネジメント　256
敗血症性関節炎　218

敗血症性ショック　207, 257
　──での補助療法　270
　──に対する循環管理　263
敗血症性脳症　274
敗血症バンドル　264
梅毒　107
培養検査，骨髄炎　214
曝露の情報，患者背景　3
針刺し，HIV患者の採血の際に　320
汎発性腹膜炎　143

ひ

ヒブ　277
ヒブワクチン　30, 47
ビアペネム　207
ピペラシリン・タゾバクタム　147, 150, 161, 203, 262
ピンポン感染　306
　──，STI　192
皮下接種　43
皮膚軟部組織感染症　277
　──と敗血症　272
　──のマネジメント　195
非定型肺炎　91
非淋菌性，化膿性関節炎　218
脾臓のない患者　281
微生物の推定，感染性腸炎　133
鼻汁　66
鼻汁好酸球　67
百日咳ワクチン　46
標準的接種期間，日本小児科学会　53
病原微生物への曝露機会が多い，小児　12
病原微生物への初めての曝露，小児　12
病変部位をマーキング，軟部組織感染症で　211

ふ

フィッツ・ヒュー・カーティス症候群　185
フィラデルフィア・クライテリア　19
フルオロキノロン　152
フルニエ壊疽　277, 287
フロセミド　269
不活化ワクチン　45
不妊，PID　185

不明熱タイプ，IE 242
副反応，ワクチンの 45
腹腔内感染症のマネジメント 141
腹痛の鑑別診断 144
腹膜炎 130, 146, 183
複雑性尿路感染症 169

へ

ベタメタゾン 86
ペニシリンG 203, 286
ペニシリンGカリウム 95, 100
片側性の頬部痛 69
扁桃 79, 124
扁桃炎 79
扁桃周囲膿瘍 67, 124, 126
扁桃摘出術 86
便
　——，コレラ感染による 135
　——，赤痢菌感染による 135

ほ

ボストン・クライテリア 20
補助療法
　——，重症敗血症での 270
　——，敗血症性ショックでの 270
蜂窩織炎 197
　——，顔面にある 199
　—— の鑑別診断 198
　—— のリスクファクター 197
膀胱炎 169, 178
発赤の広がり 283

ま

マーフィー徴候 149, 155
マイコプラズマ 90
マックバーネー徴候 151
マクロライド系薬剤 137
マラリア 324, 327
マラリア診断のポイント 327
慢性骨盤痛 185
慢性リンパ性白血病 105

み・む

三日熱マラリア 328
ムンプスワクチン 39
無菌性髄膜炎 39
無症候性細菌尿 175, 178

め

メトロニダゾール 138, 152, 191
免疫が未熟，小児 12
免疫グロブリン，小児における 14
免疫原性 44

も

モラクセラ・カタラーリス 90, 94
問題臓器
　—— がはっきりしない 4
　—— を詰める 3

や・ゆ

野兎病 103
輸液負荷による体液過剰 270
有害事象 45
疣贅，心臓の弁に 242

よ

予防接種 38, 99
　—— の重要性 26
予防接種キャッチアップスケジュール，日本小児科学会 54
予防接種スケジュール，日本小児科学会 52
腰椎穿刺 230, 244

ら

ライム病 103
卵管炎 183
卵管卵巣膿瘍 183

り

リウマチ熱　81
リケッチア　103
リスクファクター
　——，PID　186
　——，蜂窩織炎の　197
リステリア　17
リンパ節
　—— の触診　104
　—— の組織診断　107
　—— をみるポイント，エコーで　113
リンパ節腫脹
　—— に伴う症状　109
　—— のマネジメント　102
リンパ節生検　112, 114
流行状況，感染症の　2
良質検体　91
淋菌　81
　——，PID　186, 190
淋菌性，化膿性関節炎　218
臨床検査，腹腔内感染症と　142
臨床推論　2

れ

レイノーの5徴　155
レジオネラ肺炎　130
レプトスピラ　329
レプトスピラ症　103
レボフロキサシン　81, 137
レミエール症候群　67, 116, 124, 125, 278

ろ

ロタウイルスワクチン　49
ロチェスター・クライテリア　19
ロブシング徴候　151

わ

ワイル病　329
ワクチン
　—— の間接効果　47
　—— の効果　46
　—— の集団免疫効果　47
　—— の接種間隔，異なる　44
　—— の接種部位　43
　—— の副反応　45, 46
ワクチンギャップ　55
ワクチンスケジュール，日本小児科学会　51

数字

1〜3か月の小児における熱源不明の発熱へのアプローチ　21
2峰性の病歴　69
3か月〜3歳の小児における熱源不明の発熱へのアプローチ　22
3歳までの小児の発熱のマネジメント　14
3症状チェック，風邪　65
13価結合型肺炎球菌ワクチン　55

欧文索引

A

A-DROP スコア　89
adverse events　45
adverse reactions　45
Aeromonas hydrophila　285
AIDS　301
AIDS 指標疾患　308
AIFR　270
airway の確保，Ludwig angina　123
AKI　267
ALL　105
ARDS　271
A 群 β 溶連菌　80

B

bacille calmette-guérin　50
BAL　280
BCG　50
BCG 骨炎　50
Boston criteria　20
B 型肝炎　107
B 型肝炎ワクチン　48
B 群溶連菌　16

C

Campylobacter　136
CAPD 腹膜炎　146
Capnocytophaga canimorsus　277, 292
Centor criteria　80
Charcot's triad　155
chronic ambulatory peritoneal dialysis　146
CLFM　270
CLL　105
Clostridium difficile　138
CMV　82
CRRT　269
CT の適応，軟部組織感染症での　211
CURB-65 スコア　89
CVA 叩打痛，急性腎盂腎炎に対する　171

D

de-escalation　8, 261
definitive therapy　6
De Novo 肝炎　49
Diehr's rule　88
Diff-Quick　280
direct effect　47
dish water　203
downstream endpoint　267
Duke の基準　246

E

E. coli　16
early inspiratory crackles　96
EBNA　82
EBV　82
EB ウイルス　82
EGDT　263
——の問題点　264
——のアルゴリズム　263
ELISA 法　311
empiric therapy　5
ENBD，胆管炎　163
endometritis　183
ERCP　148
ER での循環管理，敗血症　258
etiological diagnosis　1

F

fever without source　17
——の診断アルゴリズム　32
fever workup　260
first exposure　13
Fitz-Hugh-Curtis 症候群　185
five killer sore throats　66
Flank Starling の法則　265
FORTH　323
Fournier 壊疽　277, 287

G

GAS 285
Geckler 分類 92
Grocott 染色 280
Group A Streptococcus 285

H

Haemophilus influenzae type b 277
HBV ワクチン 56
Heckerling score 88
herd immunity 27, 47
Hib 277
HIV 82
　── の診断 307
HIV ウイルス 82
HIV 確定診断 313
HIV 患者
　── が受診したら 317
　── の採血の際に針刺し 320
HIV 感染症
　── の臨床経過 308
　── のマネジメント 299
HIV 検査の流れ 311
HIV 診断後の流れ 315
HIV スクリーニング検査 111

I

IE 240
　── に合併した感染性動脈瘤 247
　── の手術適応 250
　── を疑ったときの心エコーのアルゴリズム 249
IgG 13
immature immunologic defenses 13
indirect effect 47
INSTI 315
International Travel and Health 323

J・K

Janeway 病変 245
Jeryl-Lynn 株 40
jolt accentuation 231, 237
Klebsiella pneumoniae による血行性感染 215

L

late inspiratory crackles 96
Lemierre 症候群 67, 116, 124, 125, 278
Ludwig angina 67, 116, 120, 278

M

McBurney 徴候 151
Methicillin-resistant Staphylococcus aureus 99
Miller & Jones 分類 92
MMR ワクチン 39
MODS 256
MRI, 骨・関節感染症 225
MRSA 99, 100
MSM 300
Murphy 徴候 149, 155
Mycobacterium tuberculosis による椎体炎 215

N

National Immunization Program 39
NIP 39
NNRTI 315
NRTI 315

O

obturator 徴候 151
occult bacteremia 17
Occult pneumonia 23
orbital cellulitis 200
Orientia tsutsugamushi 279
OS-1 133
Osler 結節 245

P

parapharyngeal space 118
PCP 279
PCV13 55
peritonitis 183

Philadelphia criteria 19
PI 315
PID 147, 183
　——のマネジメント 182
Pneumonia Severity Index 89
polymicrobial infection, PID 186
polysaccharide antigen 14
PPV23 55
pretracheal space 120
primary vaccine failure 40
PROMED 325
PSI 89
Psoas 徴候 151
PTBD 156
PTCD 156
　——, 胆管炎 163
PTGBD 150
purpura fluminans 292

R

Raynod's pendad 155
retropharyngeal space 119, 278
Rochester criteria 19
Rovsing 徴候 151

S

salpingitis 183
SBP 146
secondary vaccine failure 40
sepsis 257
septic arthritis 218
sexual history のとり方 186
SHE HAS CUTE CAN 106
SHE HAS CUTE LAN 105
sick contact 3, 14
SIRS 257
small passages 13
snap diagnosis 275
spontaneous bacterial peritonitis 146
ST 合剤 178, 308

STI 304, 306
　——の既往 187
　——のマネジメント 182
STI 関連の問診で大切なこと 307
sublingual space 118
submandibular space 118, 278
submylohyoid space 118

T

TEE 248
TG 13 158
TMA 法 81
Tokyo Guidelines 155
transillumination test 68
TTE 248
tubo-ovarian abscess 183
typhoid fever 329

U

universal vaccination 49
upstream endpoint 267
UTI 168

V

vaccine preventable diseases 46
VCA-IgG 82
VCA-IgM 82
VFR 328
Vibrio vulnificus 285
VINDICATEPP 144
violin strings 185
VPD 46

W・Y

washwoman's hand 132
Weil 病 329
working diagnosis 155
Yellow page 323